U0602927

华传统保健文化

中医秘方妙用治百病

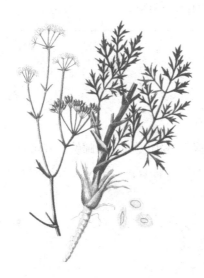

国医编委会　主编

黑龙江科学技术出版社

图书在版编目（CIP）数据

中医秘方妙用治百病 / 国医编委会主编. -- 哈尔滨：
黑龙江科学技术出版社，2015.7（2018.5重印）
ISBN 978-7-5388-8334-3

Ⅰ.①中… Ⅱ.①国… Ⅲ.①秘方—汇编 Ⅳ.
①R289.2

中国版本图书馆CIP数据核字(2015)第164350号

中医秘方妙用治百病

ZHONGYI MIFANG MIAOYONG ZHI BAIBING

主　　编　国医编委会
责任编辑　梁祥崇
封面设计　红十月工作室
出　　版　黑龙江科学技术出版社
　　　　　地址：哈尔滨市南岗区公安街70-2号　邮编：150007
　　　　　电话：（0451）53642106　传真：（0451）53642143
　　　　　网址：www.lkcbs.cn
发　　行　全国新华书店
印　　刷　三河市嵩川印刷有限公司
开　　本　787mm×1092mm　　1/16
印　　张　24
字　　数　360千字
版　　次　2015年7月第1版　2018年5月第2次印刷
书　　号　ISBN 978-7-5388-8334-3
定　　价　69.00元

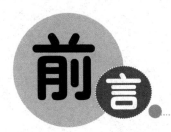

中医学博大精深，其生命力穿越数千年的时空，直到今天仍然活力四射，享誉全球，成为中华文明傲身世界的强大支柱。

中医之所以历久弥新，影响巨大，大量有明文记载的神奇药方功不可没。那些经历代名医、方士历尽千辛万苦，甚至冒着生命之险创制并流传下来的妙方、秘方，没有任何时代局限，其效用千年不移，缔造了中医千年不朽的奇迹。然而，如今西医日盛，加之有系统体例而又通俗易懂的药方书比较少见，使中医的光芒黯淡了许多。

为此，我们聘请了在中医界有着较高造诣的多位专家、学者，组成了编委会，针对常见的和罕见的近百种疑难杂症，搜集整理了散见于民间的众多良方、妙方、秘方，同时经过严格的验证，从中筛选出近千个经济、实用的好药方，供广大读者参考使用。

本书是集科学性、针对性、实用性于一体的普及性读物，既能现用现查，同时又具有收藏的价值。当然，因编者水平有限，书中不尽或不当之处在所难免，希望读者能提供宝贵意见。

目录 Contents

下 篇　中华秘方 ························· **137**
▶ ▶ ▶

综合病症 ····························· **139**

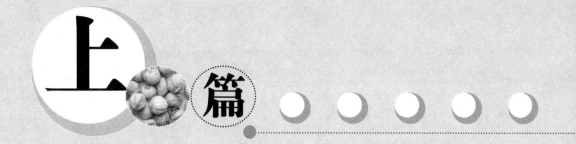

上篇

中华妙方

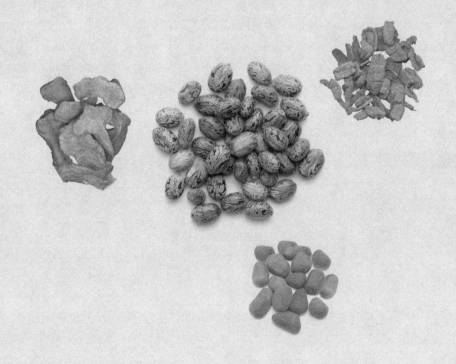

毛发部

◎ 头发枯黄 ◎

【主治】发枯不润。

【用法】用桑根白皮、柏叶煎汁洗发，木瓜浸酒润之，自效。

◎ 头发黄赤 ◎

【主治】发黄而赤。

【用法】用生柏叶研末，猪油和为丸，如弹子大，每日用1丸，淘米水化开，洗之，1月后，色润而黑。

◎ 秃发 ◎

【主治】发秃不生。

【用法】乌麻子炒焦研末，猪油和涂，以发生为度。或用甜瓜叶杵汁涂之，亦效。

◎ 少年白发 ◎

【主治】过早白发。

【用法】拔去白发，以白蜜涂毛孔中，即生黑发。如不见效，取梧桐子搽汁，涂上必黑。如白多难拔，用柿饼干及茅香煮熬干，各150克；研末为丸，如梧子人，每服50丸，茅香煮汤送下。

◎ 眉毛不生 ◎

【主治】眉毛不生。

【用法】用芥菜子、半夏等份为末，生姜汁调搽眉，数次即生。

另：乌芝麻花阴干为末，以乌麻油浸之，日涂眉上，有奇效。

◎ 发落不生 ◎

【主治】发易脱落且脱后不生。

【用法】蜀椒175克，莽草100克，干姜、半夏、桂心、附子、细辛各50克，八味捣筛极细，以生猪脂剥去筋膜，取1千克，和前药合捣令消尽。药成，先以白米泔沐发令极净，每夜抹之。经4～5日，其毛孔即渐生软细白皮毛。15日后渐变作黑发。月余后发生3厘米，即可停止。

◎ 脱发 ◎

【主治】发易脱落。

【用法】榧子3个，核桃2个，侧柏叶50克，共捣泥，泡雪水梳头，可使发不脱落，而且光润。

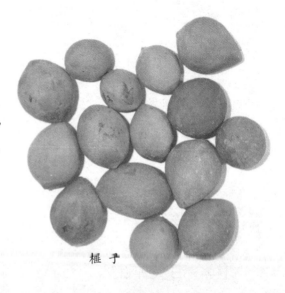

榧子

头 部

◎ 偏正头风 ◎

方一

防风、白芷等份为末，炼蜜丸，弹子大，每嚼 1 丸，茶调下，不论偏正头风均治。

方二

不拘远近，诸药不效者，如神。用白芷、川芎各 15 克，为细末，以黄牛脑子调二末，入瓷器内，加酒炖热，趁热食之，尽量一醉，醒则其病如失，甚验。

方三

偏正头风并夹头风，连两太阳穴痛者，用白僵蚕为末，葱茶调服 5 克。

方四

谷精草 50 克为末，以白面糊调摊纸上，贴痛处，干即换。

方五

偏正头风，阴雨即发，桂心末 50 克，酒调涂额上及顶上。

◎ 偏头风 ◎

方一

卤砂末 5 克，水润鼓心 5 克，捣丸皂子大，绵纱露出一头，随左右纳鼻中，立效。

方二

南星、半夏、白芷三味，等份研末，捣烂生姜、葱头为饼，贴太阳穴上，一夕良已。

方三

蓖麻子同乳香、食盐捣贴，一夜痛止，治标妙法也。

方四

川楝子加烧酒少许，炒之。入包袱内熨之，左侧熨左，右侧熨右，不数次，便已除根，神效。

◎ 头 痛 ◎

方一

远志末不拘多少喷鼻中，虽痛不可忍者亦止。

方二

当归100克，酒500毫升，煎取300毫升，饮之，日再服。

方三

蕲艾揉为丸，时时嗅之，以黄水出为度。

方四

川乌头、天南星等份为末，葱汁调涂太阳穴，即年久头痛亦止。

方五

蚱蝉2个，生研，入乳香、卤砂细末各半份为丸，如豆大，每用1丸，随左右纳鼻中，出黄水为效。

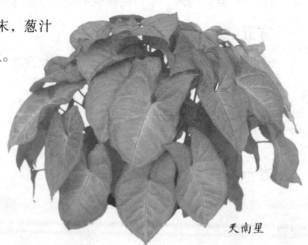

天南星

方六

白僵蚕、高良姜等份为末，每服 5 克，临卧时茶服，日二服。

方七

突然头痛，白僵蚕为末，用热水调下 10 克，立瘥。

方八

苍耳、川芎、当归等份为末，每服 15 克，临卧清茶调下。

方九

头痛连睛，蓖麻子仁 25 克，枣肉 15 个，去核捣涂纸上，卷筒插入鼻中，下清涕即止。

◎ 风寒头痛 ◎

【组成】 川芎、当归、熟地、连翘、薄荷各 10 克。

【用法】 放碗内，将滚汤冲下，鼻吸其气，候温即服，立愈。

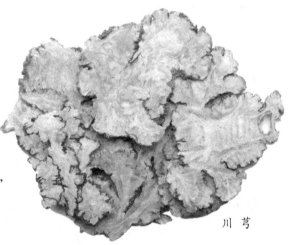

川芎

◎ 风热头痛 ◎

方一

荆芥穗、石膏等份为末，每服 10 克，茶调下。

方二

地龙（炒研）、半夏（生姜汁捣作饼，焙令干）、赤茯苓（去黑皮）等份为末，每服 2.5 克，生姜荆芥汤下。

◎ 风毒头痛 ◎

方一

大附子1个，泡去皮为末，以生姜50克，大黑豆适量炒熟，用酒150毫升煎至药汁35毫升，调附末5克温服。

方二

大川乌头（生，去皮）200克，天南星（泡）50克，为末，每服10克，细茶15克，薄荷7片，盐梅1个，水适量，共煎至药汁35毫升，临卧温服。

◎ 气虚头痛 ◎

方一

川芎为末，夏茶调服10克，甚效。

方二

硫黄末、食盐等份，生水调面糊丸如梧子大，每服薄荷茶下5丸。

方三

硫黄30克，乌药20克，为末，蒸饼丸如梧子大，每服3～5丸，食后茶汤下。

◎ 湿热头痛 ◎

【组成】黑牵牛7粒，砂仁1粒。

【用法】研末，并水调汁，仰灌鼻中，待涎出即愈。

◎ 热病头痛 ◎

【组成】大栝楼1个。

【用法】 去瓤，弄细，置瓷碗中，用热汤适量泡之，盖定，良久，去渣服。

◎ 湿病头痛 ◎

【组成】 瓜蒂末适量。

【用法】 吹入鼻中，口含冷水，取出黄水即愈。

◎ 头眩 ◎

方一

【主治】 风热上冲，头目晕眩，胸中不利。

【用法】 川芎、槐角子各 50 克，为末，每服 15 克，用茶汤调下。

方二

【主治】 头风晕眩，多汗恶风，胸膈痰饮。

【用法】 川芎 500 克，天麻 200 克，为末，炼蜜丸如弹子大，每嚼 1 丸，茶汤下。

方三

【主治】 失血过多，晕眩不醒。

【用法】 川芎、当归，酒浸等份，每服 20 克，水煎温服。

方四

生白果肉 2 个，杵烂，开水冲服，至重者，5 次必愈。

◎ 治雷头风方 ◎

【主治】 本症因头痛而起核块，或头中如雷之鸣，盖为邪风所客，风动则有声也。

【组成】 连翘、黄芩、黑山栀、犀角、牛蒡子各 5 克，薄荷 35 克，桔梗 25 克等散之。

【用法】 重则用：瓜蒂、好茶各等份，共为末，每服 10 克，汁调，空心服。并用：大黄、黄芩各 100 克，牵牛、滑石各 200 克，黄连、薄荷叶、川芎各 25 克，为末，水为丸，梧子大，食后温汤下 50 丸。

◎ 治湿热头痛方 ◎

【主治】 本病因湿与热合，交蒸互郁，其气上行，与清阳之气相搏，则作痛也。

【组成】 羌活、防风各 50 克，柴胡 35 克，川芎 25 克，甘草（炙）75 克，黄连（炒）50 克，黄芩（一半炒，一半酒制）150 克。

【用法】 为末，每服 10 克，入茶少许，汤调如膏，抹在口内，少用白汤送下。

◎ 治头鸣方 ◎

【主治】 患者头部觉如蛀，其名曰天白蚁。

【组成】大风药叶、黑芝麻、牡丹皮、栀子各等份。

【用法】捣末，以蜜调和丸，梧子大，陈细茶煎汤下 20 丸。不效，稍稍加至 40 丸。

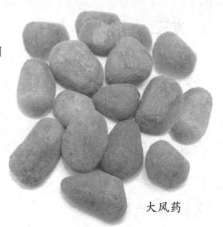

大风药

◎ 治头风方 ◎

【组成】 附子 1 枚（炮裂），盐适量（如附子大）。

【用法】二味做散，沐头毕，以方寸匙抹顶，1日3次。或服愈风散，亦效。

◎ 治头痛方一 ◎

【组成】蔓荆子、白芷、甘草、半夏、细辛各5克，川芎25克。

【用法】以酒煮，一醉即愈，不愈再服。

◎ 治头痛方二 ◎

【用法】头痛是最常见的证候，可以用铜元2个，放在太阳穴处摩擦，至热而粘在皮肤上，头痛可止。

◎ 治脑痛方 ◎

【组成】柴胡、郁李仁、麦门冬各25克，辛夷、桔梗各15克，白芍150克，甘草5克。

【用法】水3碗，煎汁，加陈酒500毫升，趁热饮之，以醉为度。

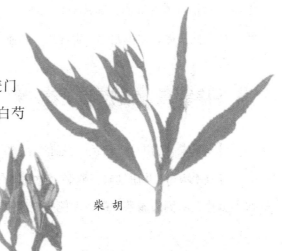

柴 胡

◎ 治偏头痛方一 ◎

【组成】川芎、石膏、龙脑各200克，人参、茯苓、甘草（炙）、细辛各100克，生犀角、栀子各50克，阿胶（炒）75克，麦门冬（去心）150克。

【用法】上药共研为末，蜜丸如弹子大，酒下丸，神效。

◎ 治偏头痛方二 ◎

【用法】 将鲜丝瓜根 90 克，甲蛋 2 个，水煎服，可治偏头痛。

◎ 头痛饮 ◎

【组成】 川芎 30 ～ 40 克，当归 10 克，蜈蚣 1 条。

【用法】 前 2 味水煎两次兑匀，蜈蚣研细末，分 2 次用煎药冲服。每日 1 剂，12 日为 1 个疗程。亦可以此煎剂之比例制散，每用 10 克，开水冲服，每日 2 ～ 3 次。

【附注】 前额痛，加白芷；偏头痛，加防风；丛集性、外伤性，加柴胡、细辛；颈椎病或枕部痛，加葛根、羌活；鼻源性头痛，加辛黄、苍耳子；更年期及精神源性头痛，加生龙骨、生牡蛎；高血压及动脉硬化性头痛，加天麻、菊花。

◎ 头痛塞鼻散治疗偏头痛 ◎

【组成】 川芎、白芷、炙远志各 50 克，冰片 7 克。

【用法】 共研细末，瓶装密贮勿泄气。以消毒纱布一小块，包少许药末，塞入鼻孔，右侧头痛塞左鼻，左侧头痛塞右鼻。

◎ 白果治头痛单方 ◎

【主治】 神经性头痛。

【用法】 带壳生白果（即银杏）60 克。捣裂入砂锅，加水 500 毫升。文火煎至 300 毫升，分 2 次 1 日服完。以上 1 剂可连煎 3 次，服 3 日。

◎ 治雀斑方 ◎

【主治】 患者面部不净，状如雀卵者甚多，俗名雀斑。

【用法】 苦酒（醋）、黄白术（白术而色黄者堪用），常以拭面，渐渐自去。

或以新生鸡蛋 1 个，穿去其黄，以朱末（银朱末）50 克纳其中，漆固。以鸡孵着（待母鸡孵卵时放在一起），倒出，取涂面，立去其斑。

◎ 治黑痣方 ◎

【组成】 莽苕 10 克，桂心 5 克。

【用法】 上料捣筛，以酢浆水（酢浆草又名酸浆，野生，杀诸小虫，恶疮，可外敷，可内服）拌敷适量，1 日，即脱。同时内服栀子散。

◎ 治面生痤疮 ◎

【组成】 麝香 15 克，附子 50 克，当归、川芎、细辛、杜蘅、白芷、芍药各 20 克。

【用法】 上料切碎，以腊月猪膏 750 克，煎三上三下，去滓，下香膏以敷疮上，1 日 3 次，瘥止。

◎ 治粉刺妙方 ◎

【组成】 光明砂（研）20 克，麝香 10 克，牛黄 5 克，雄黄 15 克。

【用法】 上料捣筛研如粉，以面脂 1 千克纳药中，和搅令极稠，一如敷面脂法。以香浆水洗，敷药，避风，经宿粉淬落如蔓菁子状。

◎ 治面色晦暗方 ◎

【组成】羊脂、狗脂各 500 克，白芷 250 克，川乌头 14 个，大枣 10 个，麝香适量，桃仁 14 个，甘草（炙）10 克，半夏（洗）25 克。

【用法】上料合煎（麝香研细，煎好后再加入），以白芷色黄为好，去滓涂面。20 日即变，50 日如玉光润。

◎ 面上酒刺 ◎

【主治】面上酒刺，亦由肺经血热而生发于面、鼻，如黍如粟，色赤肿痛。

【用法】破出粉汁，用大黄、硫黄等份研末，以凉水调敷，内服清肺药，自愈。

◎ 面上黑气 ◎

方一

用半夏（焙，研末）和米醋调敷，不可见风自晨至晚，不计数次，3 日后用皂角汤洗下，即白。

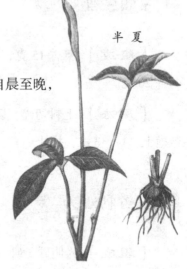

半 夏

方二

天门冬和蜜捣烂，日日洗面，即白。

◎ 面上瘢痕 ◎

方一

用白蒺藜、山栀各 50 克为末，醋调，夜涂旦洗，疤痕渐脱，面目润泽。

方二

用真玉日日磨之，久则自减。

◎ 面上皱纹 ◎

方一

春取桃花，夏取荷花，秋冬取芙蓉花，以雪水煎汤频洗自效。

方二

大母猪蹄4个，洗净，煮成膏，卧时搽面上，次早洗去，半月后即不皱。

◎ 治面瘫 ◎

【组成】 番木鳖（即马钱子）500克，白蜜适量。

【用法】 将番木鳖加水3.6升，煮沸20分钟，趁热刮去外皮，取净仁切片置瓦上文火烘酥，研筛为细末，白蜜调为稀糊状，文火煮15分钟，待温备用。

将药膏涂患侧面部（向左边斜涂右侧，向右边斜涂左侧），厚约0.2厘米（口、眼部不涂），用纱布覆盖，每日换药1次。搽药处3～5日发生奇痒，6～8日出现粒疹，9～14日若疼痛剧烈，则为向愈先兆，即可停药。

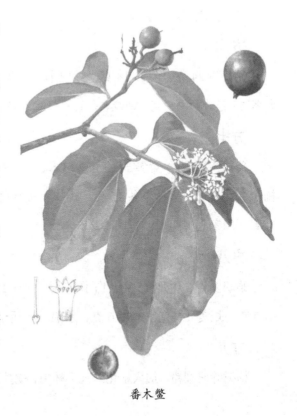

番木鳖

◎ 治黄褐斑（黧黯、蝴蝶斑）小验方 ◎

方一

鸡蛋酒浸 7 日，每晚用蛋白涂之。

方二

白僵蚕、白牵牛等份为细末，用蜜调搽。

方三

白及、苦参、零陵香等份共研为细末，凡士林调和外搽。

方四

白附子、白及、白蔹、白茯苓等份为细末，睡时用乳汁调和搽之。

方五

珍珠研细末以人乳调和搽之。

方六

炙黄芪 24 克，党参 18 克，炒白术、朱茯神、炒枣仁、炙远志、龙眼肉、当归各 15 克，木香 5 克，蝉蜕、炙甘草、大枣各 6 克，水煎服（用于心脾两虚者）。

方七

炙黄芪 30 克，党参 24 克，炒白术、朱茯神、炙远志、龙眼肉、当归、熟地、枸杞、女贞子、旱莲草各 15 克，蝉蜕、炙甘草、大枣各 6 克，炒枣仁 12 克，水煎服（用于心脾两虚、肾阴不足者）。

方八

柴胡 9 克，生地 15 克，白术 9 克，丹参 15 克，香附 12 克，茯苓 12 克，薄荷 3 克，煨姜 1.5 克，蝉蜕 6 克，水煎服（用于肝郁脾虚者）。

方九

柿树叶研细粉，加入焙化的凡士林中，搅拌，成膏状为度，每日外搽 3 ~ 4 次。

齿 部

◎ 虫牙止痛方 ◎

【组成】 韭菜子25克，研末。

【用法】 加25毫升麻油混匀，盛杯内，点火燃烧，即发出香气，再用一根葱管或细竹管，一头放在蛀牙处，另一头置杯口，用嘴吸香气约20分钟，即可止痛。

◎ 妙治牙痛 ◎

【组成】 玄参、生地各30克。

【用法】 水煎服，每日1剂。

【附注】 临证时门牙上下四齿痛者，为心包之火，加黄连5克；门牙旁上下四齿痛者，为肝经之火上，加炒栀子10克；再上下四齿者，属胃经之火，加石膏20克；再上下四齿者，为脾经之火，加知母12克；再上下四齿者，属肾经之火，加熟地30克；大牙亦属肾。

◎ 治牙痛妙方 ◎

【组成】 细辛9克，麻绒12克，白芷94克，石膏94克，枯芩24克，粉草12克，粉丹12克，淮牛漆125克（另包，先熬），老姜引。

【用法】 连服 3 剂。第 1、第 2 剂熬水服，第 3 剂熬好后将药水炖猪前脚或仔鸡公，另加斑鸠子根（又名树地瓜）200 克一起炖；炖好后先喝 3 口嗽牙，嗽后吐去，然后吃药喝汤。

◎ 风热牙痛 ◎

方一

风热上蒸牙痛，此实痛也，用连翘、滑石、金银花各 10 克，水煎服有效。

方二

淡竹叶 15 克，石膏 15 克，煎服即愈。

◎ 治牙龈肿痛 ◎

【组成】 大黄、升麻、金银花各 20 克，黄连、黄芩、竹叶、生甘草各 10 克。

【用法】以上七味药放暖瓶内，加开水 1.5 升，加盖 1 小时后即可服用。

【附注】 龋齿者加蜂房 20 克，阴虚者另服六味地黄丸。

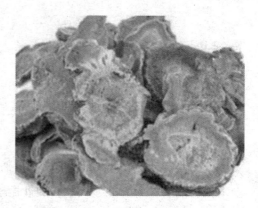

大 黄

◎ 阴虚牙痛 ◎

方一

此症缓痛而无间断，用生地 60 克，枸杞 50 克，栗子 20 个（去壳），精猪肉 250 克，共煮熟食之，自愈。

方二

龙眼肉贴痛处，或用上附子敷足心，亦效。

◎ 生姜止牙痛方 ◎

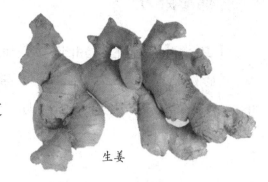

生姜

【用法】生姜能止牙痛，一小片生姜咬在痛处即可止痛，可重复使用，睡时也可将其留在口中。

◎ 虫蛀牙痛 ◎

虫蛀牙痛，痛在一处，或有脓者，用明雄末120克，小磨麻油250毫升，调匀搽痛处，漱去再搽，日数次，自愈。

◎ 牙根肿痛 ◎

【主治】牙根肿痛。

【用法】用瓦花、白矾等份水煎漱之，立效。

◎ 治虫蚀牙痛方 ◎

【用法】雄黄末以枣膏和为丸，塞牙孔中，以膏少许，置齿，烧铁篦烙之，令彻热，以硬结止。

◎ 治风齿口臭方 ◎

【组成】川芎、当归各150克，独活、细辛、白芷各200克。

【**用法**】以水1升，煮取400毫升，去滓含，日3～5次，立瘥。

◎ 牙痛急解方 ◎

【**用法**】牙痛主要是由于"火"而致，可取生地（切成片）一块，内夹细辛适量（细辛量以夹住为度），放入疼痛部位含服片刻，即可迅速止痛，然后吐出，再服食清热泻火之其他药物，以达治本之目的。

眼 部

◎ 治红眼病验方 ◎

【**组成**】金银花20克，菊花20克，大青叶40克，蛇床子20克。

【**用法**】水煎滤渣后，用毛巾浸药液热敷双目。1日2次，每次20分钟。敷后避风；同时口服黄连上清丸，1日2次，每次1丸。

◎ 治疗火眼方 ◎

【**用法**】以自拟矾黄冰片洗剂治疗，最多3日治愈，屡用皆验。白矾10克，黄连素片（无糖衣者佳）4片，冰片3克。上药研细，加冷开水300～400毫升（1日量），日洗眼5次。

◎ 双目不明 ◎

方一

黑豆 100 粒，黄菊花 5 朵，皮硝 30 克，水少许，煎至七成，带热熏洗 5 日，换药再洗，一年后，可以复明，平日忌茶，并戒恼怒。

方二

鸡胆 2 个，入蜜 5 毫升，以线扎住，再入猪胆内，挂屋檐下，通风不见日处。21 日，去猪胆，留鸡胆，先以人乳点患处润之，片刻用骨簪醮鸡胆点上，遍身透凉，流泪出汗，2 ~ 3 次即明，忌茶百日（可将霜降后桑叶煎汤代茶饮），并戒恼怒。

◎ 青光瞎眼 ◎

方一

人望如好眼，自觉不见者。白羊子肝 1 副，竹刀切片，黄连 50 克，研末，熟地 100 克，同捣为丸，梧子大，食后服 70 丸，日 3 服。

方二

菟丝子、补骨脂、巴戟、川牛膝、枸杞子、肉苁蓉各 50 克，共研为末，加青盐 10 克，用猪腰子 1 个，切开半边，去筋膜，入前药末 5 克，将线扎紧，用陈酒醮湿，烧烂食之，初起最妙。

◎ 治风沙入眼小方 ◎

【**用法**】风沙入眼后不要急着用手背或手指搓揉眼睛，只要咳嗽几下，就不会再难受。

◎ 治麦粒肿（睑腺炎）小方 ◎

【用法】 发现眼睛一角微红，略有疼感等麦粒肿病症时，取粗头发 1 根，用酒精擦擦（或用开水烫一下），对准病眼的泪腺（大眼角下眼皮内，手按下眼皮即可看到一小孔，轻轻捅几下，一日捅两三次，红疼即可消退，可免去麦粒肿开刀捣眼之苦。麦粒肿已形成，用此法有时也能使肿消退，但不如初期见效明显。

◎ 治夜盲症方 ◎

【组成】 猪肝 50 克，花生油少许。

【用法】 共炖服，每日 1 剂，连服 3 ~ 4 次。

◎ 目昏多泪 ◎

【组成】 生地、熟地、川椒子各适量。

【用法】 闭口者不用，各等分为末，蜜丸梧子大，每服 50 丸，盐米汤，空腹服下。

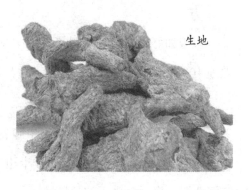

生地

◎ 治青盲方 ◎

【用法】 以猪胆 1 具，微火煎之，丸如黍米，纳眼中，食顷。内服用：黄牛肝 1 具，土瓜根 150 克，羚羊角屑 150 克，蕤仁 150 克，细辛 300 克，车前子 500 克，六味药合于瓶中，春夏之月封之 15 日，冬月封之 20 日，出曝干，捣下筛，酒服 2 克。

◎ 治目昏眼花方 ◎

【组成】 沙苑 14 克, 鸭肝 1 个。

【用法】 加水同炖熟食之。能治肝肾不足引起的目昏眼花、视力模糊等。

◎ 治结膜炎方 ◎

【组成】 麻黄 3 克, 红花 6 克, 茅根 12 克, 炒薏苡仁 15 克, 川乌头 6 克。

【用法】 水煎, 服后熏洗双眼, 服用 6 剂痊愈。

【附注】 风寒症状明显, 不奇痒可忍者, 加细辛 3 克, 以睑结膜型为主, 结膜表面呈暗滞色者, 加川芎 6 克, 云苓 9 克; 角膜周围污秽, 有膜高起, 侵入角膜缘加木贼 9 克。

◎ 眼泡忽然红肿发痒 ◎

【用法】 背上膏肓穴处有红点, 用针挑破即愈。如不用针挑, 用灯芯一烧, 即愈。如不见点, 用木梳背频频刮之, 红点自现出也。

◎ 治失明方 ◎

【用法】 青羊肝 1 具, 去上膜, 薄切之, 以新瓦盆子未用者净拭之, 纳肝于中, 炭火上炙令极燥, 脂汁尽取之。另捣决明子 500 克, 蓼子适量, 熬令香, 下筛三味合和, 更筛, 以饮汁, 食后服方寸匙, 渐加至 3 匙。不过 2 剂, 可夜读书。

◎ 复明丸治疗视神经萎缩 ◎

【组成】 羊肝 1 具, 菟丝子、车前子、麦门冬、草决明、白茯苓、五味子、枸杞子、茺蔚子、苦葶苈、蕤仁（去壳）、地肤子（去壳）、建泽泻、北防风、枯黄芩、炒杏仁（去皮尖）、辽细辛、肉桂心、青葙子、当归、白芍、白术、银柴胡、丹皮、栀子、甘草、丹参各 60 克，熟地 90 克。

【用法】 以上诸药，共研为细末，炼蜜为丸，每丸重 9 克。每日早晚各服 1 次，每次 2 丸，饭后温开水送服。忌食辛辣炙煿、生冷油腻之品，戒房事。

◎ 治疗单纯疱疹性角膜炎方 ◎

方一

（浅表型）用银翘荆防汤：金银花、板蓝根、蒲公英各 20 克，连翘、荆芥、防风、柴胡、黄芩、桔梗各 10 克，薄荷 6 克，甘草 5 克。头痛甚者加羌活、白芷各 10 克。

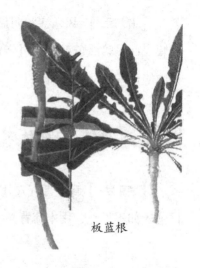

板蓝根

方二

（中层型）用龙胆泻肝汤加减：龙胆草、山栀子、黄芩、柴胡、赤芍、车前子、连翘、大黄各 10 克，金银花、蒲公英各 20 克，甘草 6 克。头痛甚者加白芷、蔓荆子各 10 克。

方三

（深层型）用银翘蓝根汤：金银花、板蓝根、生石膏各 30 克，蒲公英、生地各 20 克，连翘、黄芩、防风、知母、赤芍各 10 克，大黄、玄明粉各 15 克，黄连 6 克，甘草 5 克。头痛甚者加白芷 10 克。

【附注】 各方均水煎服用。

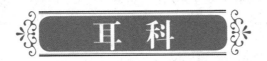

◎ 矾冰散治中耳炎 ◎

【组成】 枯矾5克，冰片3克。

【用法】 上药共研极细末,装瓶备用。用时先以双氧水冲洗外耳,棉签吸干,再取本药少许，吹入耳内，每日1次，连用3次即愈。

◎ 一滴净治脓耳 ◎

【组成】 蜈蚣1条，紫草、五倍子、大黄、连翘、苦参各10克，冰片3克，枯矾4克，麻油120毫升。

【用法】 先把麻油倒入铁勺或锅内（视制备药量多少而定）放在炉火或柴火上加热，再加入蜈蚣、紫草、五倍子、连翘、大黄、苦参，炸焦变枯捞出，滤净渣滓，待油冷却后，再将已研为极细粉末的冰片、枯矾放入，搅拌均匀，储瓶备用。用时先以双氧水（H_2O_2）将耳内脓性分泌物清洗干净，再以棉棒将局部拭干，滴入药液2～3滴，用棉球将外耳道堵住，以免药液外溢。每日3次，一般用药3日后即可显效。

◎ 治耳中脓血方 ◎

【组成】 鲤鱼脑1具，鲤鱼肠1具（洗净，细切），鲤鱼腮3具，乌麻子1千克（熬令香）。

【用法】 先捣麻子使碎，次用余药捣为一家，纳器中微火煮，暖布裹敷耳，得两食顷开之，更作药。若两耳并脓出，用此为1剂，以敷两耳。若止1耳，分药为2剂。不过3敷便瘥，慎风冷。

◎ 治冻耳成疮方 ◎

【用法】 生姜绞取汁，熬膏涂之。忌用火烘、汤泡，犯之者则肉死。

◎ 治中耳炎妙方 ◎

方一

【组成】 猪胆汁30毫升，枯矾30克。

【用法】 先将枯矾研为细末，再与胆汁混合拌匀，凉干为面，装瓶备用。用时，将药面少许置于适量清麻油中，调匀滴耳。滴前需将耳内脓水用药棉揩净。

方二

【组成】 核桃仁500克，冰片15克。

【用法】 将核桃仁研细，煮熟（约半小时），趁热用双层纱布包裹榨油，再加研为极细的冰片粉于油内，加温拌匀，装入消毒瓶内备用。先用双氧水洗去耳内分泌物，蘸干，上药2～3滴，每日2～3次，治愈为止。

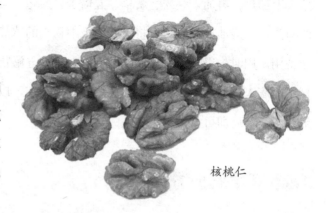

核桃仁

◎ 治耳中出血方 ◎

【组成】内用：生地 50 克，麦门冬 50 克。
外用：麝香 10 克，沉香 30 克，白矾 5 克，糯米
50 粒。

麦门冬

【用法】内用药：加水二碗，煎取一碗，食
后顿服。外用药：共研为末，糊丸梧子大，薄绵裹之，
如左耳出血塞右鼻，右耳出血塞左鼻，两耳出血塞两鼻。

◎ 治耳中有脓方 ◎

【组成】吴白矾（烧汁尽）40 克，麻勃（即大麻花）10 克，
青木香 10 克，松脂 20 克。

【用法】四味捣末，先消松脂，后入药末，做丸如枣核，
净拭以塞耳中，取瘥。

◎ 耳鸣目痒 ◎

方一

生乌头一个，乘湿削如核枣大塞耳，日换数次，过三五日便愈，不然久则成
聋。用棉花绞净脓，沾药 2 ～ 3 次即愈。

方二

白矾锻研，入麝香少许，棉裹塞耳中。

方三

用头发瓦上烧存性，为细末，每 5 克，加冰片 350 毫克。研末，只少许入耳，
甚效。

方四

用番木鳖磨水滴耳内，即愈。

方五

大人、小儿耳内生疔、出毒之后，脓水久久不干，或伤水湿在底，停耳成脓，臭秽之水时流出者，用小麦粉，以醋煎滚，打如浆糊，晚上搽于耳之前后，留出耳上不搽，以纸1张裂缝套耳盖之，免污枕被，次早洗去，晚上再搽。不过3~5次，脓干痊愈。

方六

虫蛀竹灰加麝香少许，吹入极效。

方七

青鱼胆和冰片滴之，即愈。

方八

胭脂、枯矾、铁锈各等份为末，吹之立效。

方九

蛇蜕烧灰少许，吹入极效。耳内如有虫奔走，或流血水，或干痛难忍，用之俱效。

◎ 两耳聋闭 ◎

【用法】 活鲤鱼1尾，将脑髓取出饭上蒸出油，滴入耳内，自然窍开，再用破故纸50克（先用淘米水泡一夜，晒干；再用黄柏10克煎水泡一夜，晒干；再用食盐10克加水泡一夜，晒干），黑芝麻500克，烧酒1升，共煮干，取出晒干炒香，取破故纸研末，不用芝麻，以陈米醋为丸，如绿豆大，每服10克，用杜仲（炒去丝）、知母各5克煎汤送下，甚效。

◎ 治耳痛方 ◎

【组成】 菖蒲、附子各 10 克。

【用法】 二味末之。以麻油调和，点耳中，痛立止。

◎ 治耳痒神方 ◎

【组成】 生乌头 1 个。

【用法】 削如枣核大，塞入耳内，日换数次，三五日即愈。

◎ 治耳肿方 ◎

【用法】 栝楼根削可入耳，以腊月猪脂煎之，三沸。冷以塞耳中，取瘥。1 日 3 次，7 日愈。

◎ 治暴聋方 ◎

【组成】 细辛、菖蒲、杏仁、曲末各等份。

【用法】 和捣为丸，干即着少猪脂，取如枣核大，绵裹纳耳中，1 日 1 换。小瘥，2 日 1 换。旦塞夜去。

◎ 治久聋方 ◎

【组成】 蓖麻子 25 克，杏仁 20 克，桃仁（去皮尖，熬）4 分，巴豆（去皮，熬）1 个，石盐 15 克，附子（炮）、熏陆香各 5 克，磁石（研）、菖蒲各 20 克，蜡 40 克，通草 10 克，松脂 125 克。

【用法】 先捣菖蒲、石盐、磁石、通草、附子、熏陆香成末。另捣蓖麻子、杏仁、桃仁、巴豆四味，乃纳松脂、蜡，捣一千杵，可捻作丸，如枣核大。绵裹塞耳中，日4～5次，抽出别捻之。3日1换，以瘥为度。

◎ 治耳聋方 ◎

【组成】 巴豆、杏仁各7克，戎盐2颗，生地黄（极粗者）长7厘米，头发鸡子大。

【用法】 烧灰，五味治下筛，以绵薄裹内耳中一日一夜，若小损即去之，直以物塞耳中，俟黄水及脓出，渐渐有效，不得更著。一宿后更内，一日一夜还去之，依前。

鼻 部

◎ 治酒渣鼻方 ◎

【组成】 麻黄、麻黄根各100克。

【用法】 以黄酒2.5升，重汤煮三炷香，露一宿。早晚各饮三五杯。至三五日出脓成疮，十余日脓尽，脓尽则红色退，先黄后白而愈。

◎ 硫黄苦参煎治酒糟鼻妙方 ◎

【用法】 将硫黄、百部、蛇床子、桃仁各20克，苦参、白花蛇舌草各

30 克，黄芩 15 克，用 800 毫升水煎至 100 毫升，过滤，再将四环素 3 克，灭滴灵 2.4 克打粉纳入，储瓶备用。用时摇匀，用棉签沾涂患处，1 日数次。

◎ 治鼻痣方 ◎

【**主治**】 鼻痣生于鼻内，形如石榴子，渐大而下垂，令人气不通畅。

【**组成**】 辛夷 30 克，黄芩、栀子、麦门冬、百合、知母、石膏各 5 克，升麻 15 克，甘草 25 克，枇杷叶 3 片。

【**用法**】 以水二碗，煮取一碗，食后服。

◎ 治鼻窒塞不通方 ◎

【**组成**】 白芷、当归、川芎、细辛、辛夷、通草、桂心、薰草各 15 克。

【**用法**】 八味以苦酒渍一宿，用猪膏 1 千克煎之，以白芷色黄为度。膏成去滓。取少许点鼻中，或绵裹纳鼻中，瘥止。

◎ 鼻准红赤 ◎

方一

食盐研细，每早擦牙，噙水漱口，吐入手中洗面，月余自愈。

方二

白果嚼融，和甜酒糟，夜敷日洗，甚效。

方三

玉蓉粉搽之，极效。

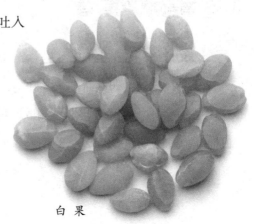

白果

方四

荞麦面烧灰存性，研细，麻油敷之。

方五

雄黄、硫黄各 25 克，水粉 10 克，用头生乳汁调搽，不过 3 ~ 5 次，即愈。

◎ 治鼻窦炎（鼻渊）妙方 ◎

【组成】 当归 60 克，金银花、生地、玄参各 30 克，苍耳子 12 克，辛荑、川贝母、炒山栀各 10 克，白芷、甘草各 6 克，柴胡、细辛各 3 克。

【主治】 急、慢性鼻窦炎。症见：头痛鼻塞，不识香臭，鼻流黄稠涕或脓涕。

【用法】 水煎温服，每日 1 剂。

◎ 藕汁治鼻流血妙方 ◎

【用法】 将 鲜藕连藕节一起捣烂，再用干净纱布包住挤取藕汁。鼻流血时将藕汁滴入 2 ~ 3 滴后流血即止，如感到鼻腔干燥，再用少许甘油涂上即可。

◎ 外治鼻渊妙方 ◎

【组成】 芙蓉叶、香白芷、辛荑花各 15 克，细辛 3 克，冰片 1 克。

【用法】 上药共研细末，和匀，贮瓶备用，勿泄气。临证时先用药棉将患鼻腔内涕液拭干净后，再取鼻渊散适量用药器吹入患鼻腔内（或用鼻吸入），每日 3 次，每次吹（吸）2 ~ 3 下。

◎ 治酒渣鼻（酒糟鼻、红鼻子）小秘方 ◎

方一

当归、川芎、赤芍、生地、葛根、花粉、连壳、丹皮、防风各 3 克，薄荷、枯矾、白矾各 2 克，煅石膏 6 克，共研为细末，麻油调和搽患处。

方二

雄黄、硫黄各 15 克，乳汁调搽患处。

方三

白矾、硫黄、乳香各等份，共研为细末，用茄子汁或津唾调和搽患处。

方四

食盐调和津唾搽患处。

方五

当归、川芎、赤芍、生地、酒炒黄芩、丹皮、红花、桑皮各 3 克，生甘草 1 克，生姜 2 片，水煎，调五灵脂末 3 克，饭后服。

方六

荆芥穗 4 克，防风、杏仁、白僵蚕、白蒺藜、甘草各 1 克，黄芩 6 克，茶叶少许，水煎服。

◎ 辛荑花散塞鼻治鼻窦炎 ◎

【组成】辛荑花 15 克，白芷、苍耳子各 10 克，桂枝 5 克。

【用法】将上药烘干研末过筛，装瓶备用。每日晚饭后取药末 1 克，3 厘米见方双纱布 2 块，将药末分包成 2 个药球，以棉纱扎紧，并留线头 3 厘米，先塞 1 个药球于一侧鼻孔，用另一鼻孔呼吸；1 小时后将药球拉出，将另 1 药球塞入对侧鼻孔。一般 5 日左右即见好转。10 日为 1 个疗程，轻者 2 疗程可愈，重者亦可减轻诸症。

◎ 葱治急、慢性鼻炎妙方 ◎

【用法】 急、慢性鼻炎：用火葱葱白洗净捣汁，涂抹鼻唇间即通。小儿伤风鼻塞，甚至不能吸奶，也可将葱汁涂抹鼻唇间。

◎ 治鼻多清涕方 ◎

【组成】 细辛、蜀椒、干姜、川芎、吴茱萸、皂荚（去皮尖）、附子各 150 克，猪膏 650 克。

【用法】 先将各药浸苦酒中一宿，次以猪脂煎之，候附子色黄为止，膏成去滓。俟凝，以绵裹少许，导鼻中，并摩顶。

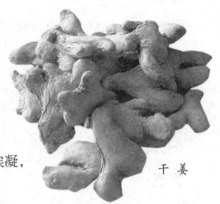

干姜

◎ 治鼻血妙方 ◎

用手蘸冷水拍打病人的前额和后颈部。

◎ 鼻流清涕不止 ◎

【用法】 生花生适量入锅内，令本人亲手拌炒，炒之数次即愈，神效。

◎ 各项鼻病 ◎

【用法】凡鼻渊，鼻痔，鼻中肉块，鼻塞，鼻疮等症，取辛夷花苞（去赤肉、毛子），用芭蕉水煎泡一夜，焙干为末，加麝香，用葱白蘸入鼻孔，数次极效。

口　腔

◎ 口臭难闻 ◎

方一

每夜临睡时，含荔枝肉 3 个，次早吐出，半月见效。

方二

每早洗面时，用白牵牛粉擦牙漱口，日久自无此病。

甘草

方三

益智仁 50 克，甘草 10 克，共研为末，每用 5 克，干吞下，心气不足，口臭者最宜。

方四

茴香煮羹，或生食之，极效。或用盐梅时时食之。夜卧口渴喉干，玄参 2 ~ 3 片，含口中，即生津液，大有功效。

◎ 治口臭方 ◎

【用法】 口臭是一种常见胃热之症。治疗时，可用省头草、藿香各 9 克，豆蔻 3 克（后下），煎水代茶饮用。一般 3 ~ 7 剂即见效。

◎ 治复发性口疮方 ◎

【用法】取体积分数95%酒精适量，用棉签点取少许，轻压口腔溃疡点，并轻轻转动棉签以除去溃疡面上的腐败组织。每日2～3次，每次20～30秒。不服任何药物，除极少数溃疡面大而深的患者需3～5日愈合外，绝大部分均在2～3日愈合，针头般大的白点和溃疡周围的红点1日见效，2日即愈。

◎ 治口臭小方 ◎

方一

用生石膏粉6克冲开水，服上清液。

方二

将泡过1次的茶叶渣放嘴里嚼，每日2～3次，连用数日。

◎ 治口腔溃疡小方 ◎

【用法】每日嚼服生黑芝麻50克（不是炒黑芝麻，中药铺可以买到），至愈为度。

◎ 治口臭方 ◎

【组成】桂心、甘草、细辛、橘皮各等份。

【用法】四味捣筛，以酒服5克，瘥止为度。

◎ 治口疮方 ◎

【组成】龙胆、黄连、升麻、槐白皮、大青叶各100克，苦竹叶500克，白蜜 250 毫升，水 2.5 升。

【用法】 煮取 500 毫升，去滓下蜜，煎之，敷患处，取瘥即止。

◎ 治口干方 ◎

【组成】 酸枣（去核）1 千克，酸石榴子 750 克，干葛 150 克，乌梅（去核）750 克，麦门冬（去心）200 克，覆盆子 450 克，甘草（炙）、栝楼各 150 克。

【用法】 上药和捣，以蜜为丸，如枣核大，口服，以润为度。

◎ 白氏口粉治疗疱疹性口腔炎 ◎

【组成】 炉甘石、月石、山慈姑、龙骨各 9 克，冰片、朱砂、生石膏各 4.5 克，青黛 1 克，煅珍珠 0.1 克，麝香 0.6 克，熊胆 0.9 克。

【用法】 将上药共研为极细粉状。用药前先用含漱剂漱口或拭口后，再将粉撒布口内患处，每日 3 ~ 5 次。

◎ 绿豆鸡蛋饮治复发性口疮 ◎

【组成】 鸡蛋 1 个，绿豆适量。

【用法】将鸡蛋打入碗中调成糊状，绿豆放入砂锅内（铝锅亦可，忌铁锅），冷水浸泡 10 ~ 20 分钟再煮沸，沸后 3 ~ 5 分钟（陈绿豆可适当延长时间）即可，不宜久煮。此时绿豆尚未熟，取煮沸绿豆水冲入鸡蛋糊内，成为蛋花状饮用，每日早晚各 1 次，一般 3 日即愈。

◎ 六味地黄汤治疗口腔溃疡 ◎

【组成】 肉桂粉 3 克，捣熟地、淮山药、北细辛各 2 克，捣玄参 15 克，丹皮、泽泻、茯苓、山萸肉、水牛膝各 10 克。

【用法】 上药以水煎服。

◎ 导阳归肾汤治疗慢性口腔病 ◎

【组成】 龟板 15 克（另包先煎），生地、麦门冬、生蒲黄（包煎）、石斛、玄参各 10 克，炒黄柏、甘草各 3 克，黄连 1 克，肉桂粉 0.5 克（另包后下）。

【用法】 上药以水煎服，每日 1 剂。

咽　喉

◎ 慢性咽炎 ◎

【组成】 败酱草 30 克，全栝楼 25 克，麦门冬 12 克，大黄、甘草各 3 克，苏子、蝉蜕、桔梗、桃仁各 10 克。

【用法】 上药以水煎服，每日 1 剂。

【附注】 慢性咽炎急性发作，咽痛、发热者加金银花 30 克，板蓝根 15 克，薄荷 6 克；伴胸胁胀满，气结郁滞者加服逍遥丸；虚火旺盛，口咽干燥，夜间尤甚，手足心热加服知柏地黄丸。

◎ 治梅核气方 ◎

【主治】 喉间痰气结聚成核，久而不散，则生燥涩。凡妇人多郁者恒患之。

【**组成**】 厚朴（姜汁炙）、赤茯苓、紫苏叶各 50 克，半夏（姜制）75 克。

【**用法**】 入生姜 3 片同煎，食后温服，每服 15 克。

◎ 治喉肿方 ◎

【**组成**】 豉 1.5 千克，犀角屑 50 克，羚羊角屑 50 克，芍药 150 克，升麻 200 克，杏仁（去皮尖）50 克，甘草（炙）100 克，栀子 7 个。

【**用法**】 以水 7 升，煮取 1.5 升，去滓，分 3 服。忌海藻、菘菜。

◎ 治疗咽炎验方 ◎

【**组成**】用新鲜青梅、软体动物蜒蚰、天名精、蒲公英、甘草，以及适量盐、糖制成"咽梅"，治疗慢性咽炎和急性咽炎有一定疗效。

【**用法**】 每次含服 1 个，可含 1 小时左右，每日含服 3 ~ 4 次，以 1 个月为疗程。

◎ 治喉风方 ◎

【**组成**】 天南星 30 个，大半夏、白矾、白盐、防风、朴硝各 200 克，桔梗 100 克，甘草 50 克，大梅实（择七分熟者）100 个。

【**用法**】 先将硝盐水渍 24 小时，然后将各药研碎，方将梅实置于水，淹过三指为度。浸 7 日取出曝干，又入水中浸透再曝之，俟药水干为度。方将梅子入瓷罐封密，如霜衣白愈佳。用时绵裹含口中，徐徐咽汁下，痰出即愈。

◎ 治喉痛方 ◎

【**用法**】 可取蟾酥丸噙之，1 ~ 2 丸即愈。

◎ 治喉疖方 ◎

【主治】初生如梅核，吐之不出，咽之不下，久之渐上于喉结之间。

【组成】焰硝 75 克，硼砂 25 克，雄黄 10 克，白僵蚕 5 克，龙脑 20 克。

【用法】上药共研末，含之口中，勿咽下。

◎ 治咽痛失声方 ◎

【组成】栝楼一个，白僵蚕（去头，炒）25 克，甘草（炙）100 克。

【用法】上药共研为细末，每服 15 克，温酒或生姜自然汁调下。或用绵裹含化。咽津亦得，日两三服。

◎ 养胃汤加减治慢性咽炎 ◎

【组成】太子参 30 克，丹参、玉竹各 20 克，麦门冬、石斛、玄参、乌梅、木瓜各 15 克，鸡内金、降香、佛手、香橼各 10 克。

【用法】上药煎汁服之。

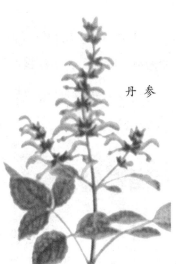

丹 参

◎ 治咽喉肿痛方 ◎

【用法】嫩丝瓜捣汁，每服 1 汤匙，日服两三次，并可汁水含漱，可治疗咽喉肿痛。

◎ 治喉病方 ◎

【用法】鲜青果 20 个（去核），鲜芦根 4 支（切碎），水煎，代茶。

二药合用，清解肺胃之热功力大。

◎ 蜂蜜茶治咽炎 ◎

【**用法**】取适量茶叶用小纱布袋装好，然后置于杯中用沸水泡出茶汁（比饮用的茶汁稍浓），待其稍凉后，再加蜂蜜适量搅匀，每隔 30 分钟用此溶液漱喉并咽下，一般 2 日即可痊愈。

◎ 咽喉痒疼声哑 ◎

方一

肉桂 5 克，杏仁 25 克，为末，蜜丸樱桃大，绵裹含化咽汁。

方二

月石 5 克，大生地 100 克，捣烂和药为丸，如桂圆粒大，入口任其自化。或薄荷、甘草各 30 克，小梅片、西瓜霜各 10 克，研细吹之。

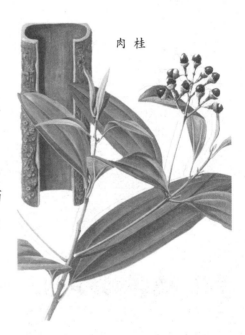

肉桂

◎ 咽喉声哑 ◎

方一

硼砂 50 克，元明粉、胆星各 5 克，诃子肉 10 克，冰片 3 分，共研为末，外捣大乌梅 50 克，捣如泥，制成丸，丸如龙眼核大，每用 1 丸，含化数次即愈。

方二

猪油 1 千克，熬去渣，入白蜜 500 毫升，再炼，少顷沥净入瓷器内，俟成膏，不拘时挑起1匙，兼治肺热声哑。

◎ 喉间作痛烂不收口 ◎

此烂喉痧，用土茯苓煎汤，时时服之，忌茶数日，即愈。又以四物汤加茯苓、黄芪，20余剂而安。

◎ 喉疮 ◎

【用法】 猪脑髓蒸熟，和醋食之。

咳嗽、气喘、哮喘

◎ 治伤寒咳嗽方 ◎

【组成】 知母100克，川贝母、乾葛、芍药各150克，石膏200克，黄芩150克，杏仁50克（去皮尖）、栀子仁150克。

【用法】 上8味切碎，以水7升，煮取至2.5升，去滓，分为3次服。如人行三四千米，再服。忌蒜、面7日。

◎ 治久咳方 ◎

【主治】 常年久患咳嗽，百药不效，严冬时卧不安枕。

【组成】 米壳（或以米糠代替）200 克，北五味 15 克，炒杏仁 25 克，枯矾 10 克。

【用法】 上药共研细末，炼蜜为丸，梧桐子大，每服 20 丸，白糖开水送下。

◎ 治咳嗽方 ◎

【主治】 五嗽者，谓上气嗽、饮嗽、燥嗽、冷嗽、邪嗽等是也。

【组成】 皂荚（炙）、干姜、桂心等份。

【用法】 上药共研为末，以蜂蜜调和为丸，服 3 丸，酒饮俱可，1 日 3 次。忌葱。

◎ 治久咳方 ◎

【组成】 款冬花、干姜、芫花根各 100 克，五味子、紫菀各 150 克。

【用法】 先以水煮（款冬花、五味子、紫菀）三味，取 3.5 升，去滓纳芫花、干姜，加白蜜 3 升，合投汤中，令调于铜器中，微火煎如饴，可 1.5 升，服枣核大含之，每日 3 服。曾数用甚良。忌蒜、面食、腥、腻。

◎ 治热性咳喘方 ◎

方一

白果 7 个，薏苡仁 5 克，冰糖渣 30 克，煮成粥。

特点：香、甜、软、糯，润肺止咳。

方二

生梨丁 50 克，冰糖 30 克，加入糯米煮成粥。

方三

竹沥油 5 毫升，拌入粳米粥内，甜、咸自便。

方四

水萝卜末 50 克，粳米粥 500 克，煮熟后加盐、味精、竹沥油少许。

方五

生海蛤 10 个，沸水中烫熟，去壳，紫菜 50 克，放入稠粳米粥内，加入盐、味精适量。

方六

地梨末 50 克，冰糖渣 30 克，放入粥内。

方七

鸡蛋膜 2 个，煎水取汁，煮粳米粥 500 克，丝瓜子 10 粒，放粥内煮熟，加盐、味精、麻油各少许。

方八

枇杷丁 50 克，糯米粥 500 克，冰糖渣 30 克拌匀。

方九

冬瓜丝 5 克，与粳米煮粥，酱油、盐、味精各适量。

枇杷

◎ 治咳嗽唾血方 ◎

【组成】钟乳 250 克，牡蛎（熬）、桂心各 300 克，射干、桃仁（去皮尖）、川贝母、橘皮、百部根、五味子各 150 克，生姜 300 克，白石英、半夏各 250 克，款冬花、甘草（炙）、厚朴（炙）各 100 克，羊肺 1 具。

【用法】先以水 23 升煮羊肺，取 10 升，去肺纳药，取 3 升，分 4 服，日三夜一。忌羊肉。

◎ 治气喘方 ◎

【组成】 杏仁、桃仁各 25 克（去皮尖，炒研）。

【用法】 水调生面和丸如梧子大，每服 10 丸，姜蜜汤下，微利为度。

◎ 重剂小青龙汤治疗支气管哮喘 ◎

【组成】 炙麻黄 15 克，桂枝、五味
子、干姜各 9 克，制半夏、白芍各 30 克，
细辛 6 ~ 9 克，甘草 9 ~ 15 克。

麻 黄

【用法】每日 1 剂，水煎 2 次，
分 2 次服。

【附注】寒痰黏稠者加旋覆花（包
煎）、白芥子、苏子各 9 克，莱菔子 30 克；
痰热壅肺者加鱼腥草、开金锁（金莉麦）、生石
膏各 30 克，象贝母 9 克，淡鲜竹沥 30 克。

◎ 治老年气喘方 ◎

【组成】 胡桃肉 50 克，冰糖 100 克。

【用法】 一起捣烂，分 5 次用开水冲服，每日 1 次。

◎ 治咳喘方 ◎

【组成】 石菖蒲 1 克，川僵蚕 3 克，北杏仁、牛蒡子、鱼腥草各 15 克，
马勃、甘草各 5 克，赤芍 10 克。

【附注】 热重酌加紫花地丁、半枝莲、大青叶、连翘、金银花；营分郁滞

者加当归、川芎、桃仁、红花；气虚加党参、远志、陈皮；痰多加冬瓜仁、橘红。

◎ 治老年哮喘 ◎

【组成】熟地、丹皮、泽泻、淮山药、五味子、山萸肉各 10 克，茯苓 20 克，枸杞子、补骨脂、巴戟天各 15 克，胡桃肉 12 个。

【用法】上药以水煎服，每日 1 剂，于早晚饭后 1 个半小时后服。1 个月为 1 个疗程。服药期间忌食生冷油腻，避免受凉。

【附注】偏肾阳虚加熟附子、肉桂各 10 克，偏肾阴虚加麦门冬、石斛各 30 克；咳嗽痰多加川贝母粉（冲服）4 克，射干、桔梗、杏仁各 10 克；纳差加白术 10 克，焦三仙各 15 克。

◎ 治哮喘方 ◎

【用法】白凤仙花 1 棵，连根叶捣汁，与烧酒等量相和，曝日候温，以手蘸汁拍膏肓穴，初觉微冷，旋热旋辣，继而微痛，乃止。以巾拭干，毋令感风。续行数日，轻者当愈。

◎ 治久嗽喘急方 ◎

【组成】知母 25 克，杏仁 25 克（姜水泡去尖，隔纸炒之）。

【用法】以水一碗半，煎取一碗，食后温服。次以莱菔子、杏仁等份为末，糊丸，每服 50 丸，姜汤下。

◎ 癞蛤蟆煨蛋治哮喘验方 ◎

【组成】蛤蟆 1 个，鸡蛋 1 个（最好是白鸡下的）。

【用法】 将蛋从蛤蟆口中装入肚内，用纸包上，取阴阳瓦两块（即瓦屋上槽瓦 1 个，盖瓦 1 个）盖好，外用泥敷半指厚，置于火炉上烘烤；蛋熟取下，将瓦揭开，剖蛤蟆取出鸡蛋，去壳食之，随后饮黄酒适量。

◎ 治寒性咳喘方 ◎

方一

熟陈皮末 15 克，加冰糖渣 30 克，拌入糯米粥内。

方二

橘络 5 克，加入冰糖渣 30 克，拌入糯米粥内。

方三

柚子白皮切末，加冰糖渣 30 克，与糯米同煮成粥。

方四

白前 10 克煎汤取汁，与粳米煮粥。

方五

姜汁 3 毫升，拌入粥内，甜、咸随意。

◎ 哮喘验方 ◎

【组成】 甜葶苈 20 克，炙苏子 15 克，川贝母 20 克，云苓 40 克，前胡 15 克，炒白芥子 10 克，炒萝卜子 15 克，黄芪 15 克，党参、川黄连各 2.5 克。

【用法】 以上除川黄连为末冲服外，余水煎服。

◎ 喘咳验方 ◎

【主治】 慢性支气管炎、喘急咳嗽、喉中瘁声。

【**组成**】麻黄15克，川贝母10克，桔梗10克，杏仁10克，苏子5克，橘饼1个，茶心15克。

【**用法**】先冲泡茶心约一碗，然后将上列药品煲茶心茶，橘饼和汤同服，不分量次随时可服用，效果颇佳。

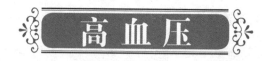

高血压

◎ 白萝卜降血压方 ◎

【**用法**】白萝卜（多汁、不辣者更好），洗净，捣烂，绞汁，每次150克，兑少量蜂蜜顿服，每日2次。

◎ 大蒜降血压方 ◎

【**组成**】大蒜2～3瓣。

【**用法**】捣汁冲服或就饭吃，每日3次。

◎ 糖醋蒜降血压方 ◎

【**组成**】大蒜头。

【**用法**】放入糖醋中浸泡。数日后每日早晨吃糖醋大蒜头1～2个，同时饮适量糖醋汁。

◎ 西瓜降血压方 ◎

【组成】 西瓜。

【用法】 绞汁或连瓤吃。每次 500 克，每日 2 次。

◎ 西红柿降血压方 ◎

【组成】 西红柿适量。

【用法】 绞汁，每次饭后服 150 毫升。

◎ 海带末降血压方 ◎

【组成】 海带。

【用法】 晾干，研成细末，每次 3 ~ 4 克，开水冲服，连用 1 ~ 3 个月。

◎ 猪胆汁降血压方 ◎

【组成】 猪胆汁 200 毫升，绿豆粉 100 克。

【用法】 拌匀，晾干，研成细末，每次用开水冲服 6 ~ 8 克，每日 2 次。

◎ 鲜芹菜降血压方 ◎

【组成】 鲜芹菜适量。

【用法】 用温开水反复洗净，捣烂绞汁，每次 10 ~ 15 滴，每日 3 次。

◎ 鲜茼蒿降血压方 ◎

【组成】 鲜茼蒿一把。

【用法】洗净切碎，捣烂取汁，每次 50 毫升，温开水冲服，1 日 2 次。

◎ 苹果降血压方 ◎

【组成】成熟苹果适量。

【用法】洗干净后去掉外皮，绞汁，每次 100 毫升，每日服 3 次。

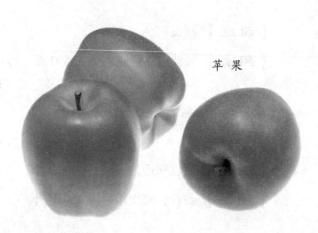

苹果

◎ 高血压单纯头晕方 ◎

【组成】菊花 12 克，桑叶、白蒺藜、青葙子、青木香、夏枯草、广地龙、决明子、川牛膝、桑寄生各 9 克，钩藤（后下）18 克。

【用法】水煎 2 次分服，每日 1 剂。血压降至正常后，隔日或隔 3 ~ 5 日服 1 剂。

适用于高血压患者仅有头晕，别无兼症者。

◎ 高血压验方 ◎

方一

【组成】牡丹皮 10.25 克，炒白术 15 克，泽泻 15 克，生白芍 15 克，山萸肉 20 克，淮山药 25 克，炙甘草 15 克，川茯苓 15 克，川麦门冬 25 克，川归 10.25 克，北柴胡 10 克，生地 25 克，黄芩 10 克，元参 25 克，草决明 25 克。

【用法】本方主治中老年人高血压、心悸失眠、头眩、耳鸣、血管硬化。

方二

【组成】 带红衣的花生米。

【用法】 在醋中密封浸泡 1 星期，每晚临睡前，嚼碎吞服 2～4 粒，连服 7 日为 1 个疗程，具有降压作用。

◎ 柿子降血压 ◎

【组成】 柿子适量。

【用法】 榨汁，用牛奶或米汤调服，每次 150 毫升，1 日 3 次。

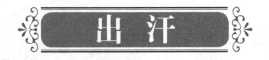

出　汗

◎ 治盗汗妙方 ◎

方一

五倍子研末用人乳调，蒸熟丸如龙眼大。每用 1 丸贴脐上，外以核桃壳盖之，用布捆定，24 小时取下再换，贴至 10 日后即止。

方二

莲子、浙江黑枣各 7 个，浮小麦、马料豆各 100 克，水煎服。

方三

霜桑叶在瓦上焙干为末，空腹白汤调服 10 克，数次痊愈。

◎ 芪牡盗汗汤治盗汗方 ◎

【组成】黄芪、浮小麦各 20 克，五味子、地骨皮、白芍各 10 克，生龙骨、生牡蛎各 15 克，生地 12 克。

【用法】煎汁服之。

◎ 治小儿自汗、盗汗方 ◎

【组成】黄连、牡蛎、川贝母各 37.5 克。

【用法】捣筛和粉 500 克，粉儿身，极效。

◎ 利湿通阳汤治自汗 ◎

【组成】杏仁、白蔻仁、半夏、厚朴、淡竹叶、黄芩各 9 克，白通草 6 克，滑石 15 克，薏苡仁 10 克（即三仁汤加黄芩）。

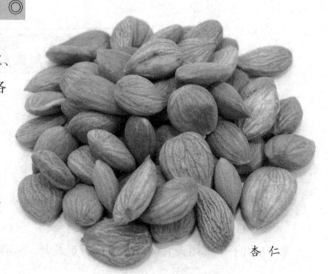

杏仁

【用法】上药以水煎服，每日服 1 剂。

◎ 止出汗方 ◎

【组成】健猪肚 1 个洗净。

【用法】以糯米装满，用线缝口，放砂锅内，水煮极烂，将肚与汤食尽。糯米晒干为末，每用小盏，空腹米汤调服极效。

◎ 治自汗妙方 ◎

方一

常出汗者为自汗，郁金研末，卧时蜜调涂于两乳即止。

方二

旧蒲扇烧灰，和粉扑之，或用酒调服 5 克，极效。

方三

何首乌末，口水调封脐中，用布捆定，即止。

方四

五倍子、枯矾等份，研为末，口水调匀，填脐中，用布固定，亦效。

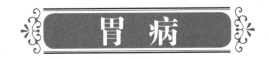

胃 病

◎ 开胃消积妙方 ◎

方一

山楂糕或条切丁，白糖 30 克，拌入粥内。

方二

麦芽或谷芽 50 克煎水去渣，与粳米 50 克煮粥，甜、咸自便。

方三

萝卜丁 60 克加入玉米面粥同煮，加盐、味精、葱、油若干。

方四

炒鸡金粉 5 克，拌入粳米粥内，甜、咸自便。

方五

麦片 50 克，白糖 30 克煮粥。

方六

豆蔻 5 克，白糖 30 克，拌入粳米粥内。

方七

浓咖啡 200 克，白糖 30 克，对入稠粳米粥内。

方八

苹果末 5 克，拌入粳米粥内。

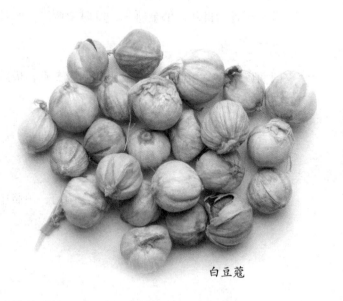

白豆蔻

◎ 温胃止痛、寒性胃痛方 ◎

方一

干姜 5 克，饴糖 30 克，煮粳米粥 500 克。

方二

五香粉拌猪肉末 30 克，酱油、味精、姜末若干，炒熟后拌入粥内。

方三

肉桂粉 2.5 克，丁香 2.5 克，大茴香、小茴香、酱油、盐若干，熟鸡蛋打碎壳，同煮 1 小时，取出切片，将原汤拌入粥内。

◎ 治胃炎妙方 ◎

方一

冰糖渣 30 克，红茶菌液 30 克，拌入粥内。

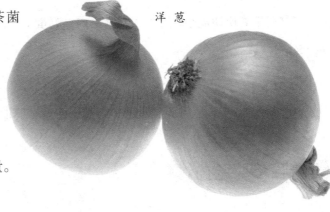

洋 葱

方二

洋葱末 30 克，紫头萝卜末 30 克，与粳米煮粥，味精、盐各适量。

方三

鲜葡萄 50 克入沸糯米粥内烫熟，加冰糖渣 30 克。

方四

柚子瓣 3 片去衣去核，加白糖 30 克，拌入糯米粥。

方五

香橼果酱 30 克，白糖 30 克，拌入糯米粥。

方六

猪肚 1 个，紫皮蒜 10 个（打碎），糯米粉 250 克，盐、味精、酒、姜各适量，拌匀纳入猪肚，扎口炖烂后切成小块，连汤服几日。

◎ 治胃、十二指肠溃疡方 ◎

方一

乌贼骨 5 个水煎取汁，兑入稠糯米粥，盐、味精各适量。

方二

鸡蛋壳（连衣）3 个水煎取汁，兑入稠糯米粥，加麻油、盐、味精各适量。

方三

百草霜 30 克，与炒黄豆粉 50 克煮粥糊，加白糖 30 克。

方四

苏打饼干 6 块切成小块，加入沸水锅内，鸡蛋 1 个，烧成蛋花，加盐、味精、麻油各适量。

方五

卷心菜丝 50 克，入沸粥内烫熟，加盐、味精、麻油各适量。

◎ 噎膈反胃验方 ◎

【用法】将韭菜捣汁服可治疗噎膈反胃、咽下困难。韭菜子性温，与韭菜同样有补肝、助阳固精之功，常用来治疗肾阳虚的阳痿、遗精、遗尿、尿频等。

◎ 治老人脾胃虚弱验方 ◎

【用法】食量少而大便溏者，可以每日食健脾胃的粥。用山药、莲子、芡实、薏苡仁各 5 克，煮烂，加白米 10 克再煮成粥。当作早饭或午餐均可，宜长期服用。如小儿消化不良，不思食，可再加生山楂 5 克同煮，一顿吃不完，可分两顿食之。

◎ 胃痛家庭急救方 ◎

【用法】胃病患者如遇突发性难忍疼痛，可用温开水吞服 1/4 ~ 1/3 汤匙的洁净明矾粉末，胃痛便会很快消失，再进一步诊断治疗。

◎ 治疗萎缩性胃炎验方 ◎

【组成】黄芪 30 克，肉桂 8 克，丹参 15 克，乳香、没药各 8 克，生蒲黄 13 克，三棱 10 克，莪术 10 克，川芎 12 克，乌药 10 克。

【用法】 每日 1 剂，水煎，分 2 次温服。

◎ 治胃溃疡偏方 ◎

【组成】 马铃薯 5 个（约 500 克）。

【用法】 洗净，除掉芽眼（芽眼有毒），用擦丝板擦成末。将马铃薯汁挤入砂锅中，用慢火熬砂锅里的汁液，但不要搅拌。因蒸掉水分，锅底会出现稀溜溜的淀粉，这时再进一步熬一段时间，直到砂锅里剩下焦黑的炭黑。刮出炭黑，用研钵研碎，用筛子筛出粉末，然后经蒸气消毒后装入干燥、清洁的瓶或罐里。水冲 30 克，每日 1 ~ 2 次。

◎ 治反胃方 ◎

【主治】 其症朝食夜吐，心下坚如杯，往来寒热，吐逆不下食，此为寒癖所作。

【组成】 珍珠、雄黄各 50 克，朴硝 100 克，干姜 10 块。

【用法】 四味捣筛，蜜丸。先食服如梧子 2 丸，少烦者饮水则解之，忌生血物。

◎ 胃气痛方 ◎

【组成】 沉香、木香、公丁香、乳香、没药、灵脂、前胡各 5 克，麝香 0.5 克。

【用法】共研为末，收入瓷瓶，以蜡封口，不可泄气，每服 3.5 克，开水下，此方专治男女心胃各种气痛。

◎ 胃脘隐痛方 ◎

【组成】整荷叶一个（烧灰存性），生香附米50克（研），九香虫9枚，甘草6克（研），延胡索15克（酒炒，研），大枣适量（去核、皮），姜50克。

【用法】大枣煮熟，捣烂，入上药为丸，日服5克，开水送下。

◎ 粟壳银花治疗慢性肠炎方 ◎

【组成】金银花60克，罂粟壳10克。

【用法】将金银花（干）炒黄研细末，用罂粟壳加水两碗煎至一碗，冲服金银花末，每次10克，每日3次，1～2剂即效。高血压、冠心病患者慎用。

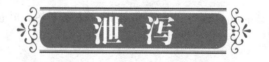

泄 泻

◎ 治泻验方 ◎

【主治】菌痢、慢性肠炎、消化不良出现的腹泻。

【组成】羌活、苍术各90克，川乌头60克，生大黄100克，生苦杏仁70克，颠茄片100片（规格为8毫克或5毫克）。

【用法】苍术用米泔水浸泡一夜，切片，麻油拌和，文火炒之；杏仁去皮尖。六味药共碾细末，装瓶备用，切勿漏气。3岁以下小儿每次服0.3～0.6克，4岁以上小儿每服0.6～0.9克，成人每次服1.0～1.5克。日服3次。

【附注】 菌痢白多于红：车前子、生姜各 15 克，煎汤送服。

红多于白：生、熟山楂各 30 克，车前子 15 克，煎汤送服。

消化不良腹泻及水泻不止：车前子、生姜各 30 克，煎汤送服。

慢性肠炎：小米粥送服。

噤口痢（毒痢）：用生腊肉骨或火腿骨煎汤送服。

◎ 化湿止痢方 ◎

方一

玉米须 50 克煎水去渣，与薏苡仁 50 克煮粥，加白糖 30 克。

方二

赤小豆 25 克，茯苓粉 30 克，与粳米 25 克煮粥，加白糖 30 克。

方三

绿豆 25 克，粳米 25 克，与茯苓粉 30 克煮粥，加白糖 30 克。

方四

葛花 5 克，冬瓜丁 50 克，与粳米 25 克煮粥，加蒜泥、盐、味精若干。

绿豆

方五

鲜马齿苋 50 克，与粳米煮粥，加盐、味精若干。

方六

鲜紫苋菜 50 克，与粳米煮粥，加盐、味精若干。

◎ 涩肠止泻方 ◎

方一

石榴汁 60 毫升，红糖 30 克，拌入炒黄糯米粥内。

方二

炒黄糯米 50 克，与白莲须 5 克煮粥，加白糖 30 克。

方三

百草霜 15 克，白糖 30 克，调入粳米粥。

方四

熟柿汁 60 毫升，白糖 30 克，调入粳米粥，肠塞者忌。

方五

芡实 25 克，与粳米 25 克煮粥，加白糖 30 克。

方六

甜拷扁橄榄 4 个，去核切碎，拌入粳米粥。

方七

柿饼 2 个切碎，与炒黄糯米 50 克煮粥，加红糖 30 克。

◎ 润肠通便方 ◎

【组成】炒松子仁 30 克，蜂蜜 30 毫升。

【用法】加入糯米粥内服食。

◎ 治久泻方 ◎

【主治】久泻不止，由于有陈积在肠胃之间，积 1 日不去，则泻 1 日不止，治宜先去陈枳，而后补之。

【组成】 厚朴、干姜、甘草、桂心、附子各 100 克，大黄 20 克（细锉）。

【用法】 先以前五味用水 2 升半煎八合，并将大黄切碎，水一碗，渍半日，煮汤与前汁相和，再煎取六合，去滓，分 3 次服，1 日服尽。

◎ 治热泻妙方 ◎

【主治】 热泻者，夏月热气，乍乘太阴，与湿相合，如水之注，故一名暴泻。其候腹痛自汗，烦渴面垢，脉洪数或虚，肛门热痛，粪出如汤。

【组成】 香薷 500 克，白扁豆 250 克（微炒），厚朴（去皮，姜汁炙熟）250 克。

【用法】 上药研末，每服 15 克，以水煎服。

◎ 治内消方 ◎

【主治】 本症之原，当由热中所致，小便多于所饮，令人虚极短气，食物皆消作小便，而又不渴。此病虽稀，极属可畏。

【组成】 急用：枸杞枝叶 500 克，栝蒌根、黄连、石膏各 150 克，甘草（炙）100 克，五味以水 10 升，煮取 3 升，去滓分温 5 服，日三夜五。困重者多喝，渴即饮之。

【用法】 上药捣研为散，水服方寸匙，日 3 服。少壮人一匙半，患一年者，服一日瘥；二年者，2 日瘥；丸服亦佳，1 服 10 丸，以瘥为度。此方用之如神。忌海藻、菘菜。

◎ 治寒泻方 ◎

【主治】 寒泻，一名鹜溏。其源为脾气衰弱，及寒气在下，遂致水粪并趋大肠，色多青黑，宜温之。

春夏

【**组成**】川桂枝、白芍药、白术各 25 克，甘草（炙）10 克，水煎服。

秋冬

【**组成**】白芍药、白术各 15 克，干姜（炮）25 克，甘草（炙）10 克，甚者则除去干姜，加附子 15 克。

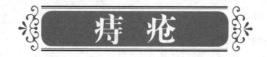

痔 疮

◎ 外痔验方 ◎

方一

取大田螺 1 个，洗净泥沙，清水养之。待螺口开后，急以龙脑片少许衔之，倒放，少时流出清涎水即成。用时，以药棉蘸清涎水外涂痔疮，1 日 2 ～ 3 次。

方二

熊胆（或猪胆）1 克放入盛温水（30 毫升）的小瓶中，待其溶化后，摇匀即成。以药棉蘸熊胆溶液外涂痔疮，1 日 2 ～ 3 次。

方三

龙脑片 3 克，芒硝 3 克，白矾 10 克，以开水 1 升溶化而成。趁热以药棉适量蘸敷，每次 20 ～ 30 分钟。

◎ 治痔妙方 ◎

【组成】 牡丹皮、糯米各 500 克。

【用法】 共研为细末，和匀。每日 100 克，以清水调合，捏成拇指大小饼，用菜油炸成微黄色，早晚两次分吃，连用 10 日为 1 个疗程。若嫌硬，可稍蒸软后再吃。一般可用 1 ~ 2 个疗程。

【附注】 一、二期内痔及外痔。

◎ 治痔疮肿痛方 ◎

【组成】 以壁上背包蜒蚰一个。

【用法】 捣为泥，入冰片薄荷少许，同敷极效。

◎ 治内外痔方 ◎

【主治】 在肛门内外皆有之，遇大便即出血疼痛者。

【组成】 用胡黄连 25 克，血竭、儿茶各 10 克，熊胆 15 克，冰片 5 克。

【用法】 同敷极效。

◎ 治血栓外痔验方 ◎

【组成】 当归、生地榆、大黄、黄柏各 30 克，朴硝 60 克。

【用法】 将前四味药加水 2 升，煎沸稍停，去渣取药液，加入朴硝，置于盆内，坐浴熏洗，每晚 1 次，严重者每日 2 ~ 3 次。

◎ 治痔疮出血妙方 ◎

【用法】 内服：用当归尾 5.5 克，生地 10 克，赤芍 5 克，黄连 10 克，枳壳5克，炒黄芩5克，炒槐角15克，炒地榆10克，炒荆芥5克，升麻2.5克，天花粉4克，甘草2.5克，生侧柏10克，水煎服三四剂后，即痛止肿消。

外用：地骨皮、槐花、韭菜根、朴硝各100克，白矾、苏叶各25克，葱头7个，用水15大碗，煎百沸，倾净桶内，令患者坐之，四周密闭，勿泄气，先熏后洗，俟痔出黄水为度。

◎ 治久远痔漏方 ◎

【**组成**】取墙上生之绿苔，刮下之，需25克，火焙干为细末。又以羊蹄充副，及炒白术、白芷各50克，茯苓100克，槐花25克。

【**用法**】共研为细末，以米饭调和为丸，每日临卧，服5克，美膳1月即愈。

蜣螂

◎ 治痔瘘、疮疖溃烂方 ◎

【**用法**】蜣螂适量，焙干研末，加冰片少许（占蜣螂1/10），外擦患处，或用油调擦患处。脾虚者慎用。畏羊角、羊肉、石膏。

◎ 治痔偏方 ◎

【**组成**】取皮硝30克，艾叶30克，莲蓬壳4只，加水2升。

【**用法**】煮沸后倒入搪瓷痰盂内，患者坐在痰盂上，让药液蒸气熏蒸肛门。待药液微温时，即倒入小盆，用毛巾洗肛门周围，每日2次，药液第2日再煎后可重复使用1次。可连续熏洗数日。

◎ 治痔疮出血症验方 ◎

【组成】 阿胶珠 18 克，炒黄芩 12 克，苦参 9 克，槐花炭 12 克，炒地榆 12 克，防风 12 克，灶心土 18 克，甘草 9 克。

【用法】 上药以水煎服，每日 1 剂，日服 2 次。

◎ 熏洗治痔疮病妙方 ◎

【组成】 冰片、樟脑各 2 克。

【用法】 将上药放入尿罐或痰盂内，冲入适量沸水（约大半容器），患者趁热坐于容器上，每次约 30 分钟，每日 2 ～ 3 次。

【附注】 一般用上法治疗 4 ～ 6 次即可减轻症状，3 ～ 6 日基本痊愈。

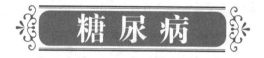

糖尿病

◎ 山药治糖尿病方 ◎

【用法】 干山药片 40 ～ 50 克，或鲜山药 100 ～ 120 克，洗净切片，粳米 100 ～ 150 克同煮粥。

◎ 番石榴治糖尿病方 ◎

【用法】 每日可用鲜果 250 克，榨汁，分 3 次饭前服。

◎ 治糖尿病效方 ◎

【用法】每晚用盐热水烫脚（配方：一盆热水加一匙食盐），3个月后，可降低血糖，治疗糖尿病。

◎ 猪胰治糖尿病验方 ◎

【用法】猪胰（也称夹肝、联贴）15克，切成小块，用腐皮包裹，如豌豆大小，置温水中略浸湿，另用生山药、首乌各15克，煎汤送服。或将猪胰1具，山药200克，加适量水炖熟，食盐调味，每日1次，每次食总量的1/4，疗程不限。或将猪胰（牛胰、羊胰均可）数个洗净，切碎，焙干，研成细末，每日3次，每次服3～5克，疗程不限。

◎ 糖尿病验方 ◎

【用法】用晒干葫芦瓢一个，丛生在田野中的矮竹一把，砂锅煎服，2～3次见效；继续服之，可以断根，无不良反应。

◎ 治糖尿病验方 ◎

【用法】在夏季每日喝绿豆汤或煮绿豆粥，即降血糖、尿糖，又止渴消暑。或用西瓜皮（去绿皮）切成片或块，煮汤或炒，同样可起到降血糖、降尿糖、消暑气、治口渴的作用。

◎ 治慢性糖尿病方 ◎

【用法】猪胰1个，淮山药30克，炖汤常食之，专治慢性糖尿病。

◎ 芹菜治糖尿病方 ◎

【用法】 取鲜芹菜 500 克，洗净捣烂挤汁，1 日 2 次分服。连用有效。

◎ 苦瓜治糖尿病方 ◎

【用法】 以鲜苦瓜做菜食，
每餐 100 克，1 日 3 次；或将苦
瓜制成干粉，每次服 10 克，
每日 3 次。

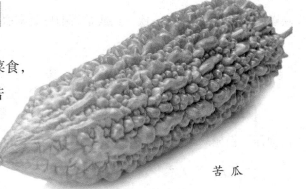

苦 瓜

◎ 洋葱治糖尿病方 ◎

【用法】每餐可炒食 1 个洋葱头，1 日 2 次，炒时以嫩脆为佳，不可煮烂。

◎ 玉米须治糖尿病方 ◎

【用法】 乌龟 1 ~ 2 只，洗净，除去内肚、头爪，与玉米须 60 ~ 120 克
（干的减半），文火煮，饮汤吃肉。或用独味玉米须 50 克，加水煎服，每日 1 剂，
分 2 次服。10 日为 1 个疗程。

◎ 糖尿病验方 ◎

方一

【组成】 正白水锦根 100 克。

【用法】 酒水炖排骨，服半月除根。

方二

【主治】 糖尿病。

【用法】 咸半草与猪排骨加盐少许煨服。或牛捆棕炒煎鸡蛋黄加盐少许（用植物油）。初起之糖尿病口渴甚，可用生白茅根蒸汤服。或用地骨皮 20 克，茯苓皮 20 克，水煎做茶饮。又或番石榴皮研末服。

方三

【方名】 清心莲子饮加减方。

【主治】 小儿急慢性肺炎及久热不退、额汗、乳蛾发热、成人心脏病、高血压、糖尿病等症有效。

【组成】 人参、石莲、柴胡、赤茯苓、黄芩、黄芪、麦门冬、车前子、地骨皮、桑白皮、粳米、炙甘草各 20 克，水 2 升煎至 1 升。

【用法】 成人每次约 10 毫升，小儿约 5 毫升，温开水送服。

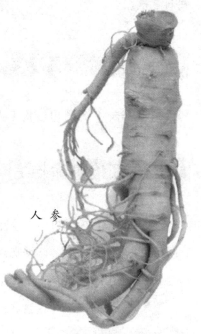

人 参

方四

【主治】 糖尿病（消渴）。

【用法】 人乳 200 毫升与盐渍酢浆草等量，捣后温热服汁，服后再合参须 15 克，炖 2 次米汤服之，应继续服用实有见效。

方五

【组成】 茯苓 30 克，菟丝子 30 克，淡豆豉 20 克，金沸草 20 克。

【用法】 以单味中药精配方，空腹服用，痊愈为止。

脱 肛

◎ 脱肛的中药治疗验方 ◎

内服方

内服药物主要以补中益气汤加减治疗。

【用法】 北芪30克，党参15克，白术12克，陈皮6克，升麻6克，柴胡10克，炙甘草6克，当归10克，用清水三碗半煎至一碗，温服。

加减法：若因湿热久痢引起的见有里急后重，大便有黏液等症状者，可加入黄芩、槐花各10克。若因虚寒久泻滑脱引起，见腹泻清稀、失禁等症状者，可加入赤石脂30克，禹余粮30克，诃子10克。若因产后气血亏损引起，见腰酸体倦症状者，可加山萸肉10克，菟丝子10克，川续断10克。

外治方

【用法】 （1）洗法：用香附15克，荆芥穗15克，煎水外洗脱出的直肠或肛门，或用葱头煎汤熏洗，或五倍子10克，水1升煎至500毫升，加白矾6克外洗。

（2）敷法：蓖麻子捣烂，酒调，敷病人头顶正心约20分钟后除去洗净。

（3）涂法：用熊胆1克、儿茶1克、冰片0.3克研末后，用人乳调和涂于肛上。

（4）托法：用五倍子研末或木贼烧炭存性研末，撒于脱出的直肠，然后入肛内。

饮食疗法

【用法】 猪大肠一副，黑芝麻10克，北芪30克，煲汤佐膳，用于大便困难脱肛者。

或用猪大肠一副，芡实 30 克，北芪 30 克，煲汤佐膳，用于大便溏烂的脱肛者。

◎ 肛门出血验方 ◎

【组成】 川银花 35 克，川麦门冬 35 克，黄芩 10 克，甘草 7.5 克，黑地榆 35 克，川归 20 克，生白芍 20 克，玄参 5 枚，生薏苡仁 20 克。

【用法】 本方主治因直肠发炎而转成肛门口生外痔，大便时因用力过度，而致大量下血者，本方水煎二至三贴即可痊愈。患者平时不宜久坐，并且忌食刺激物品、辛辣物、鱼虾海产等。服药痊愈后，应常煮食黑木耳，以免复发。

◎ 治疗脱肛验方 ◎

【用法】 （1）内服药：党参 20 克，黄芪 20 克，柴胡 10 克，当归 10 克，白术 10 克，升麻 10 克，陈皮 10 克，川贝母 10 克，诃子 10 克，甘草 5 克。水煎服，早晚各服 1 次，小儿酌减。

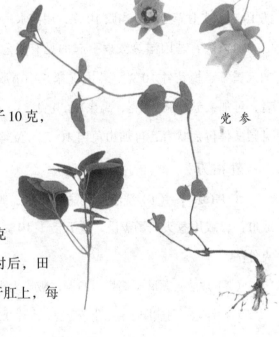

党参

（2）外擦药：用大田螺 1 个，将其腰间打一小孔，将冰片 10 克放入孔里，盛于碗内，1 ~ 2 小时后，田螺内流出液体，用棉球将液体搽于肛上，每日 3 ~ 5 次。

◎ 治疗肛裂妙方 ◎

【组成】 当归、生地各 15 克，火麻仁、桃仁各 12 克，甘草 3 克。

【**主治**】 本病因血热肠枯，大便干燥，排便用力，引起肛门齿线以下皮肤破裂而成。本方用当归润肠，生地养阴凉血润燥，火麻仁润肠，桃仁润燥滑肠，甘草调和诸药解毒。

◎ 五倍子外敷治疗脱肛妙方 ◎

【**组成**】 五倍子适量。

【**用法**】 将五倍子研成细末备用。用时直接外敷脱出的肛门黏膜上。

◎ 治脱肛验方 ◎

方一

【**组成**】 生黄芪 120 克，防风 3 克，升麻 2 克。

【**用法**】 清水煎，分 2 次温服。

方二

【**组成**】 蓖麻子（红纹的）20 粒。

【**用法**】 炖猪五花肉，去蓖麻子，食肉喝汤，肛门即可缩上。

方三

【**组成**】 菝葜 54 ~ 102 克，金樱子（根）51 ~ 54 克。

蓖麻子

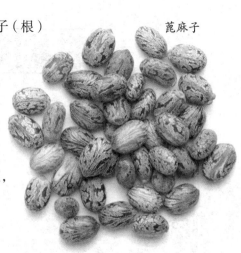

【**用法**】 水煎分 3 次服，小儿酌减。

方四

【**组成**】雷公根 500 克，蜂房 120 克，万年青 60 克，生葱头 120 克，升麻 50 克。

【**用法**】 清水煎浓，洗患部。

方五

【组成】 荆芥 9 克，防风 9 克，使君子 5 克，马钱子 6 克，土茯苓 9 克，皮硝 120 克。

【用法】 将上药置入砂锅内煮沸，然后将药汁倒入盆中，先熏局部，待温后洗患处，每晚 1 次。主治外痔肿痛。

方六

【组成】 刺猬皮、赤芍、白芷、当归、防风、丹参、五倍子各 2 份，生地、黑地槐各 3 份，大黄 1 份。

【用法】 当归、芍药、丹皮、生地四味水煎浓缩后，拌和余药细末，加蜜适量制成丸剂。每次 10 克，每日 3 次，饭后服。主治内痔。

方七

【组成】 芪草 6 克，朴硝 60 克，荆芥 10 克，防风 10 克，马钱子 10 克，茯苓 10 克。

【用法】 加水 1.5 升煮沸后，倒入盆中趁热蒸熏患部，待药液稍冷后再行坐浴，每日熏洗 2 ~ 3 次，每日 1 剂，六剂为 1 疗程。主治内痔出血、肿痛。

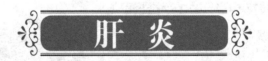

肝 炎

◎ 肝胆疾病验方 ◎

【方名】 镇肝熄风汤。

【主治】 肝炎、肝硬化、肝风、胆结石、头晕、头痛。

【组成】 淮牛膝 50 克，白龙肝 50 克，生赭石 50 克，生龙骨 25 克，生牡蛎 25 克，生龟板 25 克，生芍药 25 克，玄参 25 克，天门冬 25 克，川楝子 10 克，捣生茵陈 15 克，生麦芽 10 克，甘草 7.5 克。

【用法】 水五碗煎存一碗，饭后服。煎时需以瓷土罐器将赭石、龙骨、牡蛎、龟板捣碎先煎后，再纳其他诸药。

【附注】 本方适用于肝硬化症患者，皆有速效。

◎ 肝硬化验方 ◎

【组成】 大鲫鱼 250 克，石斛 25 克，葱白数条，青茶少许，鸡肝 1 个。

【用法】 炖服，每日 1 剂，忌食盐，三餐再以鸡肝佐膳。

◎ 肝炎验方 ◎

方一

【主治】 肝炎。

【组成】 黄水茄 25 克，栀子 20 克，猫须草 25 克，龙胆草 15 克。

【用法】 上药以水煎服。

【附注】 此方应用于肝胆火所引起之证，效验极佳。

方二

【主治】 肝炎、腹水。

【组成】 柴胡 10 克，栀子 10 克，金银花 15 克，枳壳 15 克，厚朴 15 克，茯苓 15 克，川连 3.5 克，甘草 5 克。

【用法】 水二碗煎一碗，温服，日服 2 次。

【附注】 服一周病势好转，略一个月而获良果。

方三

【主治】 肝炎、小便赤涩、面目黄、全身倦怠。

【组成】 黄花蜜菜 50 克，黄连招花头 50 克。

【用法】 二味用第 2 次清米泔（即淘米水）炖服之。

◎ 治黄疸型肝炎验方 ◎

【组成】 凤尾草 60 克，大枣 10 个，冰糖 15 克。

【用法】 水煎，每日 1 剂，2 次分服，连服 15 日为 1 个疗程。

◎ 治肝炎方（共 28 方）◎

方一

焦决明子 10 克煮浓汁，兑入大半碗稠粳米粥内，加麦芽糖 30 克。

方二

嫩马兰头（鸡儿肠、泥鳅串）50 克切碎，在稠粳米粥内烫熟，加盐、味精、麻油各适量。

方三

青垂盆草叶 25 克，入粳米粥烫熟，加盐、味精、麻油各适量。

方四

金银花露 30 克，对入大麦片粥 500 克，葡萄糖 50 克。

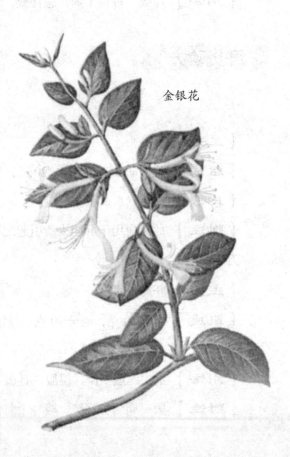

金银花

方五

嫩茵陈叶 25 克，入粳米粥内烫熟，加盐、味精各适量。

方六

绿豆 25 克，粳米 25 克同煮粥，加葡萄糖 50 克。

方七

大、小蓟嫩苗挤汁 50 毫升，对入大麦片粥，加葡萄糖 50 克。

方八

红梅梢（茅莓，天青地白草）的果子 10 个，加入大麦片粥，加葡萄糖 8 克。

方九

绿菊花瓣 30 克洗净，用葡萄糖拌后，撒在大麦片粥上。

方十

青桑叶 10 克，切成细丝，拌入粳米粥内烫熟，加盐、味精、麻油各适量。

方十一

鲜地耳 25 克与粳米同煮粥，甜、咸自便。

方十二

地梨小丁 50 克，葡萄糖 50 克拌入沸粳米粥煮熟。

方十三

黄洋桃（五棱阳桃）2 只切碎，加蜜糖 250 毫升渍 3 日后，每日清晨用 40 克蜜洋桃，拌入粳米粥内。

方十四

弥猴桃果酱 50 克，拌入粳米粥内。

方十五

番茄小丁 30 克，胡萝卜 15 克，芹菜末 15 克，猪油 15 克拌入沸粳米粥烫熟，加盐、味精各适量。

方十六

墨旱莲汁 50 毫升，麦芽糖 50 克，拌入粳米粥。

方十七

大田螺 10 个，挑肉去尾，加盐、味精、葱、姜、酒等调料若干入沸粳米粥内烫熟。

方十八

泥鳅 5 条，加盐、酒、味精等调料各适量，放烘箱里烘干，研粉；每次 10 克，拌入粳米粥内。

方十九

大鲍鱼 3 个连壳烫熟，将肉切碎放在汤里煮粳米粥，加葱、姜末、酱油、味精、麻油各适量。

方二十

绿心黑豆 25 克，白粳米 25 克同煮粥一碗，甜、咸自便。

方二十一

猪肝 100 克，小茴香 5 克，同煮熟后去小茴香，加糖、酱油、酒各适量，再用小火煮 10 分钟，取出猪肝切碎，拌入粥内，洒少许葱、姜末。

方二十二

五味子冲剂 1 块（或五味子粉 5 克，白糖 30 克），拌入粥内。

方二十三

杭白芍 50 克磨粉，每次取 5 克与粳米煮粥，加麦芽糖 30 克。

方二十四

鲜车前子 2 克煎水取汁，与粳米煮粥，甜、咸自便。

方二十五

红枸杞子 30 粒入沸粳米粥内煮熟（鲜的为佳，可不必煮，略烫一下即可），加麦芽糖 30 克。

方二十六

女贞子 10 克煎水取汁，与粳米煮粥，加麦芽糖 30 克。

方二十七

黑桑葚 10 个洗净，加蜜糖 30 毫升拌入粳米粥。

方二十八

红覆盆子 20 个，蜜糖 30 毫升拌入粳米粥内。

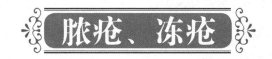

脓疮、冻疮

◎ 治疗疮疡方 ◎

【组成】 黄柏 15 克，马尾黄连 10 克，大黄 10 克。

【用法】 上药共研细末，取麻油适量调匀，涂擦患处，每日 4～5 次。

◎ 冰黄酒外用治疗痱疮验方 ◎

【组成】 生大黄 6 克，黄连 5 克，冰片 4 克。

【制法】 三药装入瓶内，加高度白酒（或体积分数为 75% 的酒精）150 毫升浸泡，加盖徐徐摇动使其充分溶解，即可使用。

【用法】 用棉签蘸药酒涂搽于患部，1 日 3～5 次。

◎ 治疗冻疮验方 ◎

【组成】 三七5克，企边桂10克。

【用法】 企边桂捣细备用，三七泡白酒100毫升。热水洗敷患处后，用企边桂末调三七酒，每日早晚搽患处。4~9次可愈。

◎ 治蛇头疔妙方 ◎

【组成】 取雄黄20克，白矾、乳香、没药各10克，藤黄6克，蟾酥、冰片各2克，蜈蚣1条（研成细末）。

【用法】 用碘酊消毒患指，取上药少许纳入猪胆中搅匀，套敷于患指上，并以丝线扎口。每日1~2次。

◎ 黄芪五物汤治冻疮方 ◎

【组成】 黄芪，桂枝，芍药，生姜，大枣，鸡血藤，制附片各20克，加水2升煎至1升。

【用法】 病发于面部，加白芷、川芎；发于上肢，加片姜黄、桑枝；发于下肢，加川牛膝、独活；有瘀斑肿胀，加桃仁、炮山甲、当归；有水疱，加茯苓、乌梢蛇、苍术、玉米；痛甚，加细辛、乳香、葱白；麻木不仁，加地龙、海风藤、全蝎；兼红肿热痛，加土茯苓、红藤、败酱草、蒲公英、连翘。

◎ 治黄水疮方 ◎

【组成】 生豆腐、煅石膏各适量。

【用法】 以生豆腐切片，贴患处，干即易之。7次之后，以煅石膏细末撒其上，3日后，仅撒石膏末，与汁液泥结成片，剥去再易新者。4~5

日即愈。

◎ 治血风疮方 ◎

【主治】 血风疮多生于两腿里外之臁上，下达于踝骨，其原起于好饮。初生时小而痒，久则大痒。治法先须戒酒，然后用内药补其气血，兼消风湿。外用膏药敷之，不久即愈。

【组成】 内用：白术、当归、柞木枝、薏苡仁各 25 克，茯苓、生甘草、萆薢、泽泻各 10 克，肉桂、红花各 5 克，黄芪 50 克。外用：马齿苋 50 克，黄柏 25 克，朱砂 20 克，血蝎、乌柏根、定粉各 15 克，樟脑 10 克，麝香 1.5 克。

【用法】 内用药水煎服，愈多愈佳。外用药共为末，以豚脂调为膏，贴于油纸上，视疮之大小贴之，外用包扎，任其出水。换药膏时，先以金银花煎汤温洗。不数日即愈。

◎ 治人面疮妙方 ◎

【主治】 疮生于膝上，或生于肘，其形颇似人面。

【用法】 雷丸 15 克，白茯苓 5 克，研极细，和匀敷上，即消。

◎ 治鱼脐疮妙方 ◎

【主治】 生于肘下与小腿之间，极疼痛。

【组成】 金银花 50 克，当归、黄芪各 25 克，生甘草、青黛、地榆各 10 克，白矾 5 克。

【用法】 上药以水煎服。另外，初起一、二日，先用灸法，极易解散。

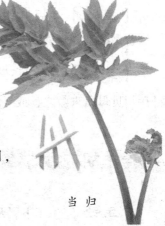

当　归

◎ 治鱼脊疮妙方 ◎

【主治】 多生筋骨间，坚凝作痛。初起时为白色小泡，渐长成鱼脊状，久则溃流黄水。

【用法】 宜于初起时用老蒜切片，置疮上，再以艾一团，如豆大，安蒜片上烧之。蒜坏再换，痛定乃止。内用人参、黄芪、白术、茯苓、川芎、金银花、当归各 5 克，白芷、皂角刺、甘草、桔梗各 2.5 克，水二碗煎至一碗，食后服。脾弱者去白芷，倍用人参。

◎ 治黄水疮方 ◎

【组成】 大黄、黄柏等份，枯矾半份。

【用法】上药共研细末，或加冰片少许，贮瓶备用。用时，先洗净疮面脓痂，擦干，撒上药粉，暴露。2次上药，有黄水渗出者可直接撒药，若无黄水，则用麻油调搽。每日上药 1～2 次，3～5 日可愈。若为泛发性者，可加服二妙丸或龙胆泻肝丸。

◎ 治对口疮方 ◎

【主治】 生后颈正中处之疮。

【组成】 以鲜茄子蒂 14 个，生何首乌 100 克。

【用法】 煎服两三剂，未破即消，已破拔脓生肌，虽根盘宽大者亦效。外用川贝母研末敷之，或寻取韭地蚯蚓捣烂，以凉水调敷。

◎ 治羊胡疮妙方 ◎

【主治】 生于下唇及颌下，宜内服做除湿清热之剂。

【组成】 茯苓 10 克，天花粉 5.5 克，炙甘草、白术、苍术、蒲公英、泽泻、猪苓各 5 克，白芷、羌活各 2.5 克。

【用法】 上药以水煎服。儿茶、炒黄柏各 15 克，枯矾 2.5 克，冰片 1.5 克，各研为细末，湿则干糁，干则麻油调敷，数日即愈。

◎ 治坐板疮妙方 ◎

【主治】 生于臀上，痒而兼痛。

【组成】 内服药用白术 25 克，茯苓 15 克，泽泻 10 克，猪苓、黄柏各 5 克，肉桂 1 克。

茯苓

【用法】 水煎服。外用萝卜种 50 克火煅存性，为末，敷于新瓦上，煨微热，坐于其上，数次自愈。或以松香 25 克，雄黄 5 克，研末，湿痒则加苍术 15 克，以棉纸捻成条，豚脂浸透，烧取油搽上立愈。又以灰苋烧为末，擦于疮上亦效。

◎ 治脚冻妙方 ◎

【用法】 冻成疮时，可取木匠用的鱼鳔摊在青布上，洗净贴之，疼止疮愈，肿亦自消，其妙法也。

◎ 冻疮内服验方 ◎

【组成】 当归 12 克，桂枝 9 克，赤芍 9 克，生姜 5 克，大枣 10 个，甘草 5 克。

【用法】 水煎服，每日 1 剂。老少皆宜，虽经期、怀孕妇女亦无禁忌。

跌打损伤

◎ 治跌打损伤方 ◎

【组成】 三七、大黄、丹皮、枳壳、大小蓟各 15 克，当归、白芍、生地各 25 克，红花 5 克，桃仁 14 个。

【用法】水酒各半，煎服。如日久疼痛，或皮肉不破而疼痛，可用水蛭切碎，以烈火炒焦黑研碎，加入前药中。最多 3 剂，决不再痛。惟水蛭必须炒黑，万不可半生，否则反有害于人。

◎ 治破伤风妙方 ◎

【组成】 全知了（蝉，连翅、腿脚）1 个。

【用法】 用麻油炸黄研成末，用黄酒冲服，发透汗，即可痊愈。知了要会叫的雄性，雌性要加量。

◎ 治被击有瘀妙方 ◎

【用法】 刮青竹皮 2 升，乱发如鸡蛋大 4 个（烧灰），延胡索 100 克，捣散，以水、酒各 1 升，煎三沸，顿服。日三四次。或以：大黄 100 克，桃仁（去皮尖，熬）、虻虫（去足、翅，熬）各 21 个，捣散，蜜和丸。4 丸即纳酒 1 升，煎取七合，服之。

◎ 葱治无名肿毒方 ◎

【用法】 无名肿毒初起时，用葱白（火葱）捣烂，加蜂蜜适量，调敷患处可消散。

◎ 葱治外伤出血方 ◎

【组成】 火葱全葱。

【用法】 用开水烫熟捣烂敷患处，可散瘀止血定痛。

◎ 生栀子散治疗扭伤 ◎

【组成】 生栀子30～50克（研细末），鸡蛋清1个，面粉、白酒各适量。

【用法】 共调成糊状，贴在扭伤部位，用草纸（或棉垫、布类）覆盖，绷带固定，于扭伤当日敷药后休息，次晨取掉，不必辅用其他疗法。

◎ 治跌打损伤方 ◎

【主治】 跌打骨断、骨破、背闪。

【组成】 合欢皮200克，白芥子50克。

【用法】 炒黑为末，内服。生研为末外敷。内服每次10克，半酒水温和服，外敷酒调。

◎ 打扑伤验方 ◎

【主治】 严重性打扑伤。

【用法】 姜母汁泡冰醋酸，用酒精外用。

白芷 10 克，三奈 7.5 克，白芥子 5
克，栀子 7.5 克，五加 10 克，南香 20 克，
白曲 10 克，红曲 5 克。外用。

没药 10 克，乳香 10 克，五加皮
12.5 克，川芎 5.5 克，牛膝 5.5 克，
木瓜 5.5 克，白芷 10 克，川三七 5.5
克，甘草 12.5 克，泽兰 10 克，红花 2.5
克、血竭 5 克，地鳖 5 克，地龙 5 克，
丁香 2.5 克，马胡 2.5 克，羌活 10 克。
内服 3 日。

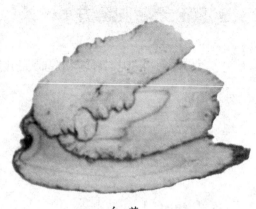

白芷

◎ 治破口伤方 ◎

【用法】血竭 12.5 克，没药 25 克，龙骨五花者 10 克（俱另研），灯芯
1 束，苏木 10 克，桔梗 2.5 克，降真香 20 克（同苏木另研），当归 15 克，鸡 1 只，
连毛用醋煮熟烂，捣作团。外用：黄泥封固，以文武火煅干为末；再用红花 10 克，
焙为末；共为细末，掺于创口，立能止血。

◎ 治破伤风方 ◎

【组成】南星，防风，白芷，天麻，白附子，羌活各 25 克。
【用法】等分为末，每服 10 克，热酒一盅调服。更敷伤处。

◎ 身痛逐瘀汤治多种疼痛方 ◎

【组成】秦艽、香附、川芎、五灵脂、羌活各 15 克，桃仁、红花、当归、
没药、牛膝、甘草各 10 克。

【附注】 关节红肿热痛、身体重着、舌苔厚腻等湿热偏重，加苍术、黄柏以清热燥湿；若久病气虚，症见面色㿠白、眩晕耳鸣、心悸气短等加黄芪以扶正气；若大便干燥，加熟大黄，以通腑及加强活血化瘀之用；若血瘀严重如肌肤青紫或有瘀斑，痛如针刺可加三棱、莪术、䗪虫，以加强活血破血之功；口干，加天花粉、生地以生津止渴；全身肌肉或关节疼痛剧烈难忍，加延胡、乳香、生蒲黄、荜拨等加强行气活血止痛的效果；风湿痹痛较为明显如疼前游走不定、肢体沉重、麻木，加独活、伸筋草、木瓜、桑枝等以加祛风胜湿、通络止痛之作用。

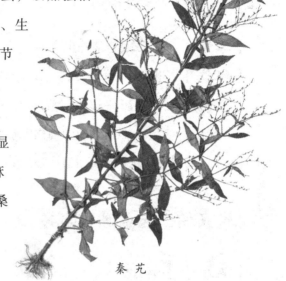

秦艽

◎ 治伤腰妙方 ◎

【组成】 续断、大黄、破故纸、没药、红花、赤芍、当归、尾虎骨各10克，鲮鲤甲、刘寄奴、自然铜（火煅醋淬）各5克，丝瓜络半个。

【用法】 上药以水和酒合煎，温服。极效。

◎ 行气散治疗胸胁内伤 ◎

【组成】制香附、广郁金、炒枳壳、广陈皮、延胡索、甘草各9克，木香6克，丹参、佩兰、泽兰、金橘叶各9克。

【附注】 气滞作痛去丹参、佩兰、泽兰，加路路通、佛手片各9克；瘀血停积去木香、金橘叶，加地鳖虫、制乳香、制没药各 9 克；气滞血瘀加柴胡 6 克，当归尾 9 克；胸痛及背、咳嗽喘气加炒蒌皮 12 克；食欲不振加白蔻仁 3 克；痛甚加罂粟壳 9 克，三七粉 2 克；咯血加茅根 30 克。

◎ 治伤散治疗伤痛症 ◎

【主治】行气散瘀，消肿止痛。

【组成】制川乌、制草乌、白芷、山奈各 10 克，软柴胡、乳香、没药各 6 克。

【用法】上药共研细末，以每包 4 克分装。每服 1 包，每日服 2 次。

【附注】对多种急性软组织损伤以及骨折、陈旧性损伤有一定疗效。对风湿性股炎、胁膜炎、腱鞘炎等也有明显疗效。

◎ 急性扭伤、无名肿毒验方 ◎

【组成】韭菜头 50 克，鲜葱头 30 克，白酒 30 毫升，面粉适量。

【用法】将韭菜头、鲜葱头捣烂如泥，加入白酒、面粉拌成糊状，敷于患处。

腰、腿、关节肿痛

◎ 治腰痛验方 ◎

【用法】杜仲，三七，二药剂量为 5∶1，研细混匀备用。用时，取鲜猪腰（猪肾）洗净切片，放入碗内，其上面铺放药末，药末上再放些白糖，用碗盖严，置蒸笼或锅内蒸熟内服，1日数次。剂量每日以药末 10 ～ 30 克，猪腰 4 ～ 6 个为宜。1 ～ 2 日即效。

◎ 治腰、腿痛方 ◎

【主治】腰膝疼痛，酸软乏力，转摇不利，足膝微凉，食欲差，夜难眠，舌黯红，苔薄腻，脉沉细。

【组成】附片 30 克（先煮），黄芪 30 克，党参 15 克，白术 20 克，白芍 6 克，茯苓 15 克，杜仲 15 克，补骨脂 15 克，淫羊藿 15 克，乳香、没药各 10 克。

【用法】上药以水煎服。

◎ 治两膝疼痛方 ◎

方一

【主治】名鹤膝风，风胜则走注作痛，寒胜则锥刺痛，湿胜则肿屈无力，病在筋，则伸不能屈，在骨则移动多艰，久则日肿日粗，大腿口细，痛而无脓，颜色不变，成败症矣，宜早治之。

【用法】用新鲜白芷，酒煮成膏，瓷器收贮，每日取膏 10 克，陈酒送服，再取 18 克涂患处，至消乃止。或内服阳和汤，外用大戟、甘遂二味研末，白蜜调敷，数日即消。

方二

五圣散、乳香、没药各 50 克，地骨皮、无名异各 25 克，麝香 0.5 克为末，车前草捣汁入煮，酒调敷患处，敷至 3 日痊愈。

方三

大何首乌，煎酒服，以醉为度，更捣渣敷膝头，数次可愈，永远戒食鲥鱼、黑鱼二物。

方四

四神煎：生黄芪 250 克，远志肉、牛膝各 150 克，石斛 200 克，用水 10 碗，煎 2 碗，再入金银花 100 克，煎 1 碗，一气服之。服后觉两腿如火之热，即盖被暖睡，汗出如雨，待汗散后，缓缓去被忌风，一服病去大半，再除根。

◎ 治膝上生痈妙方 ◎

【用法】名牛头痈，肿而红者，连须葱头切碎，用糯米饭趁热拌敷，重者 5 ~ 6 次必消。

◎ 治腿膝疼痛不能举步妙方 ◎

【组成】山楂肉、白蒺藜各等份。

【用法】蒸晒为末，蜜丸梧子大，每服 15 克，白汤送下，服 3 斛无不愈者。

◎ 治腰痛方 ◎

【组成】桑寄生、独活、桂心各 200 克，黑狗脊、杜仲各 250 克，附子（炮）、芍药、石斛、牛膝、白术、人参各 150 克，甘草（炙）100 克，川芎 50 克。

【用法】以水 10 升，煮取 3 升，分 3 服。

◎ 治肾虚腰痛方 ◎

【组成】丹皮（去心）1 克，萆薢、白术各 1.5 克。

【用法】为散，以酒服 2 克。亦可做汤服之。

◎ 治虚寒腰痛妙方 ◎

【用法】 糯米炒热袋盛之，熨痛处。内用八角研末，以酒服下。

◎ 治风湿腰痛方 ◎

【组成】 麻黄（去节）、甘草（炙）各100克，独活、防风、桂心、栝楼、干葛各150克，芍药200克，干地黄250克，生姜300克。

【用法】 以水8升，酒2升，煎取3升，分3服。不瘥重作。

◎ 治疗骨结核方 ◎

【组成】 皂角刺120克（以新鲜者为佳），老母鸡1只（1.5千克以上）。

【用法】 将老母鸡去毛及内脏，洗净，将皂角刺戳满鸡身，放锅中文火煨烂，去皂角刺食肉喝汤，2～3日吃1只，连服5～7只为1个疗程，一般1个疗程即能治愈或改善症状。

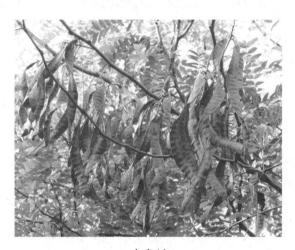

皂角树

◎ 治老人长期腰痛妙方 ◎

【组成】 羊肉。

【用法】 可在冬季每日吃1次羊肉，如涮羊肉、炖羊肉、烧羊肉、白水煮羊肉均可。

◎ 治骨质增生单方 ◎

【组成】 白花蛇（学名银环蛇）4 条，威灵仙 72 克，当归、土鳖虫、血竭、透骨草、防风各 36 克。

【用法】 上药共碾细末，过筛。每服 3 克，每日服 2 次，开水送服。以上为 1 个月药量，服完即症状消失。

◎ 治急性踝关节扭伤验方 ◎

【组成】 五倍子 50 克（炒黄），栀子 30 克（微炒），石膏 20 克。

【用法】 上药研成细末。将药末用蜂蜜、醋各 30 毫升，白酒少许，调成糊状备用。将上述制备的药糊涂于患处，再复盖铝箔纸，绷带固定，隔日或 3 日换药 1 次。

本方对足踝扭伤疗效显著，但对足踝旧伤或其他部位扭伤效果则较差。

◎ 治关节炎方 ◎

方一

【主治】 脚、手关节发炎肿痛。

【组成】 带筋猪脚 1 个，黑大豆 250 克，防己 25 克。

【用法】 用砂锅炖食。1 次见效，至重者 3 次即愈。

方二

【主治】 肩关节周围炎，上肢不能上举、无力。

【组成】 桂枝 5.5 克，葛根 10 克，赤芍 10 克，麻黄 5 克，独活 5.5 克，生地 10 克，甘草 5 克，大枣 2 个，生姜 3 片。

【用法】 水煎，饭前温服之。服 15 贴痊愈，兼上肢关节运动，其效更速。

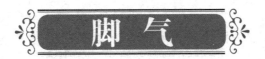

◎ 治脚湿气妙方 ◎

【组成】 黄丹 30 克，黄柏 30 克，蜀椒 20 克，研细末用双层纱布筛过，混合贮瓶备用。

【用法】 先将患处用茶叶水洗擦干，渗出液多者将药粉撒于创面，若渗出液少则用青油调药敷创面，不用包扎，每日换药 1 ～ 2 次，一般 10 ～ 15 日可愈。

◎ 治脚气小单方 ◎

【用法】 用韭菜 1 把，洗去泥沙，将其捣烂成泥状，放入脚盆，倒进开水半盆，用盖子将盆盖好。过 10 分钟左右，待水稍凉，将脚触入韭菜水洗浸泡半小时后擦净，换穿干净的鞋袜。一般情况下，1 次就可痊愈。如果还有奇痒的感觉，再洗 1 次就会根治。此方对头上、手上、身上长的癣，具有同样疗效。

◎ 治疗脚多汗症验方 ◎

【组成】 明矾 30 克，干姜 4 ～ 6 片。

【用法】 用水煎熬 30 分钟后，将煎好的药汁去渣倒入盆内，并加适量温开水，以没过脚背为度。以此药汁浸泡双脚，在浸泡时可适当的加点温水，以保持水的温度。每晚 1 次，每次浸泡 15 ～ 30 分钟，一般坚持 4 ～ 7 日就可获愈，且不会复发。

狐 臭

◎ 加味滑冰散治狐臭、脚癣妙方 ◎

【组成】 滑石 70 克，冰片 5 克，炉甘石 15 克。

【用法】 上药研极细末，瓶装备用。狐臭者，浴后擦干腋窝部，随即将粉擦上。脚癣患者，在尚未溃烂时，将脚洗净，以药粉撒患处。每日 1~3 次。

◎ 生姜祛除腋臭方 ◎

【用法】 生姜 30 克，二甲基亚砜 100 克，浸泡 1 周后，提取滤液，与等量梅冰酒精混匀，贮瓶备用涂搽。

◎ 狐臭验妙方 ◎

方一

【组成】 凤仙花适量。

【制法】 将凤仙花捣烂搓成圆丸。

【用法】 将凤仙花丸夹腋下，1 日换 3~4 次。

方二

【组成】 紫丁香 1 克，三仙丹 1 克，冰片 1 克，石膏 2 克，滑石粉 1 克，明矾 1.5 克。

【制法】研细末混合拌匀即成。

【用法】早晚用肥皂水洗患部，敷上药末，如汁液过多，可制一纱袋装药粉，系平挟腋下，每日 2 次。

方三

【组成】生姜汁。

【用法】涂腋下。

方四

【组成】龙眼核、胡椒各 18 粒。

【制法】研成细末。

【用法】涂于患处。

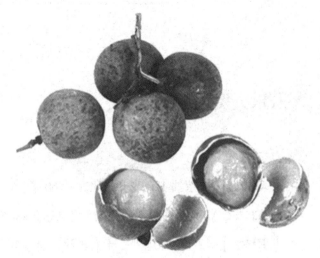

龙 眼

方五

【组成】大黄茎叶。

【制法】取大黄茎叶捣汁。

【用法】用汁涂局部。

方六

【组成】蜘蛛 5～6 只，青黛 6 克。

【制法】文火焙干（最好用木炭之灰烧之），变黄色后加青黛 9 克，混入蜘蛛粉中即可。

【用法】用上述粉末敷于局部。

方七

【组成】大田螺（生者）1 个，巴豆（去壳）、胆矾各 6 克，麝香少许。

【**制法**】 把田螺养 3 日，去泥土，揭起螺唇，将矾、豆、麝放入其内，以线栓定于瓷器内，次日化为水备用。

【**用法**】 在清晨，把药水抹在腋下。如不尽，可照上法重复再做。

烫伤、烧伤

◎ 治水火烫伤验方 ◎

方一

【**组成**】 净茶油 120 毫升，鱼胆汁 60 毫升。

【**制法**】 将胆汁加入油内搅匀待用，越久越好，待油变成白色，用之更妙。

【**用法**】 频频涂抹患处，干后再涂，至愈为止。

方二

【**组成**】 地榆粉 6 克，黄柏粉 18 克，甘草粉 12 克，木通粉 18 克，冰片 9 克，共研为细粉和匀。

【**用法**】 铁火烧伤用鸡蛋调匀，烫伤用麻油调匀，用鸭毛把药扫于患处，每日上药多次，干后即加，如有水疱可以挑破。

方三

【**组成**】 黑醋 250 毫升，五倍子 100 克，蜈蚣 1 条，蜂蜜 18 毫升。

【**用法**】 以上各药混合拌匀，推于黑布上，外敷瘢痕，3 ~ 5 日更换 1 次，至瘢痕软化变平，症状消失，功能恢复正常。主治烧伤疤痕。

方四

【组成】 大麦面适量。

【用法】 大量的麦面向局部上敷，大约至 3.5 厘米厚，即时止痛，待半日可揭去面壳。主治滚水烫伤。

方五

【组成】 老松树皮（晒干，煅黑存性，研末备用）适量。

【用法】凡烫火伤着，用上药散和调，涂于伤面，每日敷 2 次，至痊愈为止。

方六

【组成】 狗骨头适量。

【用法】 烧且存性，研成细末，外敷患处或猪油调敷患处。

方七

【组成】 茅苍术适量，麻油适量。

【制法】 药研成细末，加麻油调成糊。

【用法】 用鸡毛将药糊薄薄地搽于患处，每日 1 ～ 2 次，直止愈合为止。

方八

【组成】马蜂窝（乒乓球大小）1 块，麻油 60 毫升，人头发 1 把，黄蜡（蜂蜡）2 ～ 3 块（指头大小），冰片 2 块，麝香 1 小粒（火柴头大小）。

【制法】将马蜂窝、人发用麻油煎酥，放冷后加入冰片、麝香米，再稍加温，乘温涂敷。

【用法】 涂于患处。

◎ 救汤火伤方 ◎

【用法】 外用：未熬麻油，和栀子仁末涂之，以厚为佳。已成疮者，筛灰粉之，即瘥。内服：大黄、生甘草各 25 克，荆芥、黄芩、防风各 15 克，黄芪、茯苓各 150 克，当归 200 克，水煎服，一、二剂即愈。

◎ 治火伤验方 ◎

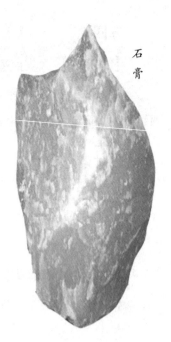

石膏

【主治】 火伤、烫伤。

【组成】 生三黄各25克，生石膏粉60克，梅片15克，印度癀1.5克。

【用法】 茶油调，敷于伤处，1日换药1～2次。

【附注】 一敷痛即止，3日即愈。

◎ 治灼伤验方 ◎

【主治】 油、滚汤、火灼伤。

【组成】 糠油、面粉（或米糠亦可）各适量。

【用法】 按照灼伤面积，以糠油拌面粉，或拌米糠敷之，随即感觉清凉。倘药燥觉痛时再更敷之，不痛为止。多则连更敷3～5次即愈。糠油1.5毫升，凉水3.5毫升入盆内将灼伤处渍之，即觉清凉不痛，而伸出该水面而觉痛者即再渍之，渍而不痛为止。轻则渍敷数分钟，重则渍20～30分钟，则愈。

【禁忌】 灼伤时间过久，皮肤表面水泡既溃烂见赤肉者忌用。

◎ 治火烫伤妙方 ◎

【组成】 萤火虫50～100只，蜂蜜适量。

【用法】 将萤火虫置碗内捣烂，用蜂蜜调匀，用棉签沾以轻搽患处，干后再搽，连续搽6～7次，不须包扎，一般1～3日可愈，重者2周可愈。

◎ 白糖治烫伤验方 ◎

【用法】 白糖1份，用3份冷开水配成浓糖溶液，用清洁的毛笔或药棉蘸糖水轻轻地不断涂抹患处，或用纱布剪成烫伤大小，在糖水液内浸湿敷于患处，保持湿润1～2小时即可。如手指、足趾烫伤可以浸于糖水中半小时到1小时即可。如果来不及配糖水，可以直接用手抓糖放于患处，用冷水（自来水也可）滴于糖上，使该处湿润，2小时后就可以洗净，如还不行，再如上法重复1次。

◎ 马铃薯皮治烧伤方 ◎

【用法】用前先把马铃薯煮20分钟，然后在无菌条件下把马铃薯皮剥下，保存在4℃的环境中达数月。治疗烧伤时，只需把马铃薯皮裁得与伤口同样大小，敷在伤口表面，然后用绷带固定。

◎ 烧伤便方 ◎

【组成】 食醋100毫升，食盐50克，鸡蛋2个（取蛋清）。

【用法】 放碗内搅拌，用鸡毛帚蘸药搽患处。2日结痂，3日痛减，7日脱痂而愈，无疤痕。

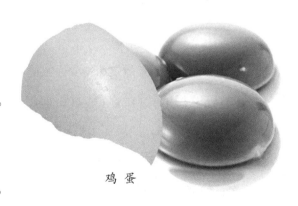

鸡蛋

◎ 治烫伤良方 ◎

【用法】 剖鱼时，取出鱼胆装入瓶内，盖好备用。治疗汤、火烫伤，取胆汁外搽患处，1日数次。

【功效】 消炎止痛，促进伤口痊愈。

◎ 麻油治疗烧、烫伤方 ◎

【用法】 用新鲜漏芦花30克，泡麻油250毫升，时间愈长效果愈显著。用漏芦花麻油搽患处，3～4日即愈。无疤痕。

◎ 烫火伤妙方 ◎

【组成】 苦参90克，连翘30克，地榆90克，黄连90克。

【用法】 上药研成极细粉，装入瓶内备用。用时以麻油300毫升，将药粉浸入油中调匀。也可将上药直接涂于创面，起泡者可用无菌针头穿破。Ⅰ度烫火伤未感染者，可很快止痛，一般在7日左右痊愈。轻度感染者、深Ⅱ度烫火伤者均可在9～11日创面结痂脱落，疗效满意。

◎ 水火烫伤验方 ◎

【组成】 大黄、黄柏、寒水石、地榆炭等各适量研为末（若加用青黛及珠粉少许效更佳）。

【用法】 用时以麻油（或热菜油）调成糊状，涂敷于烫伤局部，如局部水疱破溃者，可先以新洁尔液消毒再涂敷，然后用纱布等敷料包扎，每日1次；如烫伤在四肢暴露部位，上药后不包也可，每日换药1～2次。

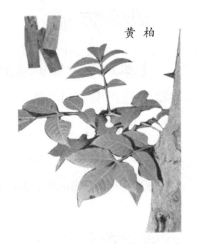

黄柏

◎ 石麻乳剂治烧烫伤方 ◎

【组成】 石灰1千克，开水3升。

【用法】 石灰加水浸泡备用。用时取石灰浸液100毫升加麻油适量调成乳剂，用消毒羽毛蘸液涂患处，每日 3 ~ 4 次，待结痂后停药，如仍有发痒者可再涂数日。

◎ 治烧烫方 ◎

【主治】 适用于轻度小面积烧、烫伤，一般 3 ~ 5 日即效，7 ~ 10 日可结痂、生肌，不良反应小。

【组成】 大黄 30 克（焙），寒水石 20 克（水飞），石膏 20 克（煅），龙骨 20 克（煅），青黛 10 克，地榆炭 20 克，冰片 3 克。

【用法】 各药分别研极细末，混匀过筛，高压消毒储瓶备用。患处用温开水清洁消毒后，取药散加蜂蜜调糊外搽，每日 3 ~ 5 次，暴露创面，必要时包扎。

【功效】 清热解毒，泻火消肿，生肌敛口。

癣

◎ 癣疾验方 ◎

【主治】 蛀毛癣、顽癣。

【组成】 电石一小块（约小手指一半大），瘦猪肉 250 ~ 300 克。

【用法】 首先将电石置于装满水的碗中，使电石完全溶解并静置片刻之后，再以清洁布一块或滤纸过滤之，滤渣不要，最后将滤液和瘦猪肉清炖服之。

◎ 治干癣方 ◎

【用法】 干癣积年生痂，搔之黄水出，每逢阴雨即痒。治用斑蝥 25 克，微炒为末，调敷之。

◎ 治湿癣方 ◎

【用法】 刮疮令裂，火炙指摩之，以蛇床子末和猪脂敷之，瘥止。或用楮叶 250 克，细切捣烂，涂癣上。

◎ 治癣疮妙方 ◎

【组成】 雄黄、硫黄各 50 克，羊蹄根、白糖、荷叶各 50 克。

【用法】 五味中，后 3 种捣如泥，合前 2 种更捣，和调以敷之。若强少以蜜解之，令濡，不过三。

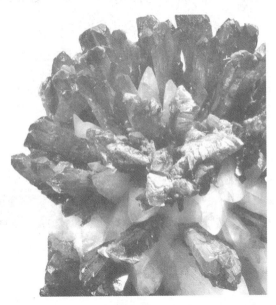

雄 黄

◎ 治毛癣验方 ◎

【主治】 头发忽然秃光。

【组成】 活蜈蚣泡花生油。

【用法】 捉活蜈蚣 1 条放入小玻璃瓶内，灌花生油约 200 克，1 周后以洗净之旧毛笔蘸药油擦患处，每日 3 次，当日见效，面积约银元大小者 1 周痊愈。

◎ 治疗银屑病（牛皮癣）方 ◎

【克银一号方组成】 土茯苓 30 克，忍冬藤、板蓝根、草河车、白鲜皮各 15 克，山豆根、威灵仙各 10 克，生甘草 6 克。

【克银二号方组成】 生地 30 克，大青叶、丹参、玄参、白鲜皮、草河车各 15 克，火麻仁、山豆根、连翘各 10 克。

【用法】 每日 1 剂，水煎，分 2 次服。

【适应证】 血热风燥，症见皮损基底鲜红或暗红、脱屑发痒、小便黄、大便干、舌质红、苔薄白或薄黄、脉弦滑，治以清热解毒，方用克银一号方。血虚风燥，症见皮肤干燥，或见皲裂、皮损基底暗淡、层层脱屑，应清热解毒，方用克银二号方。

◎ 治疗足癣良方 ◎

【组成】 一支黄花 30 克，飞扬草 30 克，旱莲草 30 克，苦楝根皮 30 克，五指柑 30 克，土槿皮 30 克。

【用法】 上药用水浓煎，禁口服。趁热浸泡患处 20 ～ 30 分钟（以患者耐受为度，否则可凉些），每日浸泡 2 次，连用 10 日，严重者直泡浸至治愈为止。泡浸后抹干，再撒以六一散（甘草、滑石为末）疗效更好。为防止复发，治愈后，在下一年春夏间，再如法泡浸几次。

◎ 治面癣小验方 ◎

方一

【用法】 枸桃树新鲜叶柄，折断，用其乳白色汁摩搽患处。

方二

【用法】鸡蛋1个，浸米醋7日7夜，蛋自化。治癣时先用穿山甲刮破患处，将醋化蛋绞汁搽之。

◎ 蚊香消脚癣小验方 ◎

【用法】用点燃的蚊香熏脚癣患处，可渐除奇痒；用蚊香灰涂抹患处，可治疗和控制脚癣病。

◎ 治手癣验方 ◎

方一

【组成】优质醋500毫升，食盐200克，白枝白花的凤仙花(指甲花)2朵，猪尿泡1只。

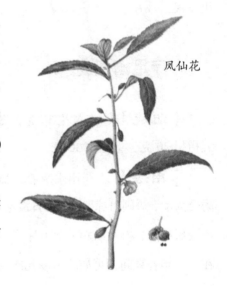

凤仙花

【用法】先将凤仙花洗去泥土，切碎，将醋、盐一同倒入药罐内煮5～10分钟，待温时连药带汁一起装入猪尿泡内，患手伸进去，并用绳扎紧入口处，需连续浸泡24小时。浸泡至脱掉一层表皮后方能洗手（约需10日）。

方二

【用法】洗净患处，用风油精涂搽患处，1周可愈。

◎ 公丁香治脚癣方 ◎

【用法】将公丁香适量研末备用。用时先洗净患处，再将公丁香药末撒于脚趾缝内。

◎ 治花斑癣方 ◎

【用法】 取紫皮蒜数枚，捣泥擦患处，以患处局部发热伴轻微刺激痛为限。

◎ 治疗手足癣妙方 ◎

【组成】 藿香 25 克，生大黄 2 克，黄精、明矾各 10 克，白醋 500 毫升。

【用法】 以白醋浸泡上药 24 小时，经煮沸冷却后，将患部浸洗 3 ~ 4 小时。用药期间，5 日内不用肥皂或接触碱性物质，一般 1 ~ 2 剂即可告愈。

◎ 治疗疥疮、顽癣、恶疮验方 ◎

【组成】 蛇床子、苦参、藜芦、芫荑各 30 克，斑蝥 10 个，雄黄、川椒、大枫子肉各 15 克，枯矾 15 克，硫黄、樟脑各 6 克。

【用法】 共研细末，加入溶化的凡士林 500 克，徐徐搅匀为膏状。

病轻者可用干棉签蘸"药膏"少许，在疮面上由轻到重地反复揉搽。

病重者先用苦参煎剂（苦参 30 克，地肤子 15 克，花椒 15 克，黄柏 30 克，生甘草 30 克，樟木 15 克）外洗后，再用"药膏"全身揉搽，1 日 2 次，连续用 3 日。

对重症脓疥应同时服疥灵丹（栀子、枳壳、连翘、当归、羌活各 21 克，炒白癣皮、白芷、苦参各 30 克，上药共研为细末，炼蜜为丸，梧桐子大），每服 39 丸。

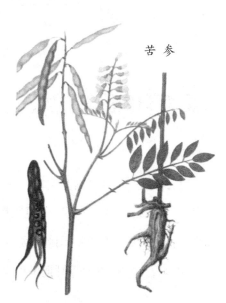

苦参

◎ 治疗牛皮癣验方 ◎

【组成】斑蝥 5 克,黄连 10 克,花椒 5 克,体积分数 75％酒精 100 毫升。

【用法】诸药捣细,放入瓶内,将酒精倒入浸泡 7 日。患处用盐水洗净,然后用棉签蘸药少许搽患处,每日 1 ~ 2 次。搽后有发痒感,甚至起泡,但不可搔抓,可搽一点儿紫药水,几日后便自愈。

◎ 治牛皮癣妙方 ◎

【用法】取斑蝥 30 个,青皮 6 克,白酒 250 毫升,共入瓶内浸 2 ~ 7 日。用时,以棉签蘸取此酒,反复搽癣上,直至患部感到发热及痛痒并起白疱时,然后刺破白疱,用清洁水洗去脱皮。如不易脱去,可再搽药酒 2 ~ 3 次,皮脱乃愈。

白癜风

◎ 治疗白癜风五种妙方 ◎

方一

【用法】用刀将大蒜瓣一剖为二,用剖面在患处来回搓擦 15 分钟左右,每日 2 ~ 3 次。此法对新生白癜风疗效较好,一般用大蒜搓擦 20 日左右即愈。如果患处已有数年历史,用此法亦可控制不再发展。面积大的白斑,可增加治疗时间和次数,并在擦大蒜时把搓擦面扩大到白斑外 1 厘米的范围,方能控制患处不再发展，并可使皮肤色素改善。

方二

【组成】 硫黄 30 克，冰片 2 克（共研细末），鲜韭菜 50 克左右。

【用法】 先将韭菜用火烤热，然后撒上硫黄、冰片药粉，轻擦患处。每日 1 次，连用 3～7 日。

方三

【用法】 三棱 30 克，莪术 30 克，姜黄 30 克共研细粉，调醋外搽，2 周痊愈。

方四

【组成】 补骨脂 20～50 克，体积分数为 95% 酒精 100 毫升。

【用法】 将补骨脂捣为粗粉，置于酒精中浸泡 5～7 日。涂于患处，每日 1～2 次。

方五

【组成】 马齿苋 20 克（鲜品加倍），红糖 10 克，醋 70 毫升。

【用法】 诸药煮沸，过滤后取药液置有色瓶内备用。或将鲜马齿苋洗净、切碎、捣烂，用纱布包好，挤出汁液，瓶装备用。用时以棉签蘸药液涂患处，每日 1～2 次（最好晚上睡前涂 1 次）。患部晒太阳，每日从 10 分钟开始，逐日增加至 1～2 小时。

◎ 治疗白癜风四种验方 ◎

方一

【组成】 沙苑子 15 克，女贞子 15 克，覆盆子 10 克，枸杞子 10 克，黑芝麻 15 克，白蒺藜 15 克，赤芍 10 克，白芍 10 克，荆芥 10 克，首乌 10 克，当归 10 克，地黄 10 克。

【用法】 水煎服。

方二

【组成】 鲜桑枝 1.5 千克，桑葚子 1 千克，何首乌 250 克，生地 250 克，白蒺藜 250 克，补骨脂 250 克，益母草 500 克，玄参 250 克。

【制法】 上药水煎去渣，浓缩成 1 升，加入蜂蜜 500 毫升，收成 1.2 升。

【用法】 日服 3 次，每次 200 ~ 300 毫升。

方三

【组成】 紫草 25 克，草河车 50 克，丹参 50 克，荆芥 15 克，浮萍草 50 克，刘寄奴 25 克，琥珀 10 克，地龙 10 克，丹皮 25 克，土鳖虫 10 克，威灵仙 25 克。

【用法】 水煎服，小儿量酌减，孕妇忌服。

方四

【组成】 当归 15 克，川芎 15 克，黄芪 20 克，白术 12 克，茯苓 12 克，女贞子 15 克，旱莲草 15 克，黑芝麻 20 克，何首乌 15 克，甘草 3 克。

【用法】 上药以水煎服，每日 1 剂。

湿疹、麻疹

◎ 治疗湿疹三种验方 ◎

方一

【组成】 连翘 2.5 克，蝉蜕 1.5 克，北紫草 3 克，牛蒡子 2 克，葛根 6 克，桔梗 2.5 克，金银花 2.5 克，甘草 1.5 克。

【用法】 水煎服，以上为 1 ~ 3 岁小儿剂量；4 ~ 6 岁加 50%；7 ~ 12

岁加倍。每日 1 剂，服至疹收热退为止。

方二

【组成】 卤地菊 51 ~ 150 克。

【制法】 制成浓缩液，或用新鲜卤地菊煎汤，以上为 1 日量，连续服用，直至热退疹收。

【加减】疹透以后可适当给予茅根、芦根泡水代茶，或加用沙参麦门冬汤以善后。

方三

【组成】 蒲公英 500 克。

【制法】 加水 3 ~ 5 倍（50 ~ 60℃）浸泡半小时，然后煎 1 小时，过滤；残渣复加水 2 ~ 3 倍，加热煮沸 40 分钟，过滤合并 2 次滤液，蒸发浓缩 500 毫升，即成。静置一夜，取上层清液用精制绵滤过，所得滤液减压蒸馏、除尽酒精，然后于常压下蒸发至 250 毫升再加单糖浆及适量香精混合均匀，即得大青叶糖浆。取大青叶糖浆、蒲公英浸煎浓缩液各等量，混匀。

【用法】 1 日 3 次，每次每周岁 6 毫升至 50 毫升。

◎ 湿疹良方 ◎

【组成】 滑石 30 克，五倍子 30 克，枯矾 15 克，梅片 10 克。

【用法】 将上药研为细末，用凡士林膏调和诸药，装瓶备用。用前将生甘草适量煎水热洗患处，洗后涂上薄薄一层药，用纱布敷盖，3 日涂药 1 次。

【附注】 涂药期间少吃辛辣、鱼、葱等发物；尽量避免日晒。

◎ 治湿疹妙方 ◎

【组成】生山楂 60 克，生大黄 60 克，苦参 60 克，蝉蜕 30 克，芒硝 60 克。

【**用法**】 用水 2 升先煎前 4 味药，待煮沸 10～15 分钟后将芒硝加入，再煮 1～2 沸离火，滤出药液，置于阴凉处，待药液冷却后，用药棉蘸洗（药棉随洗随换，以免污染药液），每日可洗 5～6 次，注意保暖。

◎ 婴儿湿疹 ◎

若头面皮肤灼红流水多，结黄痂，痒甚，治以清热利湿。方药：金银花、连翘、茯苓、泽泻、白藓皮各 10 克，黄芩 6 克，木通 3 克。忌用散风药。

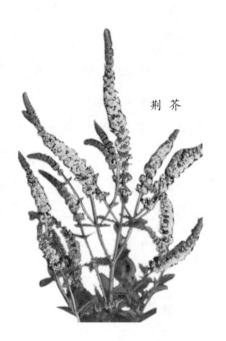

荆 芥

◎ 面部单纯糠疹（面游风）◎

皮肤灼红，脱屑少许，微痒。在春季发于妇女，又称"桃花癣"，治以散风清热凉血，散风药选用荆芥、薄荷、牛蒡子、浮萍、菊花、白蒺藜各 10 克，蝉蜕 6 克。

◎ 口唇湿疹 ◎

"脾开窍于口"，故属脾经，治以健脾利湿，选用苍术、白术、陈皮、茯苓、生薏苡仁、六一散各 10 克，煮水代茶饮。

◎ 阴囊湿疹（肾囊风）◎

若慢性者以祛湿为主，可配合行气药，选用豨莶草、秦艽、海桐皮、青木香、陈皮、川草薢各 10 克，煮水代茶饮。

◎ 女阴肛周湿疹 ◎

"肾开窍于二阴"，若慢性者，治以健脾利湿，滋阴补肾，选用熟地、女贞子、旱莲草、枸杞子各 10 克。

◎ 异位性湿疹（四弯风）◎

滋阴药选用沙参、天门冬、麦门冬、玄参、石斛、玉竹各 10 克。中成药：知柏地黄丸，每服 1 丸，每日 2 次。

◎ 小腿湿疹（臁疮）◎

伴静脉曲张者，治以健脾利湿、活血化瘀，可选用当归尾、赤芍、桃仁、红花、泽兰、鬼羽箭各 10 克，丹参 15 克。

急性湿疹外治方：水疱、糜烂、渗水者，黄柏、马齿苋、生地榆各 10 克，任选一药水煎湿敷；红丘疹、瘙痒、搔破出血者，可用生石膏 30 克，白矾 10 克，凉开水 300 毫升，调匀外搽，每日 4 次；水疱渗水不明显、皮肤灼红赤肿、糜烂结痂者，可用青白散加等量黄柏粉，以麻油调敷，每日 2 次。或黄柏、五倍子各等份研末，以麻油调敷，每日 2 次。

急性湿疹外洗方：紫背浮萍、苍耳子、白蒺藜、苦参、地肤子、蛇床子、石菖蒲各 15 克，土大黄、土槿皮、白鲜皮各 30 克熬水。

◎ 治阴囊湿疹单方 ◎

【组成】 马尾松叶 1 把。

【用法】 煎水熏洗。一般洗 2 ~ 3 次即可见效。

◎ 白荨麻疹、瘙痒方 ◎

【组成】 鲜艾叶、桃树叶各 1 把。

【用法】 加明矾、食盐各少许，煎水熏洗。如艾叶无鲜品，则用干品也可。一般洗 1 ~ 3 次即可见效。

◎ 治湿疹痒疮方 ◎

【组成】 银珠、白矾、松香各等份。

【用法】用食醋(若化脓，则用桐油或生菜油)调至糊状，以鸡毛涂搽患处，1 日数次，一般 2 ~ 3 日即愈。

个别重症，可加服内服方：苦参 12 克，黄连 10 克，黄柏 10 克，赤芍 12 克，生地 30 克，连召（连翘）12 克，蝉衣 10 克，木通 15 克，生绿豆 30 克，生甘草 9 克，加水煎服，每日 1 剂。

◎ 治荨麻疹妙方 ◎

【用法】 用玻璃火罐或陶罐、罐头瓶或竹筒 1 个，将酒精棉球或纸条点火投入罐内，迅速趁热将罐吸在脐上（神阙穴），让其火罐自动落下为限。1 日连续 3 次，3 日为 1 疗程。重症未愈者，隔 3 日后可行第 2 疗程。

◎ 偏方治疗荨麻疹 ◎

【组成】 白酒 100 毫升，生艾叶 10 克。

【用法】 上药共煎至 50 毫升左右。每日 1 次，连服 3 日。

◎ 治疗湿疹验方 ◎

【组成】 银珠、白矾、松香各等份。

【用法】 上药研细后,装瓶备用。用时,以醋(若已化脓,则用生菜油或桐油)调至糊状,涂搽患处,1日4～5次,一般3～4日即告痊愈。若病变范围较大,伴有畏寒、发热、淋巴结肿大等,可加服"银黄汤"(黄芩、黄柏、苦参、银花、防风各9克,花粉、连翘、白芍、地肤子、甘草各6克)。

◎ 治疗荨麻疹八种验方 ◎

方一

【组成】 蟑蜕(焙酥或日光曝晒,研细末)10克,黄酒20毫升左右(此剂量为3岁患儿用量,可随年龄及体质酌情增减)。

【用法】 取1个瓷缸,加水150毫升左右,置火炉待水沸,将蟑蜕和黄酒加入缸内。1次服,盖被微汗效果更佳,每晚临睡时服1剂。

方二

【组成】 紫草根15克,白鲜皮9克,金银花15克,赤芍9克,土茯苓15克,荆芥7克,赤小豆15克,蟑蜕5克,连翘9克,甘草3克。

【用法】 以水煎服。

方三

【组成】 蛇胆1个。

【用法】 温白开水冲服。

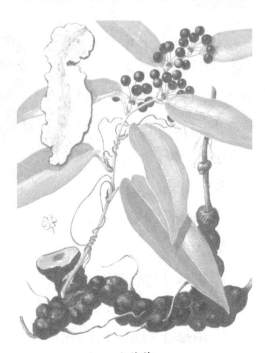

土茯苓

方四

【组成】 炙麻黄 10 克，桂枝 6 克，炙甘草 6 克，五味子 6 克，白芍 20 克，代赭石 20 克，制首乌 20 克，麦门冬 12 克，党参 12 克，当归 12 克，黄芪 12 克。

【用法】 水煎，分 4 次服。

方五

【组成】 青皮 6 克，枳壳 6 克，木通 6 克，槟榔 6 克，山楂 10 克，麦芽 3 克，炒神曲 6 克，连翘 6 克，地骨皮 10 克，川军 10 克。

【用法】 以水煎汤，1 日 3 次饮服。

方六

【组成】 蚕粪。

【制法】 取蚕粪三小杯，加水 240 毫升，同时入砂锅内，放文火上，煎成膏状，收贮备用。

【用法】 每次稍加温涂于患处。

方七

【组成】 黄芪 30 克，肉桂 6 克，制附子 6 克，党参 12 克，白芍 12 克，白术 12 克，茯苓 12 克，熟地 15 克，赤芍 12 克，当归 12 克，川芎 9 克，地肤子 30 克，乌梢蛇 9 克，炙甘草 9 克。

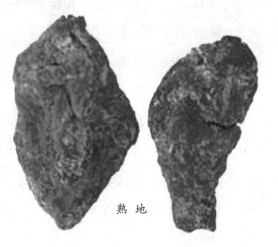

熟 地

【用法】 上药水煎服。

方八

【组成】 香菜适量。

【制法】 将香菜根或全香菜放砂锅中加水煎成汤剂。

【用法】 饮服，1 日 3 次。

阳痿、早泄、遗精、不育症

◎ 瘦人阳痿 ◎

【主治】 面容消瘦，精神萎顿，四肢疲软，阳痿不举。用于壮水制火、清心寡欲。

【组成】 熟地400克，山茱萸、炒山药各200克，丹皮、泽泻、白茯苓各150克。

【用法】 共为细末，和地黄膏加炼蜜为丸，桐子大，每服七八丸，空腹服，用白开水或淡盐汤送下或分数贴水煎服。

◎ 年老阳痿 ◎

【病因】 人在壮年，其生殖力必旺，无所用其培补，殆至年老，生殖力日渐衰退，临阵不起。

【主治】 精衰神疲，阳道萎软。服药亦不生效力，仅用以培补，助长其精神而已。

【组成】 熟地400克，人参、炙黄芪、当归、炙杜仲、酒蒸、牛膝、酒洗锁阳、酥炙龟板、制菟丝、茯苓、炒破故纸、蜜炒黄柏、酒炒知母、酥炙虎骨、炒山药、枸杞子各100克。

【用法】 上药共研细末，用炼蜜和猪脊髓蒸熟同捣，制成桐子大丸，每服百余丸，空腹淡盐汤下。

◎ 湿热阳痿 ◎

【主治】 神形羸弱，胸膈闷滞，阳物软弱无力，举而不坚。因肝经湿热而患者，宜平肝火，导湿热；因肝经燥热而患者，宜滋肾水，养肝血。

【组成】 酒炒龙胆草、人参、天门冬、麦门冬、生甘草、炒黄连、山栀、知母各 2.5 克，黄芩 3.5 克，嫩柴胡 5 克，五味子 1.5 克。

【用法】 上药水煎服。

◎ 忧郁阳痿 ◎

【主治】 精神憔悴，身体亏弱，头痛失眠，阳事萎而不举。宜培养心脾，使胃气渐允，并开放怀抱，舒其神气，始有复原之望，否则徒劳药石。

【组成】 人参、熟地随宜，当归 15 克，炒白术 7.5 克，炙甘草 5 克，枣仁 10 克，远志 2.5 克。

【用法】 水煎，食后温服。

◎ 阳物挺胀 ◎

【组成】 甘草梢 100 克，小黑豆 500 克。

【用法】 煎浓汤服。

◎ 阳举易泄 ◎

【组成】 大蚯蚓 11 条。

【用法】 剖开，长流水洗净，和韭菜捣成泥，滚酒冲服，日服 1 次，数日后即愈。

◎ 阳强不倒精自流出 ◎

【组成】 生地、黄柏、知母、龙骨、大黄、枳壳各5克。

【用法】 上药以水煎服。

◎ 阳痿不育 ◎

【主治】 阳痿不举，行房失其兴趣。

【组成】 大熟地500克，鹿角胶、淮山各150克，枸杞子、菟丝子、淮牛膝、原茯神、杜仲、茯苓各15克，肉苁蓉100克。

【用法】 上药共研细末，炼蜜为丸，桐子大，每服1.5克，淡盐汤送下。

◎ 酒醉阳痿 ◎

【主治】 饮酒过度后，发生萎症，口渴舌干，小便赤色。

【组成】 葛根、条芩、黑山栀各7.5克，连翘15克，鲜竹叶适量。

【用法】 煎代茶饮，神效无比。

葛 根

◎ 乌龟头治阳痿方 ◎

【组成】 乌龟头及颈1个。

【用法】 洗净，晒干，放在干净之瓦片上焙枯，研细末，拌于面条中，同时放葱、蒜适量，同食之，每日1次，连吃5日。

◎ 治阳痿妙方 ◎

【用法】 覆盆子、韭菜子各 150 克，炒熟、研细、混匀，用黄酒 1.5 升浸泡 20 天后饮用。

◎ 牛鞭治阳痿方 ◎

【组成】 牛鞭（即雄牛之阴茎）1 条。

【用法】 洗净，切小段或切片，放盐、油、生姜、八角、葱各适量，煮食或炒食，每周吃 1 条，分 2 日吃。连吃 2 月，共吃 9 条。

◎ 泥鳅治阳痿方 ◎

【组成】 泥鳅 250 克。

【用法】 洗净，去内脏，放油、盐、姜、葱、蒜、花椒、胡椒各适量，共煮成菜，食之，连吃 10 ～ 15 日。

◎ 麻雀蛋治阳痿方 ◎

【组成】 麻雀蛋 5 ～ 6 个。

【用法】 煮食或加油盐炒食，适当喝些酒，每日 1 次，连食 10 ～ 15 日。

◎ 健雄煎治疗阳痿方 ◎

【组成】 海螵蛸、生龙骨、生牡蛎各 30 克，公丁香 5 克，鹿角霜、阳起石各 15 克，蛇床子、淮牛膝、韭子各 10 克，硫黄（研吞）1 克。

【用法】 每日 1 剂，7 日为 1 个疗程，连服 2 个疗程无效者，改用他法。

若服后胃部不适者，可加小量健胃药，如砂仁、淮山。硫黄亦可装入胶囊内，以汤药送服。

◎ 亢痿灵治疗阳痿方 ◎

【组成】 蜈蚣18克，当归、白芍、甘草各60克。

【制法】 先将当归、白芍、甘草晒干研细，过90～120目筛，然后将蜈蚣研细，再将两种药粉混合均匀，分为40包（也可制成水丸）。本方蜈蚣不得去头足或烘烤，以免减效。

【用法】 每次半包～1包，早晚各1次，空腹用白酒或黄酒送服。15日为1疗程。忌食生冷，忌恼怒。

◎ 治早泄单方 ◎

【组成】细辛、丁香各20克，体积分数为90%酒精100毫升。

【用法】 将两药浸泡入酒精内半个月即可。使用时以此浸出液涂搽阴茎之龟头部位，经1.5～3.0分钟后即可行房事。

细辛

◎ 治疗阳痿妙方 ◎

【用法】 取新鲜鸡睾丸50克，加米酒500毫升浸泡，每晚睡前饮服此酒20毫升，以30日为1个疗程。一般病人经过一个疗程便好，个别病例需要2个疗程。

◎ 治疗遗精方 ◎

【组成】 五倍子3克，海螵蛸4克。

【制法】 以上二味，研极细末，筛去粗末待用。

【用法】 每晚临睡前，用少许渗龟头上，如果包茎，即用凡士林少许搽龟头上，微润后，再掺药末，其夜精可不遗。

◎ 治遗精验方 ◎

【组成】 分心木25克。

【用法】 洗净。用水一茶盅半，煎至多半茶盅，临睡前服之。

◎ 治遗精妙方 ◎

【组成】 净连肉90克，生山药、茯苓、芡实各60克。

【用法】 蒸熟捣烂，与上等面粉150克和匀，以熟地20克、山萸肉20克煎浓汁化水和面，加入白糖150克、食盐6克揉匀，铺于蒸笼布上，撒上胡桃仁60克、枸杞子30克，略按入面团内，再

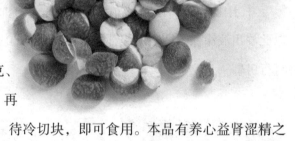

芡 实

以蜂蜜50毫升浇洒面上，蒸熟，待冷切块，即可食用。本品有养心益肾涩精之功效，或用于体虚、神经衰弱、阳痿、遗精、白浊诸症。

◎ 治疗阴茎红肿验方 ◎

【组成】 雪上一枝蒿3克，南蛇风15克。

【用法】 研末对酒（如有溃疡则对开水），用药棉蘸药液贴敷患处，以治疗阴茎、睾丸红肿，效果显著。

◎ 治壮阳持久方 ◎

【组成】狗脊肉 100 克，大金樱 100 克，小金樱 100 克，地龙 20 条（针破洗净，酒泡 16 日取出晒干），韭菜子（酒浸、炒干）、牡蛎（煅淬醋 3 遍制过，再受月露 1 周晒干）各 50 克。

【用法】研末为丸，早晚饭前各服 2 丸，酒下。

◎ 治行房出血（血精）验方 ◎

【组成】龟板 30 克，阿胶 15 克，生地 12 克，知母 9 克，黄柏 9 克，丹皮 12 克，山萸肉 9 克，枸杞子 9 克，白芍 9 克，藕节 9 克，茜草根 15 克。

【用法】上药水煎服。

◎ 治无精子症 ◎

【组成】麦门冬、白芍、菖蒲、合欢皮、茯苓、淫羊藿叶各 15 克，枸杞子、知母各 20 克，淮山药 10 克，蛤蚧 1 对。

【用法】上药水煎服，每剂煎 2 次，每日分 2 次服，早饭与晚饭后服用 50 毫升。3 个月为 1 个疗程，4 个疗程后有疗效。

【附注】若气血两虚可加冬虫夏草 10 克；肝经湿热下注加萆薢 10 克，灯芯草 3 克；心神惊恐加萱草、竹叶、远志各 10 克。

【功效】益肾填精，助气安神。

◎ 治男性不育症 ◎

【组成】熟地、紫河车各 20 克，枸杞子、淮山药、山萸肉、菟丝子、杜仲、肉苁蓉各 10 克，巴戟天、蛇床子、五味子各 6 克，鹿茸 3 克。

【**用法**】 各药单味研末，混匀，收储备用。每次服 5 克，每日 3 次，用滋补药汤送下。

◎ 治男性不育症方 ◎

【**组成**】 五味子、菟丝子、茯苓、黄柏各 10 克，车前子、淮山药、熟地、金樱子各 20 克，枸杞子、蛇床子、党参、黄芪各 15 克，鲜石斛 30 克，山萸肉、肉苁蓉各 12 克，巴戟 6 克，熟附子 3 克。

【**用法**】 上药以水煎服，每日 1 剂，1 月为 1 个疗程。另取五味子 300 克，焙干碾末，在第 1 个疗程中，与上方同时吞服，每次 6 克，每日 2 次，服完为止，第 2 疗程不需再服。

【**附注**】 伴阳痿、滑精、早泄，加芡实、牡蛎；梦遗，加远志、茯神；精液中有红、白、脓细胞，加知母、丹皮。

◎ 治疗男性不育症妙方 ◎

【**组成**】 熟地、生地、天门冬、杜仲、黄柏、五味子、当归、枸杞子、牛膝、肉苁蓉、锁阳、紫河车各适量。

【**功效**】 大补真元、填精益髓。

【**用法**】 服 1 个月为 1 个疗程，连治 4 个疗程。

【**附注**】 按中医辨证论治以河车大造丸为主进行加减：前列腺炎症，加蒲公英、地丁草；若前列腺炎症时间较久，再加入赤芍、丹参；精子活动力差，加菟丝子、黄芪、仙茅、锁阳；精子少，加女贞子、麦门冬、丹参、石菖蒲；交合不射精，加丹参、石菖蒲、远志、通草，甚者加入麝香少许；外阴发育不良，加鹿茸；无精子，加鹿茸、丹参。

妇科疾病

◎ 治疗月经不调妙方 ◎

方一

【组成】 山楂根 18 克，红花 6 克，桃仁 12 克，鸡内金 12 克。

【主治】 血瘀月经不调。

【用法】 将上述药物共研粉末。每日 3 次，每次 6 克，冲开水内服。

方二

【组成】 月月红 12 克，鸡血藤 9 克，益母草 30 克，车前子 6 克。

【主治】 月经不调。

【用法】 将上述药物加水煎成汤剂。每日 1 剂，晚睡前 1 次内服。

方三

【组成】 取三阴交、关元、足三里、脾俞、肝俞、肾俞、气海穴。

【治法】 患者取仰卧位，术者站于患者右侧，用右手拇指点按气海、关元、足三里、三阴交穴 10 分钟。用右手掌根揉按腹部 15 分钟；后患者俯卧位，术者站于患者左侧，用右手中指、示指点按脾俞、肝俞、肾俞穴 6 分钟，每日 1 次，每次不少于 30 分钟，7 次为 1 个疗程。

方四

【组成】 取气海、关元、水道、归来、三阴交、子宫、维胞穴。

【治法】 术者用三棱针点刺水道、归来、子宫、维胞穴出血，后用梅花针弹刺气海、关元、三阴交穴，罐拔吸出血，留罐 15 分钟，隔日 1 次，7 次为 1 个疗程。

◎ 治月经不通方 ◎

【组成】桃仁、朴硝、牡丹、射干、土瓜根、黄芩各 150 克，芍药、大黄、柴胡各 200 克，牛膝、桂心各 100 克，水蛭、虻虫各 70 枚。

【用法】上药以水 9 升，煮取 2 升，去滓，分 3 服。

◎ 治月经不调 ◎

方一

【用法】鹌鹑蛋 2 个，益母草 30 克，加水共蛋熟后去皮，放入再煮一会，吃蛋饮汤。

方二

【用法】将丝瓜子焙干，水煎，加红糖少许，冲黄酒温服，可治月经不调。

方三

【用法】当归 15 克，红豆 50 克，鲤鱼 250 克，生姜 3 片，米酒适量，煎汤服食。

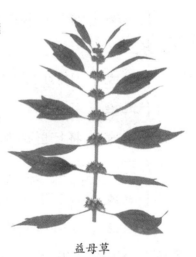

益母草

方四

【组成】醋炒柴胡 9 克，白芍 9 克，全归 12 克，茯苓 30 克，胆南星 6 克，半夏 20 克，菖蒲 15 克，白金丸 10 克（包煎），珍珠母 30 克（先煎），黄连 6 克，龙胆草 6 克，莲子心 25 克，白蔻 6 克（三剂）。

二诊：服药后诸症均减，苔腻转净。月经来前仍有心烦失眠、善悲哭泣。投以逍遥散合甘麦大枣汤化裁。

当归20克，白芍20克，醋炒柴胡9克，茯苓30克，白术20克，浮小麦30克，炙甘草9克，大枣3枚，生龙骨、生牡蛎各30克（先煎），莲子心25克，炒枣仁20克，炒栀子6克（二剂）。

◎ 治月经不调验方 ◎

【组成】 用白毛乌骨鸡1只，糯米喂7日，勿令食虫蚁野食。以绳缢死，去毛与肠，以生地、熟地、天门冬、麦门冬各100克，纳鸡腹，以陈酒入陶器煮至烂，取出去药，桑柴火焙至焦枯捣末，再加杜仲(炒) 100克，人参、甘草（炙）、肉苁蓉、补骨脂、茴香、砂仁各50克，川芎、白术、丹参、当归各100克，香附200克。

砂仁

【用法】 以醋渍3日后，焙干研末，和前药酒，调面糊为丸，空腹温酒下50丸。

◎ 治痛经方 ◎

【组成】 生姜3片，艾叶9克，赤砂糖5克。

【用法】 煎汤服下。此方适用因受寒或过服生冷引起月经来潮时的小腹冷痛，月经量少且不畅者。

◎ 治月经血过多方 ◎

方一

妇女月经不正常，经期长，流血过多，可采摘新鲜松柏枝，洗净，每次一小把在铁锅上焙成焦黄（不能炭化），再加水、白及（研末），熬水冲服，1次服完。鲜益母草200克，捣烂绞汁，分3次服完。

方二

气虚崩漏：暴崩下血或淋漓不净、色淡质清，兼见面色白㿠、肢倦神疲、气短懒言。

生黄芪30克，当归15克，血余炭20克，加水两碗，煎存半碗内服；生黄芪70克，乌贼骨30克，上药以水煎服。

饮食疗法：黄芪枸杞炖母鸡。取黄芪、枸杞子各100克，母鸡1只，适当加调味品，文火慢炖，饮汤吃鸡肉。可连吃3～7只。

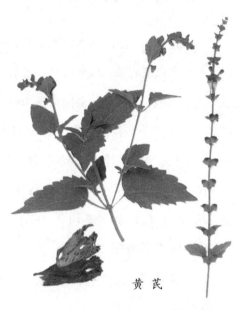

黄芪

方三

肾阴虚崩漏：崩漏出血、量或多或少、血色鲜红，兼见头晕目眩、耳鸣心悸、五心烦热。

民间验方：生地30克，海螵蛸25克，水煎，1日分3次服完。

方四

肾阳虚崩漏：出血量多少不一，兼见面色晦暗、腰膝冷痛、形寒肢冷、小便清长。

民间验方：补骨脂、韭菜子、焦艾叶各25克，水煎，加红糖25克，1次服下，每日2次。

饮食疗法两种：①当归生姜羊肉汤。当归30克，生姜15克，精羊肉250克，加调料及水炖熟服食。②黄狗肾（睾丸）焙燥，研末，每日1.5～2.0克，米酒送服。

◎ 治疗痛经验方 ◎

方一

【主治】 寒湿痛经。

【组成】 当归12克,附子9克,艾叶6克,山楂12克,生姜3片。

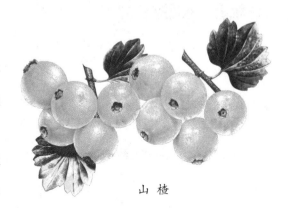

山楂

【用法】 将上述药物加水煎成汤剂。每日1剂,分3次内服。

方二

【主治】 血热瘀结痛经。

【组成】 丹参20克,丝瓜络15克,当归12克,赤芍9克,乌药9克,香附9克,黄连3克,黄芩3克。

【制法】 将上述药物研成粉末,用蜂蜜调成糊状。

【用法】 每日3次,每次1匙,饭前服。

方三

【主治】 气滞血瘀痛经。

【组成】 延胡索15克,益母草12克,丹参20克,木香9克。

【制法】 将上述药物共研粉末。

【用法】 每日3次,每次6克,冲开水内服。

方四

【主治】 气血两虚痛经。

【组成】 当归12克,红花6克,益母草15克,香附9克,川芎9克,党参9克,茯苓9克。

【制法】 将上述药物加水煎成汤剂。

【用法】每日1剂，分3次内服。

◎ 治疗白带妙方 ◎

方一

【主治】白带过多。

【组成】龟板2克，防风18克，黄芪50克，白术50克，海螵蛸25克。

【用法】将上述药物焙干共研粉末。每日2次，每次10克，温开水送服。

方二

【主治】白带过多。

【组成】柴胡6克，栀子6克，车前子9克，薏苡仁15克，茯苓15克，海螵蛸9克，川楝子9克，龙胆草6克。

【用法】将上述药物加水煎成汤剂。每日1剂，分3次服。

方三

【主治】妊娠期黄白带过多。

【组成】黄芪35克，小米45克，冬瓜子12克。

【用法】将上述药物加水煎成汤剂。每日1剂，分3次内服。

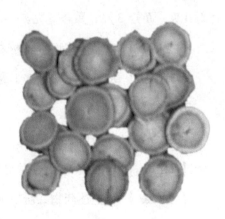

黄芪

◎ 治疗白带验方 ◎

【组成】煨白果10克，淮山药15克。

【用法】清水煎服，每日1剂，每剂煎头两次服，连服5～7日。

【附注】白带量多，透明清稀，四肢不温，加巴戟肉10克，乌贼骨10克;

白带色黄如脓，加黄柏 10 克，苍术 10 克。

◎ 治赤白带下方 ◎

【组成】禹余粮、当归、川芎各 75 克，赤石脂、白石脂、阿胶、龙骨、石韦各 53 克，乌贼骨、黄柏、白蔹、黄芩、续断、苍耳、牡蛎各 50 克。

【用法】上药共研为末，以蜜和丸如梧子大，空腹饮下 15 丸，加至 30 丸为度。

◎ 治疗阴道瘙痒症验方 ◎

【组成】蛇床子、白藓皮、黄柏、苦参各 50 克，荆芥、防风、龙胆草各 20 克，薄荷、苍耳、蒺藜、地肤、草薢各 10 克。

【用法】熏洗：每日 2 次，每次先熏后洗，每次 30 分钟。洗后须换内裤。15 日为 1 个疗程。

内服：水煎，每次服 10 毫升，1 日 3 次。如有呕吐和胃肠不适反应，可减至 5 毫升。

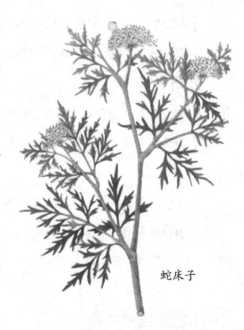

蛇床子

◎ 蛇床子洗方治疗阴痒方 ◎

【组成】蛇床子、地肤子各 12 克，蒲公英、苦参、生大黄、川黄柏各 9 克，威灵仙、白鲜皮、枯矾各 6 克，薄荷 3 克。

【用法】上药共研粗末，装入布袋水煎 2 次，混合熏洗坐浴，每日 2 次，每次 10 ~ 15 分钟。每次坐浴后更换内裤，平时忌食鱼腥辛辣之品，遇月经期停药。

◎ 治疗外阴痒症方 ◎

方一

【组成】五倍子 15 克，蛇床子 120 克，鱼腥草 180 克。

【用法】将上述药物加水煎煮。每日 1 剂，外洗阴部。

方二

【组成】凤尾草 90 克，大蒜 2 个，刺蒺藜 25 克，桑叶 30 克。

【用法】将上述药物加水煎煮。每日 1 剂，分 2 次外洗阴部。

方三

【组成】苦参 6 克，泥鳅 30 克，白矾 12 克，黄连 15 克。

【用法】将上述药物加水煎煮。每日 1 剂，分 2 次外洗阴部。

方四

【组成】鲜蒲公英 200 克，鲜鱼腥草 200 克，鲜桃叶 180 克，鲜堇草 150 克。

【用法】将上述药物加水煎煮。每日 1 剂，分 2 次外洗患部。

方五

【组成】煅杏仁 15 克，煅蚯蚓 30 克。

【用法】将上述药物共研粉末。每日 2 次，每次 9 克，装入消毒小布袋内，结口，睡前炙热阴部，纳入阴中。

◎ 阴痒外治方 ◎

【组成】苦参 30 克，黄柏 15 克，白鲜皮 30 克，蛇床子 30 克，地肤子 30 克，白矾 3 克，芒硝 30 克。

【用法】将上药煎水熏洗外阴，然后坐浴 10～15 分钟，每晚睡前 1 次，连用 1 周。

◎ 外阴瘙痒症验方 ◎

【组成】蛇床子60克，苦参30克，当归尾15克，赤芍15克，明矾10克。

【用法】煎水半盆，热时熏蒸患处；半温时坐浴并反复洗患处，冷时再温，日2～3次。

◎ 治阴道炎验方 ◎

【组成】黄连、黄芩、黄柏、紫草根各60克，枯矾、去水硼砂各120克，冰片2克。

【用法】先将黄连、黄芩、黄柏、紫草根烘干研粉，过120目筛。次将枯矾研末过筛（若无枯矾，可用明矾烤干去水即成）；再将硼砂置于铁锅内烤干去水后过筛，冰片研末过筛；最后将各种粉末混匀均匀筛，装瓶密封备用。先排空小便，擦干净阴道、外阴，用药匙取三黄粉2克，撒布阴道内，再用棉签蘸取药粉撒

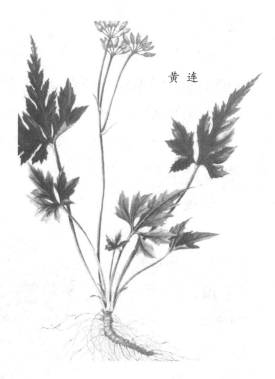

黄连

布在阴道口、小阴唇皱褶及大小阴唇沟。每日治疗1次，5～7日为1个疗程。

◎ 治滴虫性阴道炎 ◎

【用法】患者临卧前用洁净开水清洗外阴，上床后仰卧位，取六神丸15粒塞入阴道，每晚1次，经期停用。6日为1个疗程，一般在2个疗程内获愈。

◎ 治疗阴道炎妙方 ◎

【组成】 新鲜鬼针草全草和蛇泡的全草各 60 克。

【用法】 水煎出味，将药液倒在盆内，趁热熏后坐盆浸洗，边浸边洗净阴道分泌物。

◎ 治疗难产症 ◎

方一

【主治】 面白神疲，心悸气短，阵痛微弱，产程进度慢，或腰腹痛剧、宫缩间歇不匀、下血暗红、胸脘胀闷、欲呕等。

【组成】 鱼腥草 18 克，延胡索 6 克，益母草 9 克，当归 6 克。

【用法】 将上述药物加水煎成汤剂。每日 3 次，冲红糖内服。

方二

【组成】 月月红 12 克，鸡屎藤 9 克，枳实 6 克，川贝母 12 克，阿胶 9 克。

【用法】 将上述药物加水煎成汤剂。每日 1 剂，分 3 次内服。

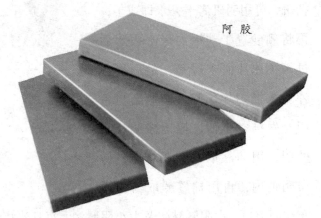

阿胶

方三

【主治】 死胎不下。

【组成】 女贞子 9 克，血竭 6 克，杜仲 9 克，香附 6 克，虎杖 12 克，玄明粉 15 克（另放），蜂蜜 20 毫升（另放）。

【用法】 将上述药物煎成汤剂。每日 1 剂，冲玄明粉、蜂蜜，分 3 次内服。

◎ 治疗不孕症验方 ◎

【主治】补肾益精，疏肝解郁，调理冲任，温暖胞宫。

【组成】鹿衔草60克，菟丝子、白蒺藜、槟榔各15克，细辛6克，辛荑、高良姜、香附、当归各10克。

【用法】水煎代茶饮。

◎ 狗头散治不孕症 ◎

【组成】全狗头骨1个。

【用法】将狗头骨砸成碎块，焙干或用砂炒干焦，研成细末。即月经后3～7日开始服药。每晚临睡时服狗头散10克，黄酒红糖为引，连服4日为1个疗程。忌食生冷。未成孕者，下次月经过后再服。连用4日为1个疗程。连用3个疗程而无效者，改用他法治疗。

◎ 治阻塞性不孕 ◎

【组成】香附、赤芍、白芍、桃仁、红花、络石藤各9克，川芎、小茴香、炙甘草各6克，川牛膝、王不留行、路路通各12克，丹参30克，穿山甲3克。

【用法】每日1剂，水煎2次分服，连服4日，停服1日。1个月为疗程，连用1～3个疗程，经期停服。

◎ 治输卵管阻塞致不孕症方 ◎

内服方

【组成】当归、桃仁、三棱、莪术、王不留行、地鳖虫、红花、穿山甲、泽兰、路路通各9克，虎杖、马鞭草各15克。

【用法】此方于月经干净后第5日开始服用，连服10剂。若药后月经转多，经期用养血调经方药易破瘀之品；若经行仍量少腹痛，经期可续服瘀疏通原方。

灌肠方

【组成】皂角刺、苦参各15克，败酱草30克，赤芍12克。

【用法】浓煎至100毫升，俟药温适宜时保留灌肠，每晚1剂。

外敷方

【组成】皂角刺、白花蛇舌草各30克，透骨草、羌活、独活、乳香、没药各15克，红花12克。

【用法】分2包，用纱布包扎放入蒸锅蒸30分钟，取出敷双侧下腹，每日临睡敷1小时，每包药可重复使用3次，疗程3个月。

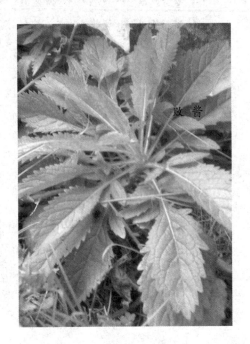

败 酱

◎ 治妇人不孕方 ◎

【组成】朴硝、牡丹、当归、大黄、桃仁各6克，厚朴、桔梗、人参、赤芍、茯苓、桂心、甘草、牛膝、橘皮各4克，附子12.5克，虻虫、水蛭各21克。

【用法】以清酒、水各5升合煮取3升，日三夜一，分4服。每服相去6小时，更服如常，覆衣以少汗。在冬日可着火笼之，必下积血及冷赤脓如赤小豆汁，本为妇人子宫内有些恶物使然，是为冷血，能使不受胎，使此冷血下尽始良。乃以皂荚、黄肉、当归各50克，细辛、五味子、干姜各100克，大黄、矾石、戎盐、蜀椒各25克，为末，以绢制袋，大如指，长10厘米，盛药令满，纳妇人阴中，坐卧任便，勿忽于行走。小便时去之。则1日以后，必下青黄冷汁，可幸御自有子。若未见病出，亦可安之10日。

并用：紫石英、天门冬各 150 克，当归、川芎、紫威、卷柏、桂心、乌头、干地黄、牡荆、禹余粮、石斛、辛夷、人参、桑寄生、续断、细辛、厚朴、干姜、紫茱萸、牡丹、牛膝各 62.5 克，柏子仁、山药、乌贼骨、甘草各 75 克，各药为末，蜜和丸如梧子大，酒服 10 丸，每日 3 次。渐渐增 30 丸，以腹中热为度。不禁房室，夫行不在，不可服。

◎ 治乳汁不通妙方 ◎

方一

【组成】 丝瓜络 20 克，当归 12 克，川芎 9 克，路路通 15 克，白芍 12 克，柴胡 6 克，青皮 60 克。

【用法】 将上述药物加水煎成汤剂。每日 1 剂，分 3 次内服。

方二

【组成】 黑芝麻 150 克，鱼腥草 120 克，鸡血藤 90 克，香附 10 克。

【用法】 将上述药物共炒，研成粉末。每日 3 次，每次 10 克，冲开水内服。

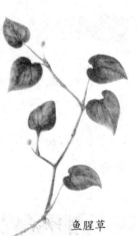

鱼腥草

方三

【组成】 丝瓜络 120 克，黄芪 90 克。

【用法】将上述药物烧灰存性，研成粉末。每日 3 次，每次 9 克，冲黄酒服。

方四

【组成】 猪蹄 1 只，通草 15 克，黑芝麻 12 克，黄花菜 30 克。

【用法】 将上述药物同煮。每日 1 剂，分 3 次，喝汤吃肉。

◎ 治乳汁不下方 ◎

【组成】 鲫鱼（长 23 厘米）1 尾，豚脂 250 克，漏芦、石钟乳各 400 克。

【用法】以清酒 12 升合煮，鱼熟药成，后去滓，适寒温，分 5 服。其间相去须臾一饮，令药力相及为佳，乳即下。

◎ 治无乳汁妙方 ◎

【组成】母猪蹄 4 个，土瓜根、通草、漏芦各 150 克。

【用法】猪蹄洗净，以水 20 升，煮以 10 升，去蹄。纳土瓜根、通草、漏芦煮取 6 升，去滓，纳葱白、豆豉、米，煮作稀粥，食后觉微热有汗佳。若仍无乳，更两三剂。

◎ 治乳汁过少妙方 ◎

【组成】猪蹄 7 个，黄芪 400 克，干地黄、当归、川续断各 200 克，牛膝 100 克。

【用法】同煮为浓汁，入蜜 200 毫升，熬如饴。每温酒服 1 匙，乳汁自能增多。

◎ 治乳汁过多方 ◎

【组成】麦芽（炒）15 克。

【用法】煎浓汁饮之，日凡 1 次，乳汁自能减少。不可多服，以乳汁减至适量为度。

◎ 治产后腹痛验方 ◎

方一

【组成】延胡索 9 克，红花 6 克，五灵脂 12 克，鱼腥草 18 克。

【用法】将上述药物加水煎成汤剂。每日 1 剂，分 3 次内服。

方二

【组成】枳实 6 克，当归 12 克，川芎 6 克，延胡索 9 克，益母草 12 克，香附 15 克。

【用法】将上述药物共研粉末。每日 3 次，每次 10 克，冲开水服。

方三

【组成】三七 12 克，柠檬 9 克，鸡屎藤 18 克，木通 6 克，香附 9 克。

【用法】将上述药物加水煎成汤剂。每日 1 剂，分 3 次内服。

方四

【组成】枳实 6 克，鱼腥草 20 克，香附 6 克，益母草 15 克，茜草 12 克，姜黄 6 克，延胡索 6 克。

【用法】将上述药物加水煎成汤剂。每日 1 剂，分 3 次内服。

方五

【组成】穿心莲 15 克，鱼腥草 50 克，枳实 18 克，丁香 15 克，石菖蒲 15 克，当归 18 克，茜草 30 克，冰片 6 克，樟脑 6 克。

【用法】将上述药物共研粉末，同凡士林调成糊状。每日 1 次，外敷脐部。

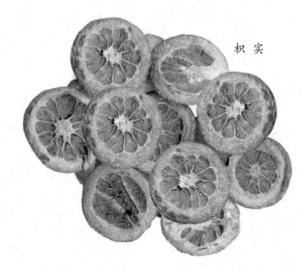

枳 实

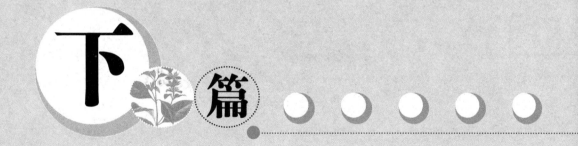

下篇

中华秘方

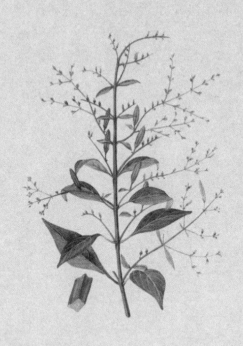

▶ ▶ ▶

综合病症

◎ 感冒 ◎

方一

【**主治**】 疏风散寒，辛温解表。风寒感冒轻症。

【**组成**】 葱白 7 根，生姜 3 片，茶叶 3 克。

【**用法**】 上药共捣烂，加红糖 1 汤匙，用开水冲泡 1 小碗，趁热服下。

方二

【**主治**】 解表散寒温中。风寒感冒伴呕吐、纳差、腹泻等。

【**组成**】 全葱 30 克，淡豆豉 20 克，黄酒 50 毫升。

【**用法**】 先用水 1 碗煮淡豆豉 10 分钟左右，再将葱切成段放入煮约 5 分钟，最后将黄酒加入，立即倒出药汤，趁热服下，出汗后避免受凉。

方三

【**主治**】 发汗解表退热。风寒感冒发热、恶寒、无汗、头身疼痛者。

【**组成**】 胡桃仁、葱白、生姜各 25 克，茶叶 15 克。

【**用法**】 胡桃仁、葱白、生姜共捣烂，和茶叶同放锅内，加水 1 碗半左右，煎煮，去渣，趁热服汤。

【**附注**】 服药后立即卧床，盖衣被发汗，全身微汗即愈，出汗后避风。

方四

【**主治**】 辛温解表。风寒感冒初起、鼻塞、咳嗽较剧者。

【组成】 去皮生大蒜瓣适量。

【用法】 将生大蒜 1 瓣含在口内，片刻即分泌出唾液，留蒜吞液，反复多次至大蒜无味时，吐掉大蒜，再含 1 瓣新大蒜，如此反复应用数瓣大蒜。

方五

【主治】 祛风解表，散寒止痛。风寒感冒症见恶寒、无汗、头痛、身痛不适者。

【组成】 荆芥、苏叶各 10 克，茶叶 5 克，生姜 10 克，红糖 30 克。

【用法】 生姜切成薄片，与荆芥、苏叶、茶叶以文火同煎 15 分钟，滤出药汁加红糖，红糖溶解后趁热服下，每日 2 次。

【附注】 咳嗽痰多者加陈皮 10 克。

方六

【主治】 疏风解表，通络止痛。感冒而头痛、全身疼痛较著者。

【组成】 羌活 6 克，防风 10 克，川芎 6 克，白芷 6 克，黄芩 6 克，甘草 3 克，葱白 3 根，生姜 3 片，大枣 3 个。

【用法】 上药以水煎服，每日 1 剂。

◎ 支气管炎 ◎

方一

【主治】 清热化痰润肺。用于热性咳嗽。

【组成】 生萝卜汁 30 毫升，生荸荠汁 60 毫升，白糖 15 克。

【用法】 上两药加在一起，隔水煨温，加白糖 15 克服下。

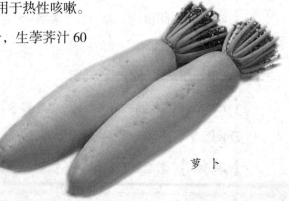

萝卜

方二

【主治】 疏风清热止咳。

用于外感咳嗽。

【组成】 枇杷叶、杏仁、紫苏叶各
10克。

【用法】上药以水煎服，每日1剂。

方三

【主治】 清热润肺。用于阴虚
久咳。

【组成】 鲜百部适量。

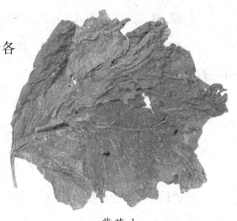

紫苏叶

【用法】 鲜百部捣碎取自然汁，加白蜜等量，文火熬膏。每次1汤匙，
每日2次。

【附注】 治久咳不已。

方四

【主治】 发汗解表，化痰止咳，风寒咳嗽。

【组成】 萝卜1个，蜂蜜30毫升，胡椒5粒，麻黄少许。

【用法】 萝卜切片，胡椒打碎，和麻黄同放碗内，加入蜂蜜，蒸半小时，
趁热服。

方五

【主治】 温补脾胃，祛湿化痰。用于慢性支气管炎。

【组成】 白术、苍术、干姜、附子、肉桂、炙甘草、白芥子、苏子、莱
菔子各适量。

【用法】 研末，水丸如黄豆大，每次30～40丸，每日3次或水煎服。

◎ 支气管哮喘 ◎

方一

【主治】 定喘。用于哮喘发作期。

【组成】 洋金花 0.3 克或适量。

【用法】 将洋金花烘干，切成烟丝形，卷成香烟状，点燃代烟吸入，不可过量。

方二

【主治】 祛痰平喘。用于哮喘发作时痰涌气逆之证。

【组成】 皂荚 15 克，白芥子 30 克。

【用法】 皂荚煎汤，浸白芥子 12 小时后，取白芥子焙干，每次 1.0 ～ 1.5 克，每日 3 次。

方三

【主治】 理气化痰。用于哮喘胸胁胀痛。

【组成】 川贝母 30 克，香附 60 克。

【用法】 香附 30 克生用，30 克炒用。加川贝母共研为末，饭后用茶水调服 6 克，每日 3 次。

方四

【主治】 用于久哮。

【组成】 白矾 30 克，杏仁 250 克。

【用法】将白矾研碎，与杏仁同熬，白矾溶化将干取出，摊新瓦上露一夜，放砂锅内炒干，每晚饭后细嚼杏仁 10 ～ 15 粒。

方五

【主治】 用于哮喘缓解期。

【组成】 癞蛤蟆 1 只，白胡椒、半夏、陈皮各 10 克。

【用法】 将癞蛤蟆除去头和内脏，腹内放入白胡椒、半夏、陈皮，用湿泥包裹牢固，放入火中烧至药焦，去泥，将药研为细末，每次吞服 3 ～ 10 克，每日 3 次。

方六

【主治】 预防哮喘发作。

【组成】 胡椒1粒，鸡蛋1个。

【用法】 先将胡椒捣碎，再用适量鸡蛋清拌匀，贴敷涌泉穴。

◎ 肺脓肿 ◎

方一

【主治】 清热解毒。适用于肺痈的各阶段。

【组成】 野荞麦根250克（干）。

【用法】野荞麦根洗净晒干，剪去须根切碎。用瓦罐盛药，加清水（或黄酒）1.25升，罐口用竹箬密封。放入锅内隔水文火煮3小时，最后得净汁1升，备用。成人每次服30～40毫升，1日3次，小儿酌减，一般病例用水剂，若发热，臭痰排不出去或排不尽，经久不愈，服用酒剂（即加黄酒所制者）。

【附注】 入汤剂煎服效果较差。

方二

【主治】 清热解毒。用于肺脓肿溃脓期。

【组成】 丝瓜藤汁若干。

【用法】 取夏秋季生长正茂盛时之丝瓜藤1枝，折去藤尖一小段，流出汁水，用小瓶接取，一夜得藤汁若干（可数根藤同时取汁）饮服，1日可服用2～3次。

方三

【主治】 解毒，消炎。用于肺痈。

【组成】 紫皮大蒜50克，醋100毫升。

【用法】 大蒜去皮，放醋内煎10分钟左右，饭后服用，每日2次。

方四

【主治】祛痰排脓。用于肺脓肿已溃、咳逆上气、时时吐浊、坐不得卧者。

【组成】皂角 400 克，大枣若干，蜜适量。

【用法】皂角刮皮，炙酥研末，用蜜调均匀，为丸如梧桐子大，每次 1.0～1.5 克，大枣 5 枚劈开，煎浓汁送服药丸，早中晚各服 1 次。

◎ 咯血 ◎

方一

【主治】清热凉血止血。用于肺热咯血。

【组成】退血草 15 克（鲜者加倍），白茅根 30 克。

【用法】水煎浓汁，分 2 次温服，每日 1 剂。

方二

【主治】用于咯血。

【组成】大蒜适量。

【用法】大蒜去皮捣碎，分敷于双侧涌泉穴上，约 20 分钟即可止血。

【附注】涌泉穴位于脚心稍前，对刺激较为敏感。

方三

【主治】清热散结，敛肺止血。用于肺结核、肺癌咳血、眼底出血。

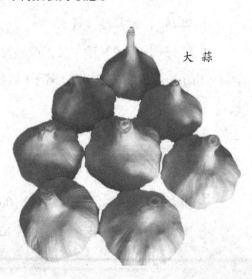

大 蒜

【组成】夏枯草 30 克，白及 12 克。

【用法】上药以水煎服。

方四

【主治】化瘀止血。主治长期小量咯血而有血瘀者。

【组成】参三七6克，花蕊石（煅）24克。

【用法】上药共研细末，分4次服。2日服完。

方五

【主治】清热凉血，散瘀止血。用于咯血。

【组成】鲜大蓟适量。

【用法】捣汁，加糖调服。

方六

【主治】收剑止血。用于咯血。

【组成】白及粉3克，生鸡蛋1个。

【用法】将鸡蛋打破去壳，和白粉调匀，开水冲服，每日早、晚各服1次，连服3日。

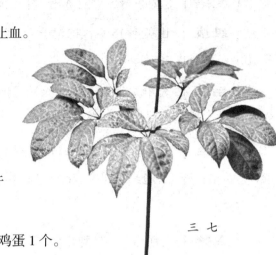

三　七

◎ 高血压 ◎

方一

【主治】平肝清热，育阴潜阳。用于高血压。

【组成】龙胆草20克，葛根30克，臭梧桐30克，珍珠母30克，枸杞15克，白芍10克，生地10克，丹参15克，夜交藤20克，车前子15克。

【用法】珍珠母先煎，煎沸15分钟，余药再入煎15分钟，取药汁400毫升，每日2次服。

方二

【主治】清热化痰，健脾和中。体型肥胖伴有高血压者。

【组成】全栝楼30克，竹茹10克，僵蚕10克，薏苡仁20克，白术10克，车前子15克，莴苣子15克。

【用法】 煎取药汁400毫升，分2次服。

方三

【主治】 滋补肝肾，养阴清热。年老体弱伴有高血压者。

【组成】 山萸肉15克，枸杞子15克，鳖甲15克，菟丝子10克，覆盆子10克，地骨皮10克。

【用法】 鳖甲先煎20分钟后余药入煎15分钟，取药汁400毫升，每日分2次服。

【附注】 若面潮红、心烦、口苦、舌红苔黄偏阴虚者，去菟丝子加龟板、黄芩、黄柏；若面色苍白、畏寒肢冷、舌胖嫩偏阳虚者，加肉桂、干姜。

方四

【主治】 育阴潜阳，健脾化浊。高血压、高血压肾病蛋白尿。

【组成】 天麻15克，钩藤15克，夏枯草15克，枸杞10克，薏苡仁20克，扁豆20克，草薢10克，泽泻10克，金樱子10克。

【用法】 煎汤取药汁400毫升，每日分2次服。

【附注】 高血压伴水肿、少尿、肾功能损害者，去金樱子，加黄芪、冬瓜皮、防己、车前子。

方五

【主治】 平肝息风，疏风散邪。用于眩晕呕恶，站立不稳。

【组成】 天麻9克，钩藤9克，羌活12克，板蓝根12克，蒲公英12克，川芎9克，竹茹6克，橘皮6克。

【用法】 上药以水煎，每日1剂，2次分服。

◎ 冠心病 ◎

方一

【主治】 活血化瘀，疏肝理气。心绞痛伴有高血压者。

【组成】 丹参 30 克，降香 10 克，三七 3 克，夏枯草 30 克，川芎 10 克，延胡索 10 克，白芍 10 克。

【用法】 煎成药液 450 毫升，分 3 次服，三七研粉冲服。

方二

【主治】 芳香化浊，行气止痛。心绞痛伴高脂血症者。

【组成】 薤白 10 克，苏合香 3 克，川芎 10 克，栝楼 15 克，茵陈 30 克，山楂 30 克。

【用法】 苏合香单冲服，余药煎成药液 400 毫升，分 2 次服，每日 1 剂。

方三

【主治】 活血化瘀，通络止痛。用于心绞痛。

【组成】 当归 12 克，赤芍 9 克，川芎 12 克，桃仁 9 克，红花 12 克，延胡索 9 克，枳壳 9 克，丹参 15 克，全栝楼 20 克，三七 12 克（另泡）。

【用法】 上药以水煎服，早晚各 1 次。

【附注】 胸痛甚者加降香 10 克，郁金 10 克，延胡索 10 克。内闭外脱者可急用人参 12 克，附子 6 克，肉桂 6 克。痰浊盛者加薤白 9 克，半夏 9 克。

方四

【主治】 活血祛瘀，通络止痛。用于胸痹。

【组成】 当归 15 克，丹参 15 克，乳香 6 克，没药 6 克，桃仁 12 克，红花 9 克，蒲黄 9 克，五灵脂 9 克，土鳖虫 6 克，地龙 9 克，赤芍 12 克，川芎 9 克，桑寄生 30 克。

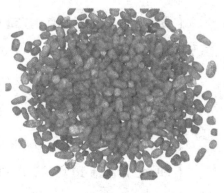

五灵脂

【用法】 上药以水煎服，早晚各 1 次。

【附注】 失眠或夜睡不宁者，去赤芍、地龙，加酸枣仁 24 克，知母 9 克；气虚者去五灵脂、赤芍，加党参 30 克；阴虚者去地龙、赤芍，加制附子 12 克，桂枝 9 克；关节无肿痛者，去桑寄生。

方五

【主治】 益气养心，活血化瘀。用于心肌梗死恢复期。

【组成】 黄芪 30 克，党参 15 克，炙甘草 10 克，当归 15 克，丹参 30 克，肉苁蓉 15 克，参三七 2 克。

【用法】 前六味，煎药液 400 毫升，每日早晚分服，参三七冲服，连服 30 日。

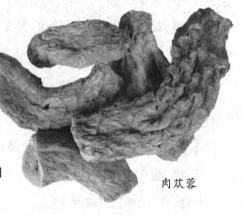

肉苁蓉

【附注】 心悸、失眠者加龙骨、柏子仁；五心烦热、大便干燥者加龙胆草、知母、桃仁；脘闷腹胀、四肢不温者加白术、干姜、麦芽。

◎ 风湿性心脏病 ◎

方一

【主治】 清热祛湿，活血化瘀。用于风心（风湿活动）湿热偏盛型。

【组成】 金银花 30 克，连翘 15 克，穿心莲 15 克，云苓 10 克，秦艽 15 克，防己 15 克，鸡血藤 20 克，泽兰 10 克。

【用法】 加水 800 毫升，煎成药汁 450 毫升，每日分 3 次服。

方二

【主治】 散寒祛湿，活血化瘀。用于风心（风湿活动）寒湿偏盛型。

【组成】 独活 10 克，秦艽 10 克，桂枝 10 克，五加皮 10 克，牛膝 10 克，鸡血藤 30 克，当归 10 克，苍术 10 克。

【用法】 煎成药液 400 毫升，每日分 2 次服。

【附注】 如肌肉关节痛甚者，痛有定处，得热痛减，局部皮肤不红者，可加制川乌、制草乌、海风藤；心悸、气喘者加龙骨、杏仁、麻黄、甘草。

方三

【主治】活血化瘀，宣肺利水。用于风心（非活动性）伴心功能不全。

【组成】桑皮 15 克，葶苈子 10 克，丹参 15 克，赤芍 10 克，白术 10 克，云茯苓 15 克，防己 10 克，冬瓜皮 15 克。

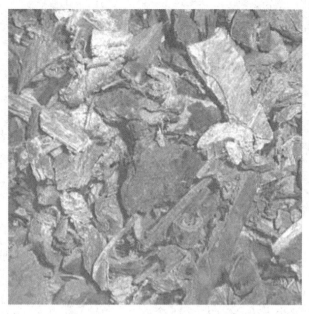

桑 皮

【用法】煎成药液 400 毫升，每日分 2 次服，10 日为 1 个疗程。若见心悸、气短、心胸憋闷、口唇青紫者，可加五加皮、桂枝、地龙、丹参，具有改善功能、控制心衰的作用。

◎ 病毒性心肌炎 ◎

方一

【主治】清热化湿，益气养阴。用于病毒性心肌炎。

【组成】板蓝根 30 克，大青叶 15 克，云苓 10 克，太子参 10 克，麦门冬 10 克，五味子 10 克，莲心 6 克。

【用法】煎汤取汁 400 毫升，每日分 2 次服，小儿剂量减半。若见发热、心悸、气喘、舌红苔少者加用银花、连翘、石膏；咳嗽甚者加杏仁、桔梗、前胡。

方二

【主治】病毒性心肌炎。

【组成】 桂枝 10 克，炙甘草 10 克，生龙骨 30 克，生牡蛎 30 克，葱白 4 根。

【用法】 龙骨、牡蛎先煎 20 分钟，余药再入煎 10 分钟，取汁 400 毫升，每日分 2 次服。

【附注】 本方适用于素体阳虚、感受风寒者，若畏寒发热、咳嗽吐白痰、神疲心悸、舌淡紫、苔白，加防风、生姜、桔梗、白芥子。

方三

【主治】 活血化瘀，理气通络。病毒性心肌炎。

【组成】 丹参 15 克，川芎 10 克，当归 15 克，佛手 10 克，青皮 10 克，浮小麦 30 克，大枣 15 个。

【用法】 煎汁 400 毫升，每日分 2 次服。

【附注】 本方适用于心肌炎后遗症者。若见心悸、气短、纳差、乏力、便溏，加党参、白术、山药、五味子。

◎ 胃及十二指肠溃疡 ◎

方一

【主治】 疏肝和胃，理气止痛。适用于胃脘胀痛为主，伴有情志不畅者。

【组成】 小茴香根 20 克，辣萝卜子 10 克。

【用法】 上药以水煎服，每日 1 剂。连服 7 日为 1 个疗程。

方二

【主治】 温中散寒，益气止痛。适用于虚寒性胃及十二指肠溃疡，其胃脘部疼痛喜温按，伴四肢欠温者。

【组成】 鲜鲫鱼 500 克，生姜 250 克，大葱 250 克。

【用法】鲫鱼去鳞不去腮及内脏；生姜去皮切片；大葱去须。共纳入砂锅中，加水 2 升，文火煎煮，直至鱼肉稀烂。去鱼骨刺及姜渣，分 2 次温热服下，每日服半剂，每隔 10 日服 1 剂，连服 3 剂可取显效。

方三

【主治】和胃泄热。适用于胃及十二指肠溃疡，上腹疼痛急剧并有灼热感，伴口干苦者。

【组成】生大黄 10 克，延胡索 5 克，生甘草 10 克，生白芍 30 克。

【用法】上四药共研细末，每次服 5 克，温开水送服，早晚各 1 次。在服药期间禁食辛热之品。

方四

【主治】养阴益胃。适用于胃及十二指肠溃疡，上腹部疼痛绵绵，伴口干欲饮、舌红少津者。

【组成】黄梨 100 克，银耳 30 克，白及 30 克。

【用法】黄梨去皮切片，白及打碎同银耳加水煎服。每日 1 剂。

◎ 上消化道出血 ◎

方一

【主治】止血化瘀。适用于各种类型的吐血。

【组成】阿胶 10 克，三七 5 克，白及 15 克，断血流 15 克。

【用法】三七、白及打成碎末，合断血流加水 1 碗（约 500 毫升）煎至半碗，取汁纳入阿胶烊化，温服。血止后再服 7 剂，以巩固疗效。

方二

【主治】清胃泄热，凉血止血。适用于吐血、呕血症，血色鲜红或紫暗，伴口臭、便秘、舌苔黄腻者。

【组成】生大黄 3 克，黄芩 10 克，栀子 10 克，赭石 15 克，鲜藕汁 30 毫升。

【用法】赭石打细末，合大黄、黄芩、栀子加水煎沸，取汁，冷温后兑入藕汁服下。1日3剂，血止为度。

方三

【主治】 泄肝清胃，凉血止血。适用于呕血、吐血，量多势急，伴胁痛善怒、舌质红绛者。

【组成】 青黛10克，龙胆草5克。

【用法】 龙胆草加水煎沸取汁,送服青黛，每日1～2剂。

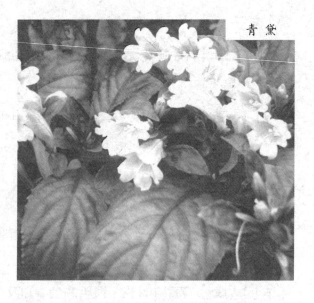

青黛

方四

【主治】 温中止血。适用于呕血、吐血，血色暗黑，伴有大便溏薄、四肢欠温、神疲懒言者。

【组成】 灶心黄土20克，赤石脂15克，炮姜炭5克，焦艾叶5克，生黄芪20克。

【用法】上药以水煎服,每日1剂。

【附注】灶心黄土又名伏龙肝。赤石脂又名赤石土。

方五

【主治】 降气化瘀止血。用于食管静脉曲张破裂之大吐血。

【组成】 苏子15克，降香15克,茜草根15克。

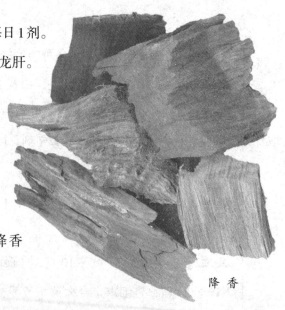

降香

【**用法**】 将苏子、降香、茜草根共研细末，加水 400 毫升，煎数沸即成。共煎 2 次，去药渣，放冷。服药时调入血余炭细末，搅匀徐徐服下。每次约 50 毫升，每隔数分钟 1 次。

方六

【**主治**】 解毒止血。用于嗜酒致胃热吐血。

【**组成**】 蚕豆苗（嫩茎叶）30 克。

【**用法**】 冷开水洗净、捣汁，加冰糖少许化服。如无蚕豆苗可用蚕豆梗 30 克先煎服。

◎ 肝硬化 ◎

方一

【**主治**】 养肝柔肝，活血化瘀，攻补兼施。适用于肝硬化。

【**组成**】 当归 20 克，白芍 10 克，柴胡 10 克，茯苓皮 30 克，郁金 15 克，丹皮 10 克，茯苓 30 克，大腹皮 10 克，桃仁 10 克，板蓝根 20 克，栀子 10 克，鸡血藤 30 克，甘草 10 克。

【**用法**】 上药以水煎服，早晚各 1 次。

方二

【**主治**】 攻补兼施。适用于肝硬化。

【**组成**】 木香 3 克，甘遂 3 克，巴豆 3 克，白术 10 克，陈皮 10 克，甘草 10 克，川朴 10 克，枯矾 40 克（醋制）。

【**用法**】 一方研为细末，面糊为丸，每次 0.6 克，2 日 1 次，连服 3 日。二方：研为细末，醋制桐子大，待服方一方腹水消退后调服，每次 6 克，每日 2 次，米汤送下。50 日为 1 个疗程。

方三

【**主治**】 清热疏肝，活血养血，滋补肝肾。适用于肝硬化。

【组成】当归 15 克，白芍、丹参各 30 克，郁金 12 克，生地 30 克，鳖甲 15 克，白术 30 克，枸杞 30 克，茯苓 20 克，黄芪 30 克，柴胡 12 克，甘草 10 克。

【用法】上药以水煎服，每日 1 剂，分早晚服。

【附注】热重加败酱草 30 克，栀子 12 克，丹皮 12 克；纳差加白豆蔻 10 克，木香 10 克；瘀血、出血者加小蓟 10 克，桃仁 10 克，鸡血藤 30 克，三七 6 克；腹水重加白茅根、半边莲 30 克，汉防己 30 克。

方四

【主治】活血化瘀、软坚散结。肝硬化之肝脾肿大。

【组成】鳖甲 12 克，鼠妇 6 克，大黄 6 克，地鳖虫 6 克，蜣螂 6 克，莪术 9 克，柴胡 6 克，桃仁 6 克。

【用法】上药以水煎服，每日 1 剂。也可用上药 5 倍为末，炼蜜为丸，每服 6 克，每日 2 次。

方五

【主治】活血化瘀，软缩肝脾。适用于肝硬化。

【组成】丹参 30 克，鸡内金 10 克，三棱 10 克，鳖甲 15 克，穿山甲 15 克。

【用法】上药以水煎服，每日 1 剂。

方六

【主治】活血止痛，凉血止血。适用于肝硬化肝区痛甚有出血倾向者。

【组成】三七 6 克，月季花（干者）15 克，卷柏 15 克，延胡索 10 克。

【用法】上药以水煎服，每日 1 剂。

◎ 急性胰腺炎 ◎

方一

【主治】疏肝理气，清热通腑。适用于上腹胀闷疼痛拒按、大便秘结、恶心、呕吐，并伴有轻微发热者。

【组成】 柴胡 15 克，黄芩 9 克，胡黄连 9 克，白芍 15 克，木香 9 克，延胡索 9 克，生大黄 15 克（后下），芒硝 9 克。

【用法】 加水煎服。芒硝冲服。每日 1 剂。

方二

【主治】 理气清胰，驱虫止痛。适用于急性胰腺炎上腹胀痛、剧烈呕吐、呕吐物中含有胆水或有蛔虫者。

【组成】 柴胡 15 克，黄芩 9 克，胡黄连 9 克，木香 9 克，白芍 15 克，槟榔 15 克，使君子 15 ~ 20 克，苦楝根皮 15 ~ 24 克，细辛 3 克，芒硝 9 克。

【用法】 上药前九味加水煎沸取汁，再纳入芒硝溶化。分 2 次服。1 日服完。

方三

【主治】 清热降逆，行气止呕。适用于急性胰腺炎腹胀痛、发热较高，伴有严重感染者。

【组成】 柴胡 10 克，黄芩 12 克，金银花 20 克，连翘 15 克，蒲公英 15 克，紫地丁 15 克，青皮 10 克，大腹皮 10 克，川楝子 10 克。

【用法】 水煎服，每日 1 剂。

方四

【主治】 通里攻下，清热解毒，消肿止痛。用于急性水肿性胰腺炎。

连翘

【组成】 柴胡、杭芍、生大黄（后下）各 15 克，黄芩、胡黄连、木香、延胡索、芒硝（冲服）各 9 克。

【用法】 每日 1 ~ 2 剂，分 2 ~ 4 次煎服。

【附注】 热重加金银花、连翘；湿热重或有黄疸者，加茵

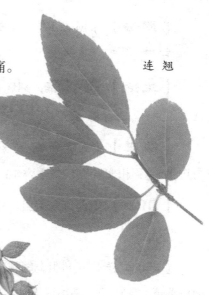

陈、栀子、龙胆草；呕吐重加代赭石、半夏；疼痛重加川楝子，重用延胡索；食积加莱菔子、焦三仙（焦六曲、焦山楂、焦麦芽）；胸满加厚朴、枳实；背痛加全栝楼、薤白、防风、秦艽；体虚中寒去大黄、芒硝，加附子、干姜。

方五

【主治】 清热解毒，和胃止痛。用于急性胰腺炎等。

【组成】 黄芩、黄连、大黄、半夏各9克，甘草3克，生姜汁10～20毫升。

【用法】 前五味水煎2次，合并药液，兑生姜汁口服。根据病情，可少量多次频服，亦可做1次服或平分2次服，可日进1剂，亦可日进2剂。

◎ 慢性胆囊炎 ◎

方一

【主治】 疏肝利胆，理气止痛。适用于慢性胆囊炎心窝下右侧胀痛连及两胁、舌苔微黄而腻者。

【组成】 柴胡10克，黄芩15克，生大黄5克，延胡索15克，茵陈15克，青皮15克，白芍15克。

【用法】 水煎服，每日1剂。

方二

【主治】 清热解毒，理气止痛。适用于慢性胆囊炎合并感染，伴有发热症状者。

【组成】 生大黄5克，黄芩10克，蒲公英15克，地丁15克，栀子10克，丹皮10克，枳实6克，青木香15克。

【用法】 上药以水煎服，每日1剂。

方三

【主治】 行气利胆，健脾化湿。适用于慢性胆囊炎上腹胀痛、恶心嗳气、面色萎黄、舌质淡、苔白腻者。

【组成】 姜半夏6克，大腹皮6克，厚朴6克，茯苓12克，薏苡仁15克，藿香10克，佩兰10克，茵陈15克，砂仁6克。

【用法】 上药以水煎服，每日1剂。

方四

【主治】 利胆消石，清热止痛。适用于胆结石继发慢性胆囊炎者。

【组成】 金钱草50克，海金沙10克，冬葵子15克，延胡索10克，丹皮15克，川楝子15克，枳实10克，鸡内金15克，黄连5克。

【用法】 上药以水煎服，每日1剂。

◎ 非特异性溃疡性结肠炎 ◎

方一

【主治】清热凉血，缓急止痛。适用于粪便血多脓少、血色鲜纤、腹痛拒按、舌质红、苔黄者。

【组成】 丹皮15克，赤芍15克，当归15克，马齿苋（鲜）30克，黄连10克，生甘草10克，白芍15克。

【用法】 上药以水煎服，每日1剂。

方二

【主治】 行气异滞，化浊止利。适用于便意频频、里急后重、粪便中脓多而血少。

【组成】 焦山楂20克，建曲10克，制香附10克，枳壳15克，槟榔10克，当归10克，苍术10克。

【用法】 上药以水煎服，每日1剂。

方三

【主治】健脾和中，辛开苦降。适用于便下黏液脓冻为主或夹有少量血液，血色暗晦，伴脘闷腹胀、恶心、舌质淡、苔灰白浊腻者。

【**组成**】 白术 10 克，砂仁 6 克，半夏 10 克，黄连 10 克，干辣萝卜 20 克。

【**用法**】 上药以水煎服，每日 1 剂。

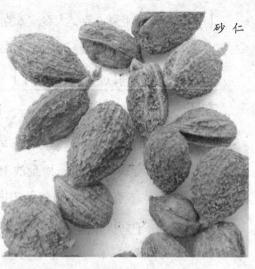

砂仁

方四

【**主治**】 升清收涩，厚肠止泄。适用于便下黏液脓冻日久，或伴有脱肛者。

【**组成**】 苦参 10 克，茶叶 10 克，升麻 6 克，葛根 20 克，柴胡 10 克。

【**用法**】 上药以水煎服，每日 1 剂。

方五

【**主治**】 温肾暖脾，止痢止痛。适用于非特异性溃疡性结肠炎，日久不愈，泻下物纯脓冻或夹有少量粪便，每至夜间鸡鸣时分必泻，伴有少腹冷痛、四肢欠温、神疲乏力、腰膝酸软者。

【**组成**】 制附子 5 克，肉桂 5 克，砂仁 3 克，石榴皮 6 克，木香 10 克，白术 10 克。

【**用法**】 上药以水煎服，每日 1 剂。

◎ 吐 酸 ◎

方一

【**主治**】 制酸止痛。用于治疗胃酸过多所致的吐酸水。

【**组成**】 鸡蛋壳若干个。

【**用法**】鸡蛋壳去内膜洗净，候干后，研为细末，成人每服 3 克，开水送服。

方二

【主治】 清肝和胃制酸。用于治疗热证吐酸。

【组成】 煅石决明、煅牡蛎各等份。

【用法】 上药共研细末，每服 3 ~ 6 克，每日 3 次，饭前服。

方三

【主治】 和胃制酸。用于治疗胃寒吐酸。

【组成】 海螵蛸 120 克，砂仁 30 克。

【用法】 上药共研末，每服 3 克，开水送服。

方四

【主治】 和胃制酸，用于治疗胃痛吐酸。

【组成】 煅牡蛎、淮山药各 30 克。

【用法】 上药共研末，每服 9 克，每日 3 次，开水送服。

◎ 呕 吐 ◎

方一

【主治】 解表和中。用于治疗因外感风寒，或吃了生冷食物而引起的呕吐。

【组成】 紫苏 9 克，藿香 9 克，厚朴 6 克，陈皮 6 克，生姜 6 克。

【用法】 上药以水煎服。

【附注】 不想吃东西，加炒麦芽 9 克，建曲 9 克；痰多者，加半夏 6 克；腹泻，加大腹皮 9 克，茯苓 9 克。

方二

【主治】 清热止呕。用于治疗因平素胃热过盛或外感热邪所引起的呕吐。

【组成】 竹茹 9 克，枳壳 6 克，半夏 6 克，陈皮 6 克，茯苓 6 克。

【用法】 上药以水煎服。

方三

【主治】健脾和胃。用于呕吐日久、脾胃虚弱、运化失常所引起的胃虚呕吐。

【组成】党参9克，白术9克，茯苓9克，砂仁3克，陈皮6克，木香3克。

【用法】上药以水煎服。

方四

【主治】温中止呕。用于治疗脾胃虚寒而引起的呕吐。

【组成】灶心土90克。

【用法】熬开，澄清去渣，与姜汤、红糖兑服。

方五

【主治】养阴和胃。用于治疗胃阴不足的呕吐。

【组成】乌梅肉120克，蜂蜜120毫升。

【用法】熬膏，每日服3次，每次服20克。

◎ 胃痛 ◎

方一

【主治】温中散寒。用于治疗因脾胃素虚，过吃生冷食物或受凉所引起的虚寒胃痛。

【组成】蔻仁3克，干姜3克，木香6克，砂仁6克，陈皮6克。

【用法】上药以水煎服。

方二

【主治】和血调气。用于治疗胃痛反复发作，气滞血瘀、瘀血阻络所致的血瘀胃痛。

【组成】蒲黄2.4克，五灵脂3克。

【用法】上药共研细末，温开水送服。

方三

【**主治**】理气止痛。用于治疗气滞胃痛。

【**组成**】荔枝核（炒焦）多个，木香若干。

【**用法**】每 1 个荔枝核加木香 2.4 克，共研细末，每次服 4 克，每日服 2 次，开水送服。

方四

【**主治**】散寒止痛。用于治疗胃寒痛。

【**组成**】荜澄茄、白豆蔻各等份。

【**用法**】上药共研为细末，每服 1.5 ~ 3.0 克，开水送服。

方五

【**主治**】散寒止痛。用于治疗食积胃脘胀痛。

【**组成**】薏苡仁 30 克，制附子 15 克。

【**用法**】上药共研末贮存，每服 1.5 克。

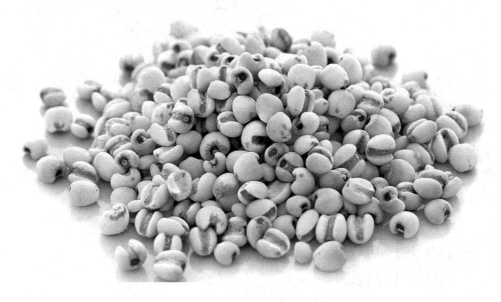

薏苡仁

◎ 腹痛 ◎

方一

【主治】 温中散寒。用于治疗寒积腹痛。

【组成】 何首乌9克，香附9克，干姜6克，陈皮6克，紫苏6克。

【用法】 上药以水煎服。

方二

【主治】 温中散寒。用于治疗寒积腹痛。

【组成】 生姜5片，红糖60克。

【用法】 沏姜糖水加白酒少许，温服。

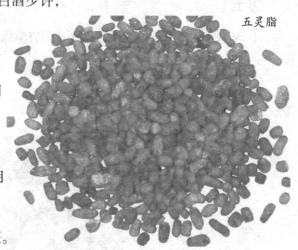

五灵脂

方三

【主治】 活血化瘀。用于治疗血瘀腹痛。

【组成】 当归9克，丹参12克，五灵脂9克，延胡索9克，蒲黄6克，川芎6克。

【用法】 上药以水煎服。

◎ 便秘 ◎

方一

【主治】 泻热导滞。用于治疗胃肠积热所引起的热结便秘。

【组成】 番泻叶3～6克。

【用法】 用开水泡服。

方二

【主治】 清热润肠。用于治疗胃积热所引起的热结便秘。

【组成】 芝麻 24 克，大黄 15 克，厚朴 6 克，杏仁 9 克，枳实 6 克。

【用法】 上药以水煎服。

方三

【主治】顺气行滞。用于治疗忧思过度、情志不和、气滞所致的大便秘结。

【组成】 栝楼皮、栝楼仁各 6 克，青皮 6 克，杏仁 9 克。

【用法】 上药以水煎服，每日 2 次。

方四

【主治】 养血润燥。用于治疗老年体弱及产后血虚所致的便秘。

【组成】 黄豆皮 120 克。

【用法】 大黄豆碾碎取皮，洗净，水煎，每日 1 剂，分 3~4 次温服。

方五

【主治】 养血润燥。用于治疗年老体虚，病后、产后血虚津少所致的大便秘结，以及肠燥大便秘结。

【组成】 黑芝麻 30 克，蜂蜜适量。

【用法】 黑芝麻捣碎用蜂蜜调服，每日 1 次。

方六

【主治】 润肠通便。用于治疗慢性便秘。

【组成】 草决明 60 克。

【用法】 上药以水煎，分 2 次服。

◎ 泄泻 ◎

方一

【主治】 健脾燥湿散寒。用于治疗寒湿困脾、清浊不分引起的泄泻。

【**组成**】白术9克，干姜6克，甘草3克。

【**用法**】上药以水煎服。

方二

【**主治**】温中散寒。用于治疗脾阳虚衰、阴寒内盛而引起的泄泻。

【**组成**】胡椒面9克。

【**用法**】用米汤调和，贴在肚脐上，用胶布固定。

方三

【**主治**】化湿止泻。用于治疗因长期受湿或淋雨而引起的泄泻。

【**组成**】苍术9克，藿香9克，车前子6克，厚朴6克。

【**用法**】上药以水煎服。

方四

【**主治**】健脾益胃。用于治疗脾胃虚弱、健运无力、升降失常所致的久泻。

【**组成**】石榴皮1个，红糖30克。

【**用法**】上药以水煎服。

方五

【**主治**】温补脾肾。用于治疗肾阳虚衰，不能助胃腐熟运化水谷所致的五更泻。

【**组成**】炮姜9克，大枣炭9克，胡椒6克，枣树皮炭9克。

【**用法**】上药共研为细末，每服6克，每日2次，开水送服。

◎ 便血 ◎

方一

【**主治**】清热祛瘀，收敛止血。用于便血。

【**组成**】大黄15克，白及10克，三七粉3克，萝卜汁适量。

【**用法**】将大黄、三七研末，白及磨汁，共调入萝卜汁内搅如糊状，每日1服，分3次空腹服。

方二

【**主治**】 收涩止血。用于黑便。

【**组成**】 乌贼骨、白及、甘草各等份。

【**用法**】 上药共研细末，每次3克，每日3次。

方三

【**主治**】 凉血止血。用于大便下血。

【**组成**】 黑 地榆12克，槐花30 克，木香9克，蜂蜜 12毫升，百草霜60 克。

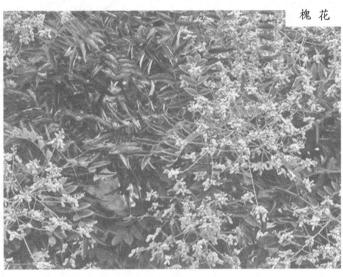

槐花

【**用法**】 上 药以水煎服，连服2 剂。

方四

【**主治**】 温阳健脾，坚阴止血。用于大便下血。

【**组成**】 灶心土30克，甘草6克，干地黄15克，白术9克，炮附子6克，阿胶12克，黄芩6克。

【**用法**】 先将灶心土煎汤代水，再煎余药，分2次温服。

◎ 面神经麻痹 ◎

方一

【**主治**】 散风祛痰。用于面神经麻痹早期。

【**组成**】 生天南星6克。

【用法】 将天南星研末，生姜汁调，用胶布贴于患侧。

【附注】 药泥勿入眼内。

方二

【主治】 祛风温通。用于面神经麻痹。

【组成】 嫩桑枝、槐枝各60～70厘米，艾叶30～50克。

【用法】 将上药煎汤，趁热频洗面部。

方三

【主治】 祛风通络。用于面神经麻痹。

【组成】 内服药：白附子、僵蚕各10克，全蝎5克，路路通20克，蜈蚣3条（去头、足）。

另备外敷用药：僵蚕、全蝎各10克，蜈蚣2条，牛角1只，生黄鳝1条。

【用法】 内服药：水煎服，每日1剂。外敷药：先将牛角浸水一夜切片，用文火烤至黄色，与其余药共研细末；再把黄鳝横尾斩断，取其鲜血与药末和匀，便可涂至患侧。酌情换药。

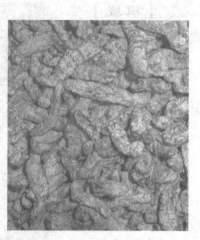

僵 蚕

方四

【主治】 搜风涤痰，活血通经。用于面神经麻痹中期。

【组成】 白附子10克，白术10克，当归10克，白芍10克，僵蚕10克，桂枝9克，葛根10克，蜈蚣2条。

【用法】 上药以水煎服，每日1剂。

方五

【主治】 清热消肿，温经散寒。用于面神经麻痹。

【组成】 肉桂10克，蓖麻子30粒，鲜芙蓉叶30克，冰片3克，米酒糟适量。

【用法】 首先将肉桂研成细末，再与后四味混合捣烂，分成等量，做 2 次外敷，用时取 1 份量以铁锅盖盛之放炭火上焙热。敷药前嘱患者用热姜片擦患处，擦至局部略充血为宜。然后用药敷患侧（上至太阳穴，下至地仓穴），宽约 4 厘米，纱布敷盖，胶布固定，每日换药 1 次。

◎ 偏头痛 ◎

方一

【主治】 清肝潜阳，活血通络。用于偏头痛，证属肝火亢盛型。

【组成】 珍珠母 30 克，龙胆草 30 克，菊花 15 克，白芍 15 克，全蝎 3 条，地龙 6 克，生地 12 克，当归 9 克，蟅虫 9 克，防风 5 克。

【用法】 先将珍珠母煎 20 分钟后，再与其他药同煎，每日 1 剂。

方二

【主治】 祛风开窍止痛。用于偏头痛。

【组成】 白芷 30 克，冰片 15 克。

【用法】 将上药共研细末，密封于瓶中，偏头痛发作时用鼻闻。

方三

【主治】 活血化瘀，养血生新，搜风通络，解痉止痛。

【组成】 川芎 20 克，白芍 10 克，生地 10 克，当归 10 克，红花 10 克，黄芩 9 克，柴胡 9 克，钩藤 15 克，白芷 9 克，鸡血藤 15 克，生龙骨 20 克，生牡蛎 20 克，石决明 15 克。

【用法】 上药以水煎服，每日 1 剂。瘀血者加赤芍，并加大红花、桃仁、川芎；风寒型加麻黄、附子、细辛；风热型者加生石膏、菊花；肝肾阴虚加熟地，去生地。

方四

【主治】 补气养血，祛风通络。用于血管性头痛。

【组成】紫河车 15 克、全蝎末 2 克。

【用法】二药分别研末。紫河车每日 2 次,全蝎末每日 2 次,均温开水冲服。15 日为 1 个疗程。

◎ 头 痛 ◎

方一

【主治】祛风清热止痛。适用于风热头痛。

【组成】桑叶、菊花、夏枯草、白芷、黄芩各 9 克,连翘 12 克,藁本、薄荷各 6 克。

【用法】上药以水煎服,每日 1 剂。

菊 花

方二

【主治】祛风清热。适用于肝胆火旺兼外感风邪头痛。

【组成】桑叶 6 克,菊花 9 克,川芎 6 克,龙胆草 6 克,炒栀子 6 克,僵蚕 6 克,丹皮 6 克,木通 5 克。

【用法】上药以水煎服,每日 1 剂。

方三

【主治】疏风清热,行血散结,通窍止痛。适用于血管性头痛、神经性头痛、外伤性头痛。

【组成】川芎 30 克,荜拨、柴胡、白芷、土鳖虫各 20 克,葛根 50 克,羌活 15 克,蔓荆子、香附各 25 克,全蝎 10 克。

【用法】上药以水煎服,每日 1 剂。

方四

【主治】 祛风清热，活血止痛。适用于各类头痛。

【组成】 白芷、藁本、川芎各 6 克，黄芩、菊花、赤芍、牛膝、当归各 10 克，生地 12 克。

【用法】 上药以水煎服，每日 1 剂。

【附注】 血虚者加阿胶、龙眼肉；阴虚者前三味药减半，加山萸、麦门冬；肝阳上亢加夏枯草、石决明；血瘀者加桃仁、红花。

◎ 眩 晕 ◎

方一

【主治】 滋阴补血，健脾化湿。用于眩晕。

【组成】 党参、半夏各 9 克，当归、白芍、熟地、白术各 30 克，川芎、山萸肉各 15 克，天麻 9 克，陈皮 3 克。

【用法】 上药以水煎服，每日 1 剂。

方二

【主治】 平肝息风，化痰泄浊。用于眩晕。

【组成】 代赭石 30 克（先煎），夏枯草 12 克，姜半夏 12 克，猪苓 12 克，钩藤 12 克（后下）。

【用法】 上药以水煎服，每日 1 剂。

方三

【主治】 疏肝理气。用于肝气郁结之眩晕。

【组成】 柴胡、当归各 10 克，白术、白芍 12 克，青皮、黄芩各 9 克，甘草 6 克，枸杞子 10 克，薄荷（后下）6 克。

【用法】 上药以水煎服，每日 1 剂。

◎ 失眠 ◎

方一

【主治】宁心安神。

【组成】生枣仁、熟枣仁各15克，百合30克。

【用法】先用枣仁煎汤去渣，后煎百合，连汤同吃。

方二

【主治】补益心脾，养血安神。用于心脾两虚的失眠。

【组成】小红参10克，炙黄芪30克，广木香6克，陈皮、当归、炒白术、朱茯神、远志、炒枣仁各10克，龙眼肉12克。

【用法】上药以水煎服，每日1剂。

方三

【主治】滋阴降火，清心安神。用于阴虚火旺的失眠。

【组成】黄连6克，黄芩9克，阿胶、白芍、女贞子、丹皮各10克，鸡蛋黄2个。

【用法】上药以水煎服，鸡蛋黄用药汁趁热冲服，每日1剂。

方四

【主治】益气镇惊，安神定志。用于心虚胆怯的失眠。

【组成】党参15克，茯苓10克，远志10克，酸枣仁15克，生龙齿20克，珍珠母30克。

【用法】上药以水煎服，每日1剂。

山楂

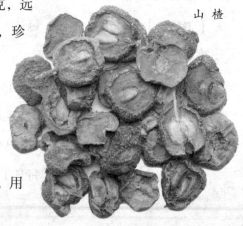

方五

【主治】和胃消导，胃和寐安。用于胃气不和失眠。

【组成】 焦山楂、神曲各 15 克，茯苓、莱菔子各 10 克，木香、陈皮、焦山栀各 60 克。

【用法】 上药以水煎服，每日 1 剂。

方六

【主治】 益气安神。用于心气虚失眠。

【组成】 绞股蓝茎叶 2 克，大枣 2 个，白糖适量。

【用法】 开水冲泡饮用，每日 3 ～ 5 次。

◎ 自汗、盗汗 ◎

方一

【主治】 益气固表，敛阴止汗。

【组成】 炙黄芪 30 克，党参 30 克，煅牡蛎 15 克，浮小麦 30 克，麻黄根 10 克，炙甘草 7 克。

【用法】 上药以水煎服，早晚各服 1 次。

【附注】 表虚甚者，可重用黄芪，加防风 10 克，白术 15 克。

方二

【主治】 舒肝解郁，收敛止汗。用于自汗。

【组成】 五倍子 30 克，广郁金 30 克。

【用法】 上药共研细末，同时取上药 15 克，蜜炙成膏，贴于乳头，用纱布固定，每日换药 1 次，5 ～ 7 日为 1 个疗程。

方三

【主治】 养阴清热止汗。

【组成】 当归 15 克，生地 15 克，熟地 15 克，黄芪 20 克，黄连 10 克，黄芩 6 克。

【用法】 上药以水煎服，早晚各 1 次。

方四

【主治】养阴祛风，固表止汗。

【组成】生黄芪 15 克，关防风 6 克，炒白术 6 克，生甘草 5 克，陈小麦 30 克，小红枣 10 个，牡蛎 30 克，龙骨 10 克。

【用法】上药以水煎服，早晚各 1 次。

◎ 局部出汗 ◎

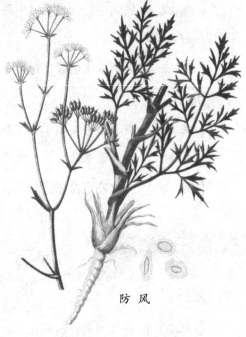

防 风

方一

【主治】益气养营，助阳固卫。用于半身汗出。

【组成】黄芪 30 克，肉桂 15 克，党参 20 克，白术 15 克，熟地 15 克，白芍 12 克，当归 12 克，川芎 15 克，茯苓 12 克，生甘草 6 克。

【用法】上药以水煎服，早晚各 1 次，5 ~ 7 日为 1 个疗程。

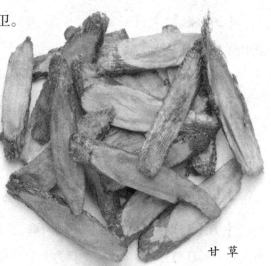

甘 草

方二

【主治】养气温阳，固表止汗。用于头汗。

【组成】龙骨 30 克，牡蛎 30 克，黄芪 15 克，白术 12 克，防风 10 克，浮小麦 20 克，乌贼骨 15 克。

【用法】上药以水煎服，早晚各 1 次。

方三

【主治】 养心敛汗。用于手汗。

【组成】 柏子仁 30 克，炒枣仁 15 克，荔枝仁 15 克，首乌 30 克，黄芪 60 克，生龙骨 30 克，生牡蛎 30 克。

【用法】 上药以水煎服，早晚各 1 次。

方四

【主治】 清热敛汗。用于脚汗。

【组成】 白矾 30 克，葛根 30 克。

【用法】 上药共研末，加水 1 升，煎沸数次，冷却后浸泡双足。7 日为 1 个疗程。

方五

【主治】 益气养阴敛汗。用于胸部出汗。

【组成】 人参 30 克，麦门冬 20 克，五味子 20 克，炙甘草 10 克，浮小麦 15 克。

【用法】 上药以水煎服，早晚各 1 次。

◎ 脑卒中后遗症 ◎

方一

【主治】 补气活血，通经活络。用于半身不遂。

【组成】 黄芪 40 克，当归 15 克，牛膝 12 克，桑枝 15 克，桃仁 12 克，红花 12 克，地龙 10 克，全蝎 5 克，乌梢蛇 10 克。

【用法】 上药以水煎服，早晚各 1 次。

方二

【主治】 祛风，除痰，通络。用于口眼㖞斜。

【组成】 白附子 5 克，僵蚕 8 克，全蝎 5 克，天麻 12 克，钩藤 12 克，石决明 15 克。

【用法】上药以水煎服，早晚各 1 次。

方三

【主治】益气活血，祛痰通脉，开窍益智。用于半身不遂、肢体麻木、腰膝酸软。

【组成】黄芪 30 克，丹参 25 克，川芎 12 克，牛膝 12 克，桃仁 12 克，红花 8 克，石菖蒲 10 克，远志 12 克，全蝎 5 克。

【用法】上药以水煎服，早晚各 1 次。

◎ 癫痫 ◎

方一

【主治】涤痰息风，开窍定痫。用于癫痫。

【组成】竹沥 30 克，石菖蒲 8 克，胆星 5 克，半夏 10 克，天麻 15 克，全蝎 8 克，僵蚕 8 克，琥珀（冲）3 克，茯神 15 克，远志 15 克。

【用法】上药以水煎服，早晚各 1 次。

方二

【主治】平肝息风，豁痰宣窍，镇惊定痫。

【组成】生铁落 60 克，生南星 12 克，炙远志 6 克，石菖蒲 9 克，炙地龙 9 克，丹参 15 克，炙甘草 6 克。

【用法】上药以水煎服，早晚各 1 次。

方三

【主治】镇惊安神。

【组成】茯神 15 克，僵蚕 5 克，枳壳 15 克，全蝎 5 克。

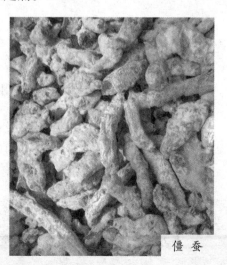

僵蚕

【**用法**】 上药共研末，蜜炙成丸，每服 2 克，1 日 3 次。

方四

【**主治**】 滋阴养血，镇心安神。

【**组成**】 珍珠母 22.5 克，当归 45 克，熟地 45 克，人参 30 克，酸枣仁 30 克，柏子仁 30 克，犀角 15 克，茯神 15 克，沉香 15 克，龙齿 15 克。

【**用法**】 上药共研末，蜜炙为丸，如梧子大，每服 40～58 丸，金银花、薄荷汤下，日午、夜卧服。

◎ 精神分裂症 ◎

方一

【**主治**】 辛热壮阳。用于精神分裂症阳虚型。

【**组成**】 制附子 9 克，肉桂 6 克，干姜 9 克，巴戟天 9 克，淫羊藿 9 克，仙茅 9 克，川椒 9 克，党参 9 克，黄芪 9 克，熟地 15 克，龟板 15 克，陈皮 9 克，炙甘草 6 克。

【**用法**】 上药以水煎服，每日 1 剂。

方二

【**主治**】 滋补肝肾。用于精神分裂症衰退型。

【**组成**】 龟板 15 克，枸杞子 15 克，生地 15 克，柏子仁 15 克，木香 9 克，桃仁 9 克，菟丝子 9 克，红花 9 克，当归 12 克，五味子 9 克。

【**用法**】 上药以水煎服，每日 1 剂。

方三

【**主治**】 清泻肝火，化痰开窍。用于精神分裂症。

【**组成**】 龙胆草 9 克，栀子 9 克，黄芩 9 克，柴胡 3 克，生地 12 克，石菖蒲 6 克，郁金 9 克，生大黄 10 克，熟大黄 10 克，黄连 3 克。

【**用法**】 上药以水煎服，每日 1 剂。

方四

【**主治**】 开窍解郁。用于痰热型精神病分裂症（即痰热蒙闭清窍之惊痫、癫狂、神昏谵语）。

【**组成**】 石菖蒲 10 克，郁金 10 克。

【**用法**】 上药以水煎服，每日 1 剂。

◎ 神经症 ◎

方一

【**主治**】 清心养阴，敛肝和脾，镇惊安神。用于癔症。

【**组成**】 淮山药 20 克，百合 12 克，生地 12 克，麦门冬 9 克，柏子仁 9 克，浮小麦 30 克，白芍 9 克，龙齿 10 克（先煎），牡蛎 30 克（先煎），陈皮 3 克，炙甘草 9 克，大枣 10 个。

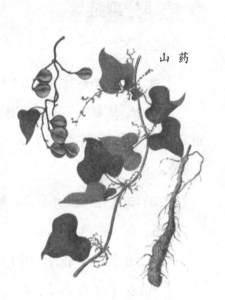

山 药

【**用法**】 上药以水煎服，每日 1 剂。

方二

【**主治**】 安神定志，化痰解郁。

【**组成**】 炒枣仁 15 克，太子参 9 克，百合 30 克，陈皮 6 克，云苓 12 克，浮小麦 30 克，生龙骨、生牡蛎各 15 克，桂圆肉 6 克，石菖蒲 9 克，莲子心 6 克，炙甘草 5 克。

【**用法**】 上药以水煎服，每日 1 剂。

方三

【**主治**】 清肝解郁，养血安神。用于神经衰弱。

【**组成**】钩藤 15 克，丹参 30 克，珍珠母 20 克，夏枯草 15 克，酸枣仁 15 克，合欢皮 12 克，炙甘草 3 克。

【用法】 上药以水煎服，每晚睡前 1 次顿服。

【附注】 心火亢盛者加黄连 3 克、莲心 2 克；纳差者加麦芽 9 克、佛手 9 克。

◎ 急性肾盂肾炎 ◎

方一

【主治】 清热解毒，利湿通淋。用于急性肾盂肾炎，症见发热、腰痛、脓尿。

【组成】 瞿麦 30 克，虎杖 20 克，木通 10 克，龙胆草 6 克，石苇 30 克，马鞭草 30 克。

【用法】 上药以水煎，每日服 3 次。

【附注】 寒战高热不退加柴胡 15 克、荆芥穗 15 克；恶心呕吐加竹茹 15 克、制半夏 12 克；湿盛加薏苡仁 30 克、六一散 15 克、云苓 20 克。

方二

【主治】 清热凉血，止血通淋。用于急性肾盂肾炎伴有血尿。

【组成】 瞿麦 30 克，茜草 20 克，炒栀子 12 克，大蓟、小蓟各 30 克，白茅根 30 克，马鞭草 30 克，生甘草 10 克，生地榆 30 克，生大黄 10 克，生地 20 克，猪苓 12 克，贯众 15 克。

【用法】 上药以水煎，每日服 3 剂。

【附注】 尿中夹有血块者加三七 10 克、淡豆豉 30 克。

◎ 慢性肾盂肾炎 ◎

方一

【主治】 滋阴补肾，清热利湿。用于慢性肾盂肾炎，症见低热、腰酸痛、小便淋漓不净、频数有热感、苔薄少、舌质红、脉沉细数。

【组成】知母 12 克，黄柏 12 克，肉桂 2 克，益母草 30 克，虎杖 20 克，泽泻 20 克，生地 15 克，覆盆子 30 克，白花蛇舌草 30 克。

【用法】上药以水煎，日服 3 次。

方二

【主治】益气健脾利湿通淋。用于慢性肾盂肾炎，症见疲倦乏力、纳差、小腹胀坠、尿意频频、淋漓不净。

【组成】黄芪 30 克，党参 15 克，炒白术 30 克，泽泻 20 克，薏苡仁 30 克，半枝莲 30 克，石苇 30 克，牛膝 15 克，木瓜 15 克。

【用法】上药以水煎，每日服 2 次。

方三

【主治】益气养阴，利水通淋。用于慢性肾盂肾炎，症见小便艰涩不利、尿意不尽、小腹胀满、心悸、气短、失眠多梦、口干舌燥、困倦乏力、苔少舌红。

【组成】黄连 9 克，黄柏 12 克，阿胶 15 克，肉桂 20 克，车前子 15 克，赤茯苓 20 克，党参 15 克，白术 30 克，女贞子 20 克，枸杞子 20 克。

【用法】水煎，日服 2 次，每日 1 剂。

◎ 急性膀胱炎、尿路感染 ◎

方一

【主治】泻火解毒，利湿通淋。用于急性膀胱炎、尿路感染。

【组成】瞿麦 30 克，冬葵子 20 克，车前子 15 克，猪苓 12 克，木通 10 克，马鞭草 30 克，金银花 30 克，甘草 6 克，淡竹叶 10 克，木香 10 克。

【用法】上药以水煎，每日 1 剂，分 2 次服，病情重者每日 2 剂，分 4 次服。

方二

【主治】清热利湿，凉血解毒。用于急性膀胱炎或尿路感染伴血尿症状。

【组成】马鞭草 30 ~ 60 克，生地榆 30 克，大枣 5 个。

【**用法**】 上药以水煎，日服 1 剂，分 2 次服。

◎ 前列腺炎、前列腺增生 ◎

方一

【**主治**】 清肝泻火，利湿通淋。用于急性前列腺炎，症见少腹急痛、睾丸精索胀痛、尿频、排尿不适、尿道口流白色黏液、苔淡黄腻、脉弦滑。

【**组成**】 柴胡 10 克，龙胆草 10 克，通草 10 克，黄芩 12 克，栀子 10 克，紫地丁 30 克，土茯苓 20 克，大黄 9 克，蚤休 15 克，牛膝 15 克，金银花 30 克。

【**用法**】 上药以水煎，每日 1 剂，分 2 次服。另用黄柏 30 克、丹参 30 克、土茯苓 30 克、枯矾 30 克，煎汤坐浴。

【**附注**】 淤阻尿道加冬葵子 15 克，萹草 30 克，地龙 12 克；血尿加白茅根 30 克、瞿麦 30 克、琥珀 6 克；尿浊加萆薢 15 克、石菖蒲 12 克；阴部潮湿多汗加苍术 12 克、黄柏 12 克、薏苡仁 30 克；疼痛放射至腰骶部、耻骨联合及会阴、阴茎部加制乳香、没药各 6 克，血竭 6 克，白芷 10 克。忌性生活，忌酒，保持大便通畅。

方二

【**主治**】 理气化湿，活血化瘀。主治慢性前列腺炎，症见小腹胀痛、腰痛、小便艰涩而黄、大便干结、舌质暗而有瘀紫斑点。

【**组成**】 知母 12 克，黄柏 12 克，肉桂 2 克，木香 10 克，青陈皮 10 克，炒川楝 12 克，炒桃仁 12 克，泽兰 15 克，赤芍 15 克，败酱草 30 克，炒王不留行 15 克，炮山甲 15 克。

【**用法**】 上药以水煎，每日服 1 剂，每日 2 次。

方三

【**主治**】 益气温阳，填精补肾。用于慢性前列腺炎，症见会阴部坠胀、排尿无力、尿后余淋不尽、头晕、心悸、失眠、腰酸乏力、性功能障碍、早泄、遗精、不育、射精障碍。

【组成】 生地、熟地各 15 克，首乌 15 克，女贞子 15 克，枸杞子 15 克，菟丝子 15 克，仙灵脾 15 克，巴戟天 15 克，肉桂 2 克，黄柏 12 克，知母 15 克，炙远志 10 克。

【用法】 上药以水煎，日服 1 剂，每日 2 次。

方四

【主治】 化瘀通淋，软坚散结。用于前列腺肥大、排尿困难、淋漓不尽，甚则尿闭不通。

【组成】 生地、熟地各 15 克，当归 30 克，黄芪 40 克，赤芍 12 克，炒桃仁 12 克，泽兰 15 克，虎杖 20 克，炮山甲 15 克，炒王不留行 15 克，知母 12 克，黄柏 12 克，肉桂 20 克。

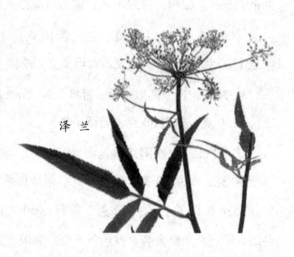

泽 兰

【用法】 上药以水煎，每日服 1 剂，分 2 次服。

◎ 泌尿系统结石 ◎

方一

【主治】 温肾利水。用于输尿管结石嵌顿性肾积水症。

【组成】 附片、桂枝、川续断、仙灵脾、黄精、川椒、牛膝、枳实、车前子等各适量。

【用法】 上药以水煎，每日 1 剂，分 2 次服。一般以 3 个月为 1 个疗程。单纯阴虚者去附片、桂枝，改用生地、白芍，血尿较重者加服三七粉。

方二

【主治】 清热利尿，消石排石。用于泌尿系统结石。

【组成】 车前子、冬葵子、煅鱼脑石、鸡内金各15克，滑石24克，海金砂、金钱草各40克，泽泻、广地龙、淮牛膝各12克，玄明粉3克（化服），甘草4克。

【用法】 每日1剂，水煎，分3次服。

【附注】 腰酸痛者加杜仲、川续断、桑寄生；尿中带血者加白茅根、大蓟、小蓟；伴感染者加金银花、蒲公英、山栀；气虚者加潞党参、炙黄芪等。

方三

【主治】 清热利尿，消石排石。用于泌尿系统结石。

【组成】 金钱草30克，海金砂、车前子各15克，鸡内金（研冲）10克，淮牛膝、郁金、延胡索各12克，甘草梢6克，石苇、滑石、香附、瞿麦各20克。

【用法】 上药以水煎服，每日1剂。

方四

【主治】 活血化瘀，利尿排石。用于输尿管结石。

【组成】 三棱、莪术、赤芍、车前子各15克，穿山甲、皂角刺、桃仁、川牛膝、青皮、白芷、枳壳各9克，厚朴、乳香、没药、生薏苡仁各6克，金钱草30克。

【用法】 上药以水煎取药液200毫升，2次分服。

【附注】 明显血尿者加白茅根、旱莲草；尿中有脓细胞者加生地榆、黄柏；肾阳虚者加附子、肉桂；脾虚者加茯苓、炒白术；气虚者减三棱、莪术用量，重用生薏苡仁。

方五

【主治】 益气逐瘀，散结排石，缓急止痛。用于泌尿系结石。

【组成】 小蓟、干姜、官桂各3克，赤芍、生蒲黄、炒五灵脂、川芎、延胡索、当归、制没药各10克。

【用法】 上药以水煎服，每日1剂。

【附注】 肾绞痛加白芍30克，甘草10克；血尿加白茅根30克、琥珀末10克（冲服）；气虚加黄芪30克、党参15克；阴虚加生地20克、旱莲草30克；小便涩痛加金钱草30克、石苇20克；湿热甚去干姜、官桂，加石苇20克、金钱草30克。

方六

【主治】 活血祛瘀，利尿排石。清热化湿排石无效时，经常腰疼、苔腻舌暗紫或有瘀血斑点。用于尿路结石。

【组成】 炮穿山甲15克，炒王不留行15克，牛膝20克，石苇30克，急性子（凤仙花子）15克，琥珀6克，海金砂30克，金钱草30克，茯苓30克。

【用法】 上药以水煎服，每日1剂，分2次服。

◎ 遗尿、小便失禁 ◎

方一

【主治】益气健脾，固涩止尿。用于久病体虚、面色㿠白、气短、小腹满胀、尿意频急、时有自遗或不禁、脉细弱。

【组成】炙黄芪60克，炒白术30克，党参12克，升麻10克，炒山药30克，覆盆子15克，炙甘草6克，煅龙牡30克，五味子30克。

【用法】上药以水煎服，每日1剂，2次服。

方二

【主治】 温补肾阳，固涩止遗。用于小儿遗尿及老年尿失禁。

【组成】 熟地15克，萸肉15克，金樱子20克，女贞子15克，桑螵蛸15克，益智仁15克，菟丝子30克，覆盆子30克，五倍子15克，石菖蒲10克，韭菜子30克。

【用法】 上药以水煎，每日1剂，分2次服。

方三

【主治】 活血化瘀，束尿止遗。用于产后损伤或膀胱肿瘤所致小便滴淋不畅、时有自遗、小腹胀满隐痛、舌质紫暗或有紫斑。

【组成】 全当归20克，赤芍15克，川芎12克，炒桃仁15克，红花10克，益母草30克，炮姜炭6克，炒蒲黄10克，炒灵脂12克。

【用法】 上药以水煎，每日1剂，分2次服。

◎ 淋 病 ◎

方一

【主治】 清热利湿，解毒攻浊。用于淋病下焦热毒型（急性期）。

【组成】车前子15克，瞿麦15克，萹蓄15克，栀子12克，木通12克，滑石粉20克，萆薢20克，土茯苓30克，蒲公英20克，大黄6克，炙甘草6克。

【用法】 上药以水煎，每日1剂，日服2次。

方二

【主治】 清热利水通淋。用于淋病下焦热毒型（急性期）。

【组成】海金砂、滑石粉各30克，甘草10克。

【用法】 上药共研细末，每次5克，以灯芯汤送服。

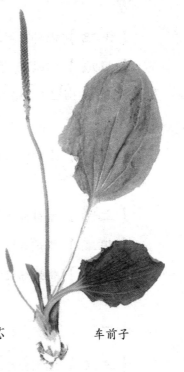

车前子

方三

【主治】 清热解毒通淋。用于下焦热毒型淋病。

【组成】 向日葵子30克，鸦胆子40粒。

【用法】 将向日葵子捣碎煎汤，送服鸦胆子仁（去皮，破者勿用，服时宜吞下）。

方四

【主治】滋阴降火补肾。用于肾阴虚型淋病。

【组成】知母 10 克，黄柏 10 克，生地 10 克，萸肉 15 克，山药 15 克，茯苓 15 克，丹皮 12 克，泽泻 12 克，车前子 15 克，虎杖 30 克。

【用法】上药以水煎服，每日 2 次。

◎ 阳 痿 ◎

方一

【主治】温补肾阳，滋阴养血。

【组成】熟地 25 克，黄芪 30 克，当归 10 克，白芍 12 克，巴戟天 15 克，麦门冬 12 克，枸杞子 15 克，柏子仁 9 克，覆盆子 15 克，虎胫骨 15 克，鹿茸 9 克，肉桂 9 克。

【用法】上药以水煎服，早晚各 1 次。治疗期间忌房事。

方二

【主治】温肾补元。

【组成】蚯蚓 6 克。

【用法】将蚯蚓捣汁后加入少许韭菜汁用酒调服。服药期间忌房事。

方三

【主治】温阳补肾。

【组成】羊睾丸 2 只，陈酒 60 毫升。

【用法】早晨蒸服，连服 1 月为 1 个疗程。服药期间忌房事。

方四

【主治】温阳补肾。

【组成】鹿茸粉 3 克，紫河车粉 5 克，肉苁蓉粉 10 克。

【用法】上药粉混匀，蜜炙成丸，每日 6 克，开水吞服。

方五

【主治】温阳滋阴补肾。

【组成】鹿角胶 4 克，鹿角霜 10 克，菟丝子 15 克，柏子仁 15 克，熟地 15 克。

【用法】上药研末，蜜炙成丸，每服 9 克，每日早晚各服 1 次。

◎ 遗 精 ◎

方一

【主治】清心宁神，滋阴清热。

【组成】黄连 15 克，生地 12 克，当归 10 克，枣仁 12 克，茯神 13 克，远志 12 克，人参 15 克，甘草 6 克，莲子 9 克。

【用法】上药以水煎服，早晚各 1 次。

方二

【主治】清热利湿。用于梦遗。

【组成】萆薢 10 克，黄柏 3 克，茯苓 5 克，车前子 7 克，莲子心 4 克，丹参 7 克，菖蒲 3 克，白术 3 克。

【用法】上药以水煎服，早晚各 1 次。

方三

【主治】补肾益精，固涩止遗。

【组成】沙苑蒺藜 15 克，芡实 12 克，莲须 12 克，熟地 15 克，山药 12 克，山茱萸 12 克，枸杞子 15 克，杜仲 12 克，菟丝子 12 克，制附子 3 克，肉桂 5 克，当归 12 克，鹿角胶 15 克（冲服）。

【用法】上药以水煎服，早晚各 1 次。

方四

【主治】 清火平阳。用于梦遗、滑精。

【组成】 干荷叶30克。

【用法】 将干荷叶研细末，早、晚冲服，每次3克，或装入胶囊吞服。

方五

【主治】 益精止遗。

【组成】 金樱子1千克。

【用法】 上药浓煎去渣，蜜炙成膏，每次10克，每日2次。

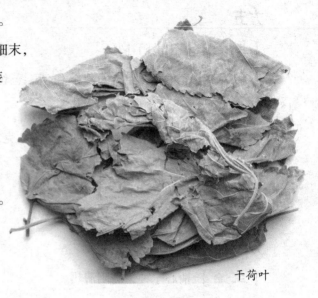

干荷叶

◎ 癃 闭 ◎

方一

【主治】 健脾补肾，益气保精。用于癃闭（脾肾两亏，气阴耗绝型）。

【组成】 制附子6克，肉桂1.5克，生黄芪30克，黄精30克，人参9克，白术10克，生薏苡仁15克，车前子30克，茅根30克，泽泻10克，猪苓10克，川牛膝10克，川芎6克，丹参15克。

【用法】 上药以水煎服，早晚各1次。

方二

【主治】 温肾利水。

【组成】 玉米穗120克，小茴香3克。

【用法】 上药加入适量水放锅中煮，沥出残渣，加适量砂糖调味，当茶饮。

方三

【主治】 温肾助阳，芳香开窍。

【组成】 葱白1千克，麝香20克。

【用法】 葱白捣碎，入麝香拌匀分2包，先置脐上1包，热熨约15分钟，交替使用，以通为度。

方四

【主治】 行瘀散结，通利二便。

【组成】牛膝20克，虎杖15克，车前子15克，桃仁12克，王不留行12克，大黄10克（后下），通草10克，红花10克，冬葵子10克，琥珀10克（冲服）。

【用法】 上药以水煎服，早晚各1次。

◎ 血 尿 ◎

方一

【主治】 泄热通淋，凉血止血。用于血淋。

【组成】 小蓟30克，生地20克，蒲黄9克，藕节9克，木通9克，竹叶15克，甘草梢10克，滑石15克。

【用法】 上药以水煎服，早晚各1次。

方二

【主治】 活血化瘀，凉血止血。

【组成】 活地龙50条，生大蓟120克，白糖200克。

【用法】把蚯蚓置清水中加几滴麻油，反复2次，呈透明状为止。取出蚯蚓，撒上白糖至蚯蚓化成糖汁，另取生大蓟120克，加水煮沸约10分钟时冲入蚯蚓糖汁即可。用时空腹热服。

方三

【主治】 活血止血。

【组成】 茜草 300 克。

【用法】 上药研末，蜜炙成丸，每服 3 克，每日 3 次。

方四

【主治】 清热解毒，凉血止血。

【组成】 马鞭草 50 克，生地榆 30 克，大枣 4 个。

【用法】 上药以水煎服，每日 3 次。

◎ 乳糜尿 ◎

方一

【主治】 清热利湿。

【组成】 飞廉 120 克。

【用法】 水煎代茶饮。乳糜尿兼小便不利者加玉米秸心 30 克；乳糜血尿者可加荠菜 60 克、墨旱莲 60 克；乳糜尿病程较长，症见形寒肢冷、腰膝酸软等肺肾阳虚表现者再加上方飞廉 60 克，另加白芥子 18 克、干姜 6 克、附子 3 克、桂枝 6 克、菟丝子 9 克。

方二

【主治】 滋阴补肾固涩。

【组成】 黄精 30 克，大蓟 30 克，石苇 30 克，益母草 20 克，覆盆子 30 克，熟地 15 克，杜仲 12 克，补骨脂 15 克，细辛 3 克，核桃肉 15 克。

【用法】 上药以水煎服，早晚各 1 次。

方三

【主治】补肾健脾，清利湿热，分清化浊。

【组成】益智仁 12 克，琥珀 6 克（冲服），知母 12 克，黄柏 8 克，苦参 10 克，茯苓 15 克，

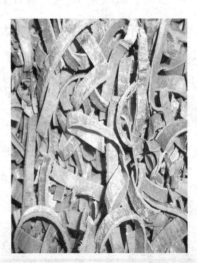

黄柏

萆薢 15 克，肉桂 4 克。

【用法】 上药以水煎服，每日 1 次。

◎ 肾病综合征 ◎

方一

【主治】 益气活血。

【组成】 黄芪 12 克，党参 9 克，丹参 9 克，益母草 12 克，当归 12 克，薏苡仁 15 克。

【用法】 上药以水煎服，早晚各 1 次。水肿不退者加山药 15 克、苍术 15 克。

方二

【主治】 滋阴清热，益气健脾。

【组成】 黄芩 15 克，地骨皮 30 克，柴胡 12 克，黄芪 30 克，茯苓 15 克，莲子 15 克，车前子 20 克，麦门冬 20 克，甘草 5 克，党参 30 克。

【用法】 上药以水煎服，早晚各 1 次。

方三

【主治】 益气活血，和胃利水。

【组成】 鲤鱼 250 克，黄芪 50 克，赤小豆 60 克，砂仁 15 克，生姜 9 克，山药 20 克。

【用法】 上药加适量水煎 30 分钟后，将鲤鱼洗净入药同煎，沸后以文火炖 40 分钟，吃鲤鱼喝汤，每日 1 剂。

方四

【主治】 补肾壮阳，益气活血。

【组成】 覆盆子 15 克，补骨脂 10 克，肉苁蓉 10 克，仙茅 10 克，仙灵脾 30 克，黄芪 50 克，党参 30 克，黑豆 15 克，当归 15 克，赤芍 12 克，桃仁 12 克，益母草 30 克，玉米须 30 克。

【用法】 上药以水煎服，每日 2 次。

◎ 尿崩症 ◎

方一

【主治】 坚阴降火，生津止渴，滋肾固摄。

【组成】 石膏 60 克（先煎），知母 6 克，生甘草 6 克，牛膝 15 克，生地 15 克，熟地 15 克，黄柏 9 克，黄芩 9 克，玄参 9 克，金樱子 10 克，芦根 12 克，北沙参 30 克。

【用法】 水煎服，每日 1 剂。

方二

【主治】 健脾益气，滋阴生津。用于脾胃气阴不足型尿崩症。

【组成】 党参 15 克，生黄芪 50 克，山药 40 克，砂仁 5 克（后下），麦芽 15 克，石斛 25 克，麦门冬 20 克，花粉 20 克，枸杞子 20 克，女贞子 25 克。

【用法】 上药以水煎服，每日 1 剂。

方三

【主治】 益气固涩。用于肺痛气阴两虚型尿崩症。

【组成】 黄芪 30 克，升麻 6 克，葛根 20 克，天花粉 15 克，桑螵蛸 15 克，煅牡蛎 30 克（先煎），五味子 12 克，炒白术 10 克，陈皮 6 克，甘草 6 克。

【用法】 上药以水煎服，每日 1 剂。

◎ 甲状腺功能亢进症 ◎

方一

【主治】 育阴潜阳，舒肝醒脾，化痰消瘿。用于阴虚阳亢型甲状腺功能亢进症。

【**组成**】玄参9克，白芍9克，丹皮9克，生地9克，当归9克，茯苓9克，山萸肉6克，生龙骨、生牡蛎各30克（先煎），夏枯草12克，浙贝母9克，瓦楞子15克，青皮9克，陈皮9克，三棱9克，莪术9克。

【**用法**】上药以水煎服，每日1剂。气虚者去行气药青皮、陈皮、三棱、莪术，加党参、黄芪、白术；突眼明显者加青葙子、菊花、车前子；消渴症重者加花粉、知母、石膏、葛根，重用生地、山药；心悸失眠者加夜交藤、生赭石、炒枣仁、珍珠母；脾虚溏泄者减生地、白芍，加白术、党参、山药、泽泻；咽喉肿痛，午后热重者加百合、玉竹，重用生地、玄参；心气不足、气短水肿者去三棱、莪术、青皮，加党参、黄芪、合欢皮、白术、神曲、白茅根、车前子。

方二

【**主治**】清气火，以救阴。

【**组成**】柴胡10克，黄芩15克，半夏15克，龙骨30克（先煎），牡蛎30克，生石膏30克（先煎），生铁落15克（先煎），葛根20克，钩藤15克（先煎），僵蚕10克，甘草5克。

【**用法**】上药以水煎服，每日1剂。

【**附注**】大便干结加大黄。

方三

【**主治**】滋阴泻火。用于阴虚火旺型甲状腺功能亢进症。

【**组成**】黄药子25克，生地25克，生牡蛎25克（先煎），玄参2克，黄连10克，黄芩10克，黄柏10克，龙胆草10克，甘草15克。

【**用法**】上药以水煎服，每日1剂。气滞甚加青皮、乌药；痰盛加浙贝母；肝阳上亢加珍珠母、钩藤；甲状腺肿大加甲珠、漏芦。

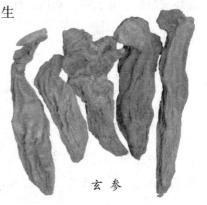

玄参

方四

【主治】清热泻火，益气滋阴。用于阳明胃热型甲状腺功能亢进症。

【组成】黄芩9克，黄柏6克，黄连3克，玉竹21克，生地24克，白芍15克，甘草9克，花粉15克，党参15克。

【用法】上药以水煎服，每日1剂。

◎ 甲状腺功能减退症 ◎

方一

【主治】温中健脾，扶阳补肾。用于脾肾阳虚型甲状腺功能减退症。

【组成】附子6克，干姜3克，肉桂2克，党参15克，茯苓9克，白术9克，炙甘草5克。

【用法】上药以水煎服，每日1剂。肉桂研粉吞服。腹胀加砂仁；水肿加车前子、赤小豆、泽泻；便秘加黄芪、火麻仁。

方二

【主治】健脾利湿，平肝。用于肝旺脾虚型甲状腺功能减退症。

【组成】柴胡10克，白芍15克，党参15克，白术10克，茯苓15克，甘草3克。

【用法】上药以水煎服，每日1剂。水肿剧加车前子、泽泻；口苦失眠、烦躁加丹皮、龙胆草、茵陈、栀子；腹胀加陈皮、砂仁；便秘加栝楼、火麻仁；口干加玄参、生地。

方三

【主治】益气温阳，健脾补肾。用于甲状腺功能减退症。

【组成】党参20克，黄芪30克，桂枝5克，制附片

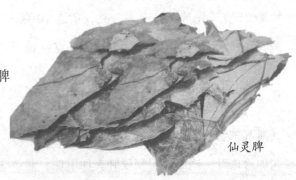

仙灵脾

10克，茯苓 20克，泽泻 20克，仙茅 15克，仙灵脾 15克，补骨脂 10克，甘草 5克。

【用法】上药以水煎服，每日 1剂。畏寒、肢冷、水肿减轻可加麦门冬 12克、玉竹 12克、五味子 5克。

◎ 肾上腺皮质功能亢进症 ◎

方一

【主治】滋阴潜阳，疏肝理气，和血。

【组成】川楝子 12克，沙参 15克，麦门冬 15克，生白芍 18克，生地 24克，合欢皮 15克，丹皮 9克，生牡蛎 30克（先煎），甘草 9克，夏枯草 30克。

【用法】水煎服，每日 1剂。

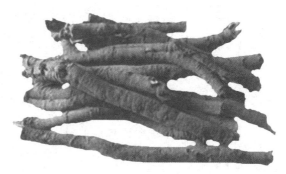

丹 皮

方二

【主治】滋阴补肾。用于肝肾阴虚型肾上腺皮质功能亢进症。

【组成】生地 20克，熟地 20克，北沙参 20克，枸杞子 12克，山萸肉、山药各 25克，泽泻 5克，茯苓 15克，丹皮 10克，麦门冬 10克，知母 10克，黄柏 10克，杜仲 15克，牛膝 15克。

【用法】上药以水煎服，每日 1剂。

◎ 男性乳房发育症 ◎

方一

【主治】疏肝理气解郁，化痰散结通络。用于痰气郁结型男性乳房发育症。

【组成】青皮6克，陈皮15克，当归15克，赤芍15克，天花粉15克，王不留行15克，全栝楼30克，丹皮30克，柴胡12克，川贝母10克。

【用法】上药以水煎服，每日1剂。

方二

【主治】养血疏肝，活血通络。用于肝郁血虚型男性乳房发育症。

【组成】丹参30克，首乌30克，山楂30克，当归15克，白芍15克，赤芍15克，郁金15克，陈皮15克，橘核15克，香附15克，柴胡12克。

【用法】上药以水煎服，每日1剂。

方三

【主治】温肾壮阳，补益命门。用于肾阳虚衰型男性乳房发育症。

【组成】熟地30克，山药30克，巴戟天15克，杜仲15克，仙灵脾15克，阳起石15克，党参15克，制附子15克（先煎），肉桂6克（后下），甘草6克。

【用法】水煎服，每日1剂。

方四

【主治】理气化痰，软坚散结。用于气滞痰凝型男性乳房发育症。

【组成】青皮9克，制没药9克，制草乌6克，昆布12克，海藻12克，夏枯草12克。

【用法】每日1剂，每剂煎成50毫升，每次服25毫升，每日服2次。

◎ 糖尿病 ◎

方一

【主治】滋阴潜阳，益气生津。

【组成】山药30克，龙骨30克（先煎），牡蛎30克（先煎），党参24克，麦门冬12克，知母12克，玄参24克，天花粉15克。

【用法】上药以水煎服，每日1剂。脉细数无力、病程长、渴甚、尿量过多，可加熟地、萸肉、金樱子；伴咳嗽者，加桑叶、五味子。

方二

【主治】 清热养阴，益气生津。

【组成】 生石膏30克，黄精30克，黄芪30克，人参叶10克，知母10克，生地15克，熟地15克，玄参10克，枸杞子10克，山药10克。

【用法】 上药以水煎服，每日1剂。口渴甚者重用石膏、知母，加石斛；久病肾阳虚者加仙灵脾。

方三

【主治】 泻热导滞，益气养阴，活血散瘀。用于阴虚实热型糖尿病。

【组成】 大黄6克，桃仁9克，玄明粉3克，甘草3克，桂枝6克，玄参12克，生地12克，麦门冬12克，黄芪30克。

【用法】 上药以水煎服，每日1剂，饭后2小时服。尿多者加山萸肉；眼底出血者加赤芍、丹皮；周围神经炎者加鸡血藤、忍冬藤、防风。

方四

【主治】 甘寒润燥，清热生津。

【组成】 天花粉18克，麦门冬30克，乌梅5克，浮小麦30克，鲜茅根30克，鲜竹茹12克，地骨皮15克。

【用法】 上药以水煎服，每日1剂。

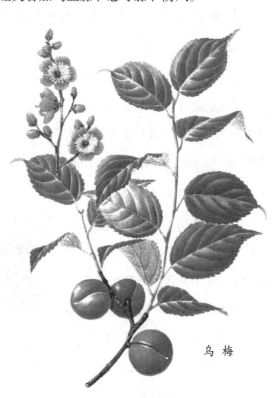

乌 梅

方五

【主治】 清热解毒，益气养阴。用于糖尿病酮症。

【组成】生黄芪40克，生地30克，山药30克，玄参35克，黄芪15克，黄连15克，川芎15克，黄柏15克，赤芍15克，苍术15克，山栀20克，茯苓20克，当归20克，生牡蛎50克（先煎）。

【用法】上药以水煎服，每日1剂。头晕头痛者加夏枯草、钩藤、生龙骨、菊花；视物模糊者加青葙子、枸杞子、草决明、茺蔚子；渴饮无度者加生石膏、知母、花粉、海蛤粉；恶心呕吐者加陈皮、半夏、竹茹、佩兰；小便频数者加桑寄生、覆盆子、菟丝子、五味子；思睡不醒似昏者加郁金、石菖蒲、远志。

◎ 高脂血症 ◎

方一

【主治】疏肝利胆，消食化瘀。

【组成】柴胡15克，决明子12克，生山楂12克，生大黄10克（后下）。

【用法】上药以水煎服，每日1剂。

方二

【主治】补脂益肾，健脾渗湿。

【组成】制首乌30克，金樱子30克，决明子30克，薏苡仁30克，茵陈24克，泽泻24克，山楂18克，柴胡12克，郁金12克，酒大黄6克（后下）。

【用法】上药以水煎服，每日1剂。14日为1个疗程，一般服药1～3个疗程。眩晕明显者，加桑寄生、生赭石；脘腹痞闷、倦怠无力者，去金樱子，加黄芪、茯苓、炒莱菔子；肢体麻木、疼

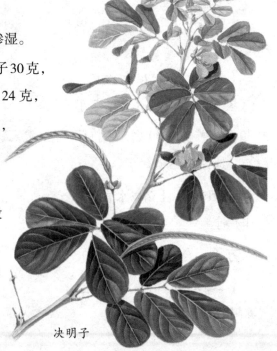

决明子

痛者，去金樱子，加丹参、桑枝、桃仁、路路通；视物昏花者，加茺蔚子、青葙子、杭菊花。

方三

【主治】消食积，化瘀血。

【组成】山楂50克，丹参30克，延胡索15克，菊花15克，红花15克，麦芽40克。

【用法】上药以水煎服，每日1剂。

◎ 慢性萎缩性胃炎 ◎

方一

【主治】疏肝养胃，理气和络。用于肝胃气滞型萎缩性胃炎。

【组成】醋柴胡、广郁金、生白芍、制香附、广木香、佛手、延胡索、金铃子各10克。

【用法】上药以水煎内服，每日1剂。嗳气无酸者加山楂、乌梅、苏子、苏梗各10克；呕恶者加姜半夏、广陈皮、旋复梗各10克；口干、口苦而胃脘灼痛者可减柴胡，并加黄连2克，生白芍可用至30～50克。

柴胡

方二

【主治】温中健脾，和胃理气。用于虚寒型萎缩性胃炎。

【组成】吴茱萸3～5克，干姜4～6克，砂仁6～10克（后下），白术、香附各10克，炙甘草5克。

【用法】上药以水煎内服，每日1剂。胃寒甚者加肉桂3～5克；气虚甚者加黄芪、党参各10克。

方三

【主治】 酸甘养阴。用于胃阴不足型萎缩性胃炎。

【组成】 宣木瓜、生山楂、生白芍、五味子各 10 ~ 30 克，乌梅 10 ~ 15 克，甘草 10 克，砂仁 5 克（后下）。

【用法】 上药以水煎服，每日 1 剂。气虚乏力者加黄芪 30 克，陈皮 10 克；舌红、口干喜饮加知母 10 克，天花粉 5 ~ 30 克。

方四

【主治】 养胃阴，止疼痛。用于胃阴亏乏之萎缩性胃炎。

【组成】 北沙参 15 克，麦门冬 15 克，生地 10 克，玉竹 12 克，石斛 12 克，川楝子 10 克，延胡索 10 克，香附 10 克。

【用法】 水煎内服，每日 1 剂。口苦嗳气胁痛者加郁金、薄荷；脘腹胀满嗳气者，酌加广木香、陈皮等。

◎ 溃疡性结肠炎 ◎

方一

【主治】 清热解毒，凉血止痛。用于湿热内蕴型溃疡性结肠炎。

【组成】 马齿苋 30 克，地丁草 30 克，一见喜（穿心莲）30 克，白头翁 30 克，红藤 30 克。

【用法】 上药以文火水煎 100 ~ 200 毫升，保留灌肠，每日 1 次。10 ~ 15 日为 1 个疗程。

方二

【主治】 调和肝脾，收敛止泻。用于肝脾不和型溃疡性结肠炎。

【组成】生白芍 12 克，椿根皮 9 克，海螵蛸 15 克，防风 9 克，赤石脂 30 克，甘草 3 克，槐花 15 克。

【用法】 上药以水煎，饭后服，每日 1 剂。便血严重者，加侧柏炭 15 克、丹皮 10 克；里急后重明显者改防风 12 克，加葛根 6 克。

方三

【主治】清热凉血，化湿止泻。用于湿热内蕴迫血下行型溃疡性结肠炎。

【组成】土大黄 30 克，苦参 30 克，白及 20 克，杜仲炭 25 克，地榆炭 25 克。

【用法】 先以温水浸渍 30 分钟，再以文火煎取浓汁保留灌肠，每日 1～2 次。如腹痛甚而伴严重黏液便者，加黄连 5 克、白头翁 30 克；肠鸣辘辘而伴阵阵腹痛者加防风 20 克。本方主要适用于以黏液血便为突出症状的疾病。

方四

【主治】 清热凉血，化湿泄浊。用于湿热蕴结型溃疡性结肠炎。

【组成】 马齿苋 60 克，地榆 15 克，黄柏 15 克，半枝莲 30 克。

【用法】 上药以水煎，浓缩至 100～200 毫升，保留灌肠，每日 1 剂，20 日为 1 个疗程。

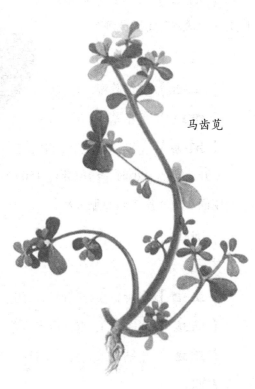

马齿苋

方五

【主治】 病症较轻者或处于恢复期者。

【组成】 金银花 60 克，米壳 10 克。

【用法】 先将金银花炒黄，并研成细末，然后以米壳水煎汁的 1/3 送服药末 20 克左右，每日 3 次。方中的米壳忌用于本病的急性发作期，慎用于兼有高血压及冠心病的患者。

◎ 风湿性关节炎 ◎

方一

【主治】 祛风除湿，舒筋活络。用于风湿痹证。

【组成】 老鹳草、豨莶草各30克。

【用法】 上药以水煎服，每日1剂。豨莶草宜用黄酒蒸制。

方二

【主治】 祛风除湿。

【组成】 鹿衔草30克。

【用法】 上药以水煎服，用水200毫升，煎开后再熬半小时，约取药汁150毫升。每剂用同法煎3次，每日服3次。

【附注】 孕妇忌用。

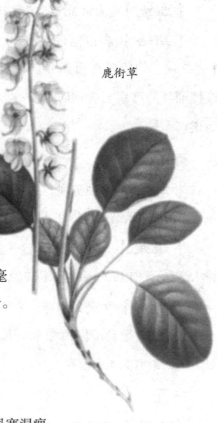

鹿衔草

方三

【主治】 健脾，渗湿，通络。用于风寒湿痹。

【组成】 豨莶草15克，白术、薏苡仁各12克。

【用法】 上药以水煎服，每日1剂。

方四

【主治】 温经散寒，祛风除湿。用于急、慢性风湿性关节炎。

【组成】 木鳖子5千克，麻黄1.25千克，麻油1.5升，面粉1千克。

【用法】 将前二味药用适量水煎约100分钟，拣去麻黄。用刀将木鳖子表皮刮净、切片，并用麻油煎约60分钟，以后再用沙微炒，趁脆研细末，最后以面粉打糊为丸，如梧桐子大。成人每晚在临睡前服9～10丸，开水吞服，如用陈酒更佳，儿童酌减。1个月为1个疗程。

◎ 类风湿性关节炎 ◎

方一

【主治】清热凉血，养阴生津。

【组成】干地黄30克。

【用法】用水500毫升，稍浸泡后用文火煎，取药液100克。用同方法连煎3次取药液共300毫升，每日1剂分3次服完。每服7日，间隔3日然后再服。

方二

【主治】祛风除湿，舒筋活络。

【组成】老鹳草30克。

【用法】上药以水煎服。每日1剂，连服1周，间隔3日，再服1周。

方三

【主治】清热祛风，化湿通络。

【组成】生石膏6克，桑枝10克，桂枝5克，知母10克，粳米30克，防风10克，防己10克，黄柏10克，生地30克，甘草5克。

【用法】上药以水煎服，每日1剂。

知母

方四

【主治】化痰祛瘀，祛风通络。用于类风湿性关节炎后期关节变形、运动受限。

【组成】 制川乌10克，白芥子5克，红花5克，土鳖虫5克，炮山甲10克，皂角刺5克，骨碎补10克，甘草5克。

【用法】 上药以水煎服，每日1剂。孕妇忌用。

方五

【主治】 祛风湿，除痹痛。用于风湿痹痛型类风湿性关节炎。

【组成】 秦艽15克，甘草15克。

【用法】 上药以水煎内服，每日1剂。关节肿痛明显者加地骨皮15克，防己9克；游走性明显者加独活、桑枝各10克；慢性肿痛加当归、鸡血藤各10～30克。

方六

【主治】 祛风通络，散寒除湿。用于风寒湿痹阻型类风湿性关节炎。症见关节疼痛、呈游走性、关节屈伸不利，或见恶风发热、苔薄脉浮。

【组成】 防风、当归、秦艽、葛根、羌活、桂枝各9克，赤芍、杏仁、黄芩各12克，甘草3克。

【用法】 上药以水煎内服，每日1剂。

方七

【主治】 祛风除湿，活血通络。用于湿痹证之类风湿性关节炎。症见肢节重着疼痛、痛处固定、肌肤麻木活动不便、苔白腻、脉濡滑。

【组成】 薏苡仁15～30克，麻黄、桂枝、乌药、苍术各9克，当归12克，甘草3克。

【用法】 上药以水煎内服，每日1剂。肌肤麻木甚者，加乌梢蛇15克；重着甚者，重用苍术15克、羌活（或独活）9克。

方八

【主治】 清热利湿，活血祛风。用于风湿热痹型类风湿性关节炎。症见关节红肿疼痛、痛不可触，或伴有发热、恶风、舌红苔黄、脉数。

【**组成**】 生石膏 30 克（先煎），知母 9～15 克，桂枝 9 克，甘草 3 克，粳米 15 克。

【**用法**】上药以水煎内服，每日 1 剂。热痛明显者，可加水玄参、赤芍各 9 克。

◎ 伤寒与副伤寒 ◎

方一

【**主治**】 清热解毒，消炎清肠，生津养阴。用于肠伤寒。

【**组成**】 生石膏 50 克，大黄 10 克，金银花 12 克，黄芩 8 克，郁金 10 克，连翘 6 克，山栀 9 克，苦参 9 克，玄参 9 克，蝉蜕 6 克，甘草 4 克。

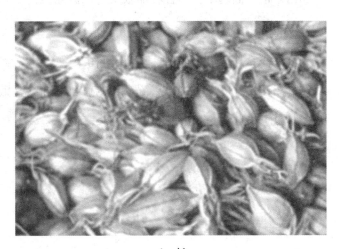

山栀

【**用法**】 上药以水煎服，每日 1 剂。头痛、恶寒有表证者加桂枝；神志恍惚者加葛根，并服安宫牛黄丸；腹泻者加鸡内金、白头翁；高热而喘者重用生石膏，加杏仁。

方二

【**主治**】 清热凉血。用于重症伤寒。

【**组成**】 犀角 15 克，生地 25 克，竹叶 15 克，银花 15 克，连翘 15 克，黄连 15 克，玄参 25 克，麦门冬 15 克，丹参 35 克。

【**用法**】 上药以水煎服，每日 1 剂。可用水牛角代替犀角，但量须加大为 25 克，磨汁冲服；肠出血加丹皮 15 克，赤芍 15 克，阿胶 20 克，地榆炭 25 克；

神昏谵语加安宫牛黄丸半粒。

方三

【**主治**】 清热养阴，通下化湿。

【**组成**】 川连12克，滑石20克，杏仁12克，银柴胡15克，蒲公英30克，川朴15克，板蓝根50克，通草15克。

【**用法**】 上药以水煎服，每日1剂。湿热秽浊扰动胃腑者加半夏；血尿者加白茅根、仙鹤草；神昏者加服安宫牛黄丸。

方四

【**主治**】 清肠泄热通下。用于伤寒。

【**组成**】 生地榆30克，黄芩15克，红藤30克，败酱草30克，制大黄10克。

【**用法**】 上药以水煎服，每日1剂。

◎ 细菌性痢疾 ◎

方一

【**主治**】 清热解毒，理气止痛。

【**组成**】 黄连、木香各9克，枳实、黄芩各12克，厚朴、槟榔各9克。

【**用法**】上药以水煎服，每日1剂。

方二

【**主治**】 清热解毒。

【**组成**】 马鞭草、龙芽草各900克，海蚌含珠600克，大蒜120克。

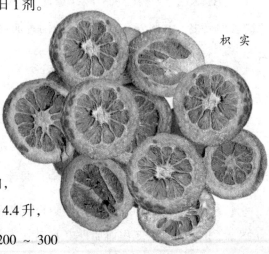

枳 实

【**用法**】上药洗净，置锅内，加水10升，煎至6升，去渣，浓缩至4.4升，酌加食糖适量调味。成人每日服200～300

毫升，分 3 次服；10 岁左右儿童每日服 80 ～ 150 毫升，小儿酌减。孕妇忌服。

方三

【主治】 清热解毒利湿，调气和营补血。用于急性菌痢。

【组成】 当归 60 克，白芍 60 克，莱菔子 3 克，木香 3 克，黄连 9 克，地榆 12 克，枳壳 6 克，槟榔 6 克，滑石 10 克，甘草 6 克。

【用法】 上药以水煎服，每日 1 剂。

方四

【主治】 清热解毒，利湿，理气止痛。

【组成】 鲜马齿苋 9 克，当归 9 克，白芍 9 克，槟榔片 9 克，木香 4.5 克，乌梅 9 克，黄芩 12 克，黄柏 9 克，地榆炭 9 克，厚朴 9 克，茯苓 9 克，陈皮 9 克，白头翁 12 克，甘草 6 克。

【用法】 水煎服，每日 1 剂。

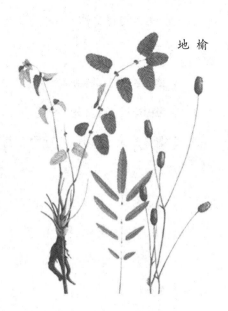

地榆

方五

【主治】 泄热通便，健脾化湿。用于赤白痢。

【组成】 苍术 9 克，杏仁（去皮尖，脱油）、炒羌活、熟地、生大黄各 62 克，生川乌（去皮面煨透）、甘草各 46 克。

【用法】 上药共研细末。成人每服 3 克，儿童服量酌减（1.5 克），每日 3 次，空腹服下。赤痢用灯芯草 500 克煎水送服，白痢用生姜 3 片煎水送服。

方六

【主治】 清热解毒，收涩固脱。用于慢性痢疾。

【组成】 龙井茶 60 克，大蒜（连皮的整头蒜）1 个。

【用法】 先将大蒜剥去外皮后捣成酱状，与茶叶同时放入茶壶，以沸水泡开，当茶饮，每日 2 ～ 3 次。

◎ 肺结核 ◎

方一

【主治】 润肺止咳。

【组成】 百部18克，黄芩10克，丹参10克。

【用法】 以上3药共研细末，分2次冲服，每日2次。亦可压成片剂，分2次服用，每日2次。

方二

【主治】 润肺止咳。

【组成】 百部根15克，百合15克，白及15克，蛇根草全草10克。

【用法】 上药以水煎服，每日1剂。

方三

【主治】 止咳化痰，收敛止血。用于浸润型纤维空洞型肺结核。

【组成】 黄柏浸膏1克，白蛤散2.5克，紫菀百部浸膏20克。

【用法】 上药合服为1次剂量，每日3次。

【附注】

黄柏浸膏的制法：取黄柏500克，水1升，浸48小时，榨出液体缩成干粉即成。

白蛤散的制法：取白及20克，海参5克，海浮石5克，共研细末即成。

紫菀百部浸膏的制法：取紫菀80克，百部100克，紫菀用水1升浸2日；百部用体积分数75%的酒精浸2日，榨出浸液，再浓缩成1千克即成。

方四

【主治】 润肺止咳。用于长期服用抗痨药物而痰菌阳性，或产生耐药性的肺结核。

【组成】 百部15克，鱼腥草30克，功劳叶25克，山海螺25克，平地木25克，小石苇6克。

【**用法**】 上药煎服，每日 1 剂。咳嗽明显者，加天竺子、栝楼；发热者，加野荞麦根、青蒿；咯血明显者，加藕节炭、水苦荬（芒种草）。

方五

【**主治**】 益气补脾，滋阴润肺。

【**组成**】 旱莲草 12 克，茯苓 12 克，山药 12 克，五味子 6 克，百合 15 克，紫菀 12 克，川贝母 6 克。

【**用法**】 上药以水煎服，每日 1 剂，2 次分服。脉沉迟加附子 6 克；寒重加干姜 6 克；咯血加阿胶 9 克、艾叶 6 克。

方六

【**主治**】 温补脾肾，润肺。

【**组成**】 党参 9 克，黄芪 18 克，白术 6 克，炙甘草 6 克，枸杞子 9 克，肉桂 3 克，百部 9 克，川贝母 9 克，麦门冬 12 克。

【**用法**】 上药以水煎，每日 1 剂，2 次分服。咯血重加白及 9 克、藕节 9 克；盗汗加浮小麦 18 克。

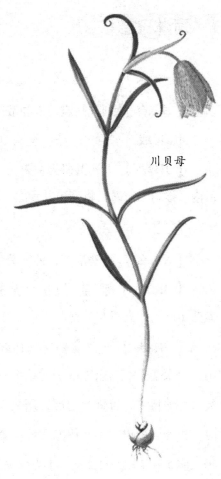

川贝母

◎ 结核性胸膜炎 ◎

【**主治**】 泻水消肿。

【**组成**】 大戟、芫花、甘遂各等份。

【**用法**】 将上药共研末，每次 1.0～1.5 克，另取大枣 10～15 个，煎汤送服，隔日 1 次，连服 4～6 剂。正气虚者不宜服用，孕妇禁服。

◎ 颈淋巴结核 ◎

方一

【主治】 利气豁痰, 消肿散结。

【组成】 蜈蚣30条, 全蝎100克, 白芥子15克。

【用法】 上药共研为细末, 分成30包。每包均分为二, 每份装入1个鸡蛋内, 搅匀, 蒸熟后将药蛋共食之, 每日早晚各1个, 30日为1个疗程。

方二

【主治】 祛痰清热, 消肿散结。

【组成】 狼毒、夏枯草各300克, 赤芍100克, 大枣5千克。

【用法】 前3味药洗净切碎, 置锅中入冷水2.5升, 浸泡15分钟取大枣洗净, 装入蒸笼摊平, 置锅上盖严, 用文火蒸4小时, 去药, 取出大枣, 待凉后贮于瓷罐内。每次服5~7颗, 日2次。本方仅用于成人。孕妇忌用。严重器质性病变者慎用。感冒时停服, 服药有恶心呕吐反应者减量。

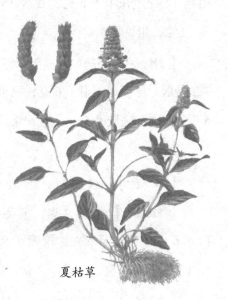

夏枯草

方三

【主治】 清热解毒, 和营通脉。用于淋巴结结核已破溃者。

【组成】 白头翁250克, 白酒1升。

【用法】先将采得的白头翁根洗去泥土, 趁潮润切成3厘米段(干品亦可), 同白酒装入瓷坛内, 上用青布土封严扎紧, 隔水放锅中炖之。煮沸1小时左右, 取出放地上阴凉处放出火毒, 2~3日后即开坛, 捞出白头翁榨取全汁, 将药酒装瓶, 收贮即可。为每日3次, 每次10~30毫升, 饭后1小时服用为宜, 不必烫热。

方四

【**主治**】消痰散结，滋阴补血。用于颈淋巴结结核已溃者。

【**组成**】泽漆 5 千克，龟板胶 100 克。

【**用法**】泽漆加水浓煎，过滤去渣，取液加入龟板胶，煎至稀糊状收贮备用。临用时将药膏摊于消毒纱布块上，敷于患处，隔日或 3 日换药 1 次，至愈为止。

◎ 肠结核 ◎

方一

【**主治**】疏肝健脾，理气止痛。

【**组成**】炒白芍 10 克，陈皮 6 克，炒防风 9 克，柴胡 12 克，炒白术 10 克，乌药 9 克，木香 3 克。

【**用法**】加水 500 毫升，水煎至 250 毫升，日服 1 剂。腹痛喜温喜按，大便溏泻者加炮姜、补骨脂、吴萸。

方二

【**主治**】益气健脾，清热化湿，理气止泻。用于肠结核。

【**组成**】黄芪 10 克，党参 10 克，炒枳壳 6 克，炒白术 10 克，防风炭 12 克，炮姜炭 6 克，炒扁豆 12 克，香连丸 6 包。

【**用法**】水煎服 15 分钟，每日 1 剂，日服 2 次。伴低热盗汗者加青蒿、地骨皮；大便出血者加地榆炭、仙鹤草。

方三

【**主治**】清热利湿，健脾柔肝。

【**组成**】葛根 10 克，黄芩 9~10 克，荆芥 10 克，百部 10 克，炒白术 10 克，茯苓 9 克。

【**用法**】上药以水煎服，每日 1 剂，每日服 2 次。

◎ 肾及膀胱结核 ◎

方一

【主治】凉血止血，清热
利湿。用于肾及膀胱结核，以尿急、
尿频、血尿为主要表现者。

【组成】生地 15 克，百部
15 克，小蓟 10 克，蒲黄 10 克，车
前子 15 克，石苇 10 克，荆芥 10 克，
竹叶 9 克，白茅根 30 克。

【用法】上药以水煎服，每服
200 毫升，每日 2 次，10 日为 1 个疗程。

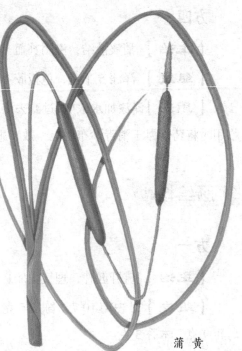

蒲 黄

方二

【主治】滋阴补肾，清热利湿。用于肾及膀胱结核久病体虚患者。

【组成】枸杞 15 克，黄精 10 克，山萸肉 10 克，百部 15 克，地骨皮 10 克，
白薇 10 克，云苓 15 克，萹蓄 15 克。

【用法】上药以水煎服，每服 200 毫升，每日 2 次，30 日为 1 个疗程。
若见头晕、耳鸣、腰痛、午后潮热，加用龟板、鳖甲、银柴胡。

◎ 病毒性肝炎 ◎

方一

【主治】清热利湿退黄。用于急性黄疸型肝炎。

【组成】茵陈 30 克，郁金 15 克，虎杖 30 克，黄芩 10 克，丹皮 10 克，
云苓 15 克，佛手 10 克，车前子 15 克。

【用法】上药以水煎服，每日 1 剂，煎成 500 毫升，分 2 次服，连服 10

日。黄疸深伴有恶心呕吐，加竹茹、半夏、金钱草、石苇；伴有发热加金银花、连翘、板蓝根。

方二

【主治】 疏肝解郁，健脾和胃。用于慢性迁延性肝炎。

【组成】 柴胡 10 克，香附子 10 克，麦芽 20 克，黄芪 15 克，枸杞 15 克，白术 10 克，山药 15 克，垂盆草 30 克。

【用法】 上药以水煎服，每日 1 剂，煎成 500 毫升，分 2 次服。

【附注】 气虚神疲力乏加党参、炙甘草；纳呆便溏加半夏、麦芽、内金；失眠多梦加夜交藤、柏子仁。

方三

【主治】 清热解毒，养肝益肾。用于慢性活动型肝炎。

【组成】 茵陈 30 克，半枝莲 15 克，白花蛇舌草 30 克，五味子 10 克，丹参 20 克，枸杞 15 克，黄精 10 克，鸡血藤 30 克，枳壳 9 克，川芎 10 克。

【用法】 上药以水煎服，每日 1 剂，煎成 500 毫升，分 2 次服。

【附注】 失眠、遗精、盗汗者加山萸肉、金樱子、龙骨、仙灵脾；瘀血见蜘蛛症、舌质暗紫加赤芍、当归、三棱；腹胀、嗳气、肝区不适加香附、青皮、萝卜子。

方四

【主治】 活血柔肝，健脾利水。用于肝硬化腹水。

【组成】 丹参 30 克，土鳖虫 10 克，莪术 10 克，鳖甲 15 克（先煎），生地 10 克，腹皮 15 克，泽泻 10 克，云苓 15 克，黑丑、白丑各 10 克，生黄芪 30 克。

【用法】 上药以水煎服，每日 1 剂，煎取 500 毫升，分 2 次服。

方五

【主治】 清热解毒退黄。用于急性黄疸型肝炎。

【组成】 茵陈 30 克，虎杖 30 克，大枣 30 克。

【用法】 加水煎成 100 毫升药液，再加入红糖适量，分 2 次服，每日 1 剂，服至黄疸消退。

方六

【主治】 清热解毒。用于急性病毒性肝炎及慢性肝炎。

【组成】 板蓝根 30 克。

【用法】 上药以水煎服，每日 1 剂。

方七

【主治】 清热利湿保肝。用于急性病毒性肝炎。

【组成】 猪肝 60 克，珍珠草 30 克。

【用法】 共煮熟，食肝喝汤，每日服 2 次。

方八

【主治】 清热祛湿解毒。用于急性肝炎。

【组成】 龙胆草 10 克，败酱草 15 克，板蓝根 15 克，青蒿 15 克，车前草 30 克。

【用法】 上药以水煎服，每日 1 剂。

方九

【主治】 清热退黄。用于黄疸经久不退。

【组成】 青黛 15 克，明矾 3 克。

【用法】 上药共研细末，装入胶囊，分 3 次服用，1 日服完。

方十

【主治】 清热解毒，温补脾肾。用于脾胃两虚湿热未尽型乙型肝炎。

【组成】 白花蛇舌草 30 克，虎杖 10 克，板蓝根 10～15 克，人参叶、太子参、麦门冬、淮牛膝各 10～20 克，山楂 30 克，肉苁蓉、仙灵脾、巴戟天、炒谷芽各 10 克。

【用法】 水煎内服，每日 1 剂。

方十一

【主治】 养阴补气，健脾疏肝。用于气阴两虚型乙型肝炎。

【组成】 生地 10 克，黄芪、枸杞、太子参各 10 ~ 30 克，薏苡仁（生）、茯苓各 20 克，首乌、天门冬、麦门冬、黄精、白芍、生山楂、麦芽各 10 克。

【用法】 文火水煎，取浓汁，加蜜糖收膏，每次 15 克，每日 2 次，3 ~ 12 个月为 1 个疗程。

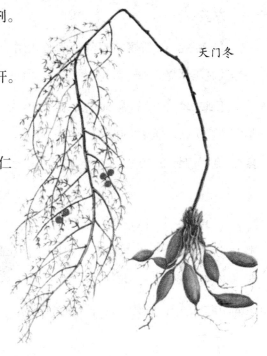

天门冬

方十二

【主治】 益气生津，凉血活血。用于气虚血热瘀阻型慢性乙型肝炎并发早期肝硬化。

【组成】 生黄芪 12 克，生山楂 30 克，葛根 30 克，白茅根 20 克，五灵脂、蒲黄各 6 ~ 12 克，三七粉 3 克，水牛角粉 3 ~ 10 克。

【用法】 上药以水煎内服，每日 1 剂，或共研末装胶囊，每日 3 次，1 次 4 粒。

◎ 流行性出血热 ◎

方一

【主治】 清热透邪，益气固表。用于出血热发热期。

【组成】 金银花 20 克，连翘 20 克，贯众 30 克，马齿苋 30 克，石膏 30 克，知母 10 克，花粉 15 克，生黄芪 30 克。

【用法】 加水 500 毫升，煎沸 15 分钟，取药液 300 毫升，分 2 次内服。

方二

【**主治**】 解毒，益气，固脱。用于出血热低血压休克。

【**组成**】 生石膏30克，栀子10克，龙胆草20克，黄芪30克，党参30克，玄参20克，煅牡蛎30克，水蛭10克（另用）。

【**用法**】 将石膏、牡蛎煎沸15分钟，将余药入再煎沸15分钟，煎至药液300毫升，每日3次内服。水蛭10克焙干，研粉，日分3次冲服。

龙胆草

方三

【**主治**】 清热通腑，泻下存阴。用于出血热少尿期。

【**组成**】 生大黄20克（后下），蒲黄30克，芒硝30克，厚朴20克，玄参30克。

【**用法**】 加水500毫升，煎沸15分钟，取药液250毫升，口服或高位保留灌肠。观察排便量，若小于1800毫升，6小时后重复1次。

方四

【**主治**】 补肾缩尿。用于出血热多尿期。

【**组成**】 生黄芪30克，山萸肉15克，山药20克，益智仁10克，桑螵蛸10克。

【**用法**】 加水500毫升，煎沸20分钟，取汁300毫升，分2次服，可加盐汤少许同服。

【**附注**】 如偏肾阳虚者，面光白、小便多、大便溏、舌质胖、苔白腻，加用补骨脂、仙灵脾、炮姜；如偏肾阴虚者，头晕、耳鸣、口干、纳少、舌红降、苔黄腻，加枸杞、鳖甲、麦门冬、泽泻。

◎ 百日咳 ◎

【主治】 温肺化痰止咳。用于痉咳期（肺寒型，久病体弱患儿）。

【组成】 百部6克，百合10克，冬花9克，桔梗10克，干姜3克，党参6克。

【用法】 加水200毫升，煎成100毫升药汁，每日分2次服。

◎ 蛔虫病 ◎

方一

【主治】 驱除蛔虫。

【组成】 鲜苦楝根白皮（以每千克体重予药5克计）。

【用法】 缓火煎熬半小时后取汁，空腹服。

【附注】 苦楝根有毒，过量可引起头昏、恶心、面红、内出血、肝功能损害。

方二

【主治】 安蛔止痛。

【组成】 乌梅5枚，细辛8克，干姜10克，当归10克，制附子15克，蜀椒8克，桂枝10克，黄柏10克，黄连10克，党参15克。

【用法】 乌梅用醋浸1夜，去核打烂和入余药，打匀，烘干或晒干，研末，加蜜成丸，每日2次，每服10～15克，亦可煎服。

方三

【主治】 驱虫行气，散结。用于蛔虫性肠梗阻。

【组成】 苦楝根皮6克，使君子10个（炒去壳），乌梅5个，槟榔10克，川朴10克，延胡索10克，大黄6克（后下）。

【用法】 上药以水煎服，成人每次200毫升，也可采用灌肠导泻疗法。

◎ 钩虫病 ◎

方一

【主治】 杀虫燥湿止痒。用于钩蚴皮炎（粪毒）。

【组成】 百部 30 克，蛇床子 20 克，苦参 20 克。

【用法】 煎水并保持在 53℃左右，将手脚发痒部位反复浸入，每次泡 20 分钟。

方二

【主治】 消积杀虫，去脾燥湿。

【组成】 鹤虱 20 克，苦楝根皮 10 克，槟榔 10 克，绛矾 0.5 克（研末），苍术 9 克，陈皮 6 克，大枣 10 个。

【用法】 绛矾单吞服，余药水煎服，5 日为 1 个疗程。

方三

【主治】 补益气血。用于钩虫引起的贫血。

【组成】 熟地 10 克，白芍 10 克，当归 15 克，山药 20 克，党参 15 克，白术 10 克，云苓 10 克，陈皮 10 克。

【用法】 水煎服之。

◎ 蛲虫病 ◎

方一

【主治】 止痒杀虫。

【组成】 百部 30 克，乌梅 15 克，苦楝根皮 15 克。

【用法】 水煎至 200～300 毫升，每晚睡前灌肠 1 次，

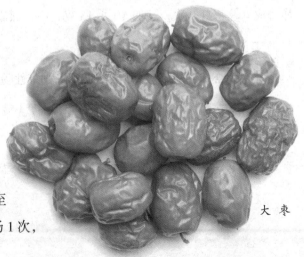

大枣

连用 1 周。

方二

【**主治**】 健脾补中，杀虫。

【**组成**】 乌梅 10 个，大枣 10 个。

【**用法**】 上药以水煎服，早晚各 50 毫升，7 日为 1 个疗程。

◎ 丝虫病 ◎

【**主治**】 健脾利水消肿。用于丝虫病、橡皮肿。

【**组成**】 黄芪 30 克，苍术 10 克，防己 10 克，丝瓜络 10 克，泽泻 10 克，昆布 10 克。

【**用法**】 煎至药液 500 毫升，每日分 2 次服，30 日为 1 个疗程。

【**附注**】 对严重橡皮肿可加穿山甲、槟榔、冬瓜皮等。橡皮肿局部应洗涤清洁，避免继发感染。

◎ 绦虫病 ◎

方一

【**主治**】 驱除绦虫。

【**组成**】 鹤草芽 50 克。

【**用法**】 鹤草芽即仙鹤草的冬芽，深冬或早春采收，除去绒毛，晒干研粉服用。成人每次 50 克，小儿每千克体重 1 克／日，于早晨空腹服，一般服后 5～6 小时即可排虫。

方二

【**主治**】 驱除绦虫。

【**组成**】 南瓜子 60 克，槟榔 60 克。

【**用法**】 先服南瓜子60克，2小时后服槟榔煎剂200毫升（槟榔加水400毫升煎至200毫升），若4小时后仍无腹泻，可加服芒硝9克。

方三

【**主治**】涤痰散结，杀虫。用于猪囊虫病。

【**组成**】 雷丸6克，礞石6克。

【**用法**】 雷丸、礞石研粉吞服，或制蜜丸，每日2次，连服7日。

槟榔

◎ 血吸虫病 ◎

方一

【**主治**】 化湿杀虫，清肠腑积垢。

【**组成**】 鸦胆子10粒。

【**用法**】 装入胶囊，每日3次（10岁以下儿童减半），40日为1个疗程。

方二

【**主治**】 清热解毒利尿。用于晚期血吸虫病肝硬化腹水。

【**组成**】 半边莲6~48克。

【**用法**】 每日6~48克，一般为36克，水煎制成煎剂服用。

◎ 中暑 ◎

方一

【**主治**】 清暑解热，除烦止渴。

【组成】 生石膏 30 克，知母 9 克，粳米 9 克，甘草 3 克，竹叶 10 克。

【用法】 水煎分 2 次服，1 日 2 剂。

方二

【主治】 清暑化湿。用于中暑阳证兼夹湿轻症。

【组成】 鲜藿香 15 克，鲜佩兰 15 克，香薷 5 克，六一散 12 克，连翘 10 克，姜半夏 10 克，陈皮 5 克。

【用法】 水煎服，或煎汤代茶饮。

【附注】 不宜久煎。

方三

【主治】 通阳开窍。用于中暑昏迷症。

【组成】 生葱适量。

【用法】 用生葱去其根须，捣汁调水灌服。

【附注】 灌之苏醒即可，不可久服。

方四

【主治】 清暑止渴。治疗中暑身热、口渴多汗。

【组成】 鲜荷叶适量。

【用法】 以鲜荷叶适量，煎汤代茶，频频饮服。

方五

【主治】 清热解暑。

【组成】 冰片 1 片，生石膏 30 克。

【用法】 上药共研细末，装瓶备用。每服 1.5 克，开水送下，每日 2 服。

◎ 高热 ◎

方一

【主治】 解毒退热。用于急性传染性疾病高热。

【组成】大青叶 50 克。

【用法】 生大青叶水煎浓缩至 100 毫升，1 次服完，每日 5～6 次，连续 3～5 日，热退后续服 2～3 日停药。

方二

【主治】清热解毒，发汗退热。用于流感发热不退。

【组成】大青叶 2 千克，荆芥 3 千克。

【用法】上药加水适量，煎取药约 3 升，每服 20～30 毫升，1 日服 2～3 次。

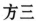

大青叶

方三

【主治】清热解毒，泻火退热。适用于流行性乙型脑炎及病毒性高热症。

【组成】大青叶 50 克，生石膏 100 克，蚤休 20 克，金银花 20 克，柴胡 15 克，生大黄 10 克。

【用法】先煎生石膏 30 分钟，后下诸药，煎沸 5 分钟即可，每日 1～2 剂。

方四

【主治】养阴退热，生津止渴。用于出血热发热期。

【组成】荸荠 300 克，甘蔗汁 200 毫升。

【用法】 先以荸荠加水适量，煎取汁液 200 毫升，去渣，再加入甘蔗汁。每日服 5～6 次，每次服 20 毫升。

◎ 食物中毒 ◎

方一

【主治】涌吐宿食毒物。用于食物中毒时间不久，病人神志尚清者。

【**组成**】 瓜蒂、藜芦、防风各等份。

【**用法**】 上药共研细末，每次5克，水煎徐徐饮服，以吐为度。亦可鼻内灌之，令其吐出毒物。

方二

【**主治**】 催吐解毒。用于食物中毒神志清醒者。

【**组成**】 瓜蒂5克，玄参12克，苦参10克，地榆12克，生甘草10克。

【**用法**】水煎服，每日1～2剂，至涌吐毒物为止。

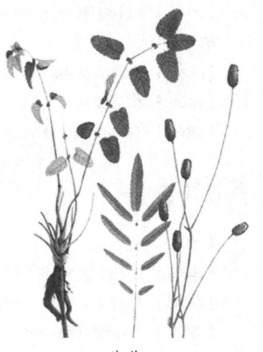

地榆

方三

【**主治**】 解肉食毒。用于误食污染变质肉类中毒伴腹痛腹泻者。

【**组成**】 大蒜20枚，马齿苋120克。

【**用法**】 将大蒜捣烂，合马齿苋共煎，取药液2升，每服10毫升，频频饮用。

方四

【**主治**】 解毒止泻。用于食肉类中毒而腹痛腹泻者。

【**组成**】 生大蒜5枚，雄黄6克。

【**用法**】 上药共捣如泥，分10次冲服。

方五

【**主治**】 解急性毒蕈中毒。

【**组成**】 绿豆200克（打碎），生甘草50克，二花50克。

【用法】 上药水煎取，每日 1 ~ 2 剂。

方六

【主治】 解腐败肉类中毒。

【组成】 赤小豆适量。

【用法】 以赤小豆适量，烧存性，研极细末，冲服，每服 3 克，开水送下。

◎ 休克 ◎

方一

【主治】 益气生津固脱。用于心肌梗死休克之阴脱症。

【组成】 野山人参粉 3 克，生脉饮口服液 2 支。

【用法】 用生脉饮口服液冲服野山人参粉。

方二

【主治】 回阳救逆，益气养阴。用于阴阳俱脱之休克。

【组成】 红参 10 克，麦门冬 10 克，五味子 10 克，附子 10 克，干姜 6 克，炙甘草 10 克，肉桂 6 克。

【用法】 上药浓煎，每日 3 服。

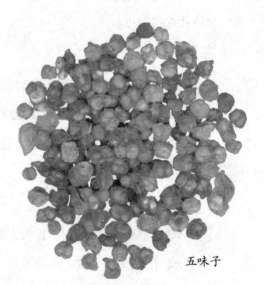

五味子

方三

【主治】 通腑救阳固脱。用于感染性休克之腑实脱证。

【组成】 生大黄 9 ~ 12 克，厚朴 6 ~ 9 克，枳实 6 ~ 12 克，芒硝 9 ~ 15 克，红参 9 克，麦门冬 9 克，五味子 9 克。

【用法】 先将厚朴、枳实、红参、麦门冬、五味子煮沸 10 分钟后再加入大黄，待沸 4 分钟后去渣，将芒硝冲入。

方四

【主治】 强心升压。用于失血性休克。

【组成】 蟾酥 30 毫克，茯神 270 毫克。

【用法】 上药为细末，装入胶囊，分 3 次服。

◎ 药物中毒 ◎

方一

【主治】 解中药中毒。

【组成】 生甘草 90 克，白蜜 90 毫升，黍米粉 30 克。

【用法】 先以生甘草加水 2.5 升，煎取汁 1 升，再入白蜜、黍米粉，熬成白粥食之。每日 1 剂。

方二

【主治】 解中药中毒。

【组成】 生姜 120 克，甘草 15 克，绿豆 120 克。

【用法】 上药以水煎服，每日 1 剂。

【附注】 兼治因中药中毒引起的心律失常。

方三

【主治】 解曼陀罗毒。

【组成】 生绿豆、生甘草各 60 克。

【用法】 生绿豆用清水浸泡 12 小时（鲜绿豆更佳），打碎或捣成浆状，合甘草煎服。每日 2 ~ 3 剂。

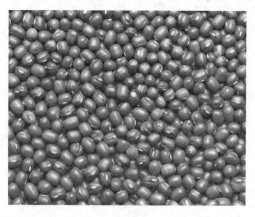

绿 豆

方四

【主治】 解杏仁、桃仁毒。

【组成】 生萝卜、鲜白菜各适量。

【用法】 先将生萝卜和鲜白菜捣烂，取其自然汁 1.0～1.5 升，然后加白糖适量调匀，频频饮之。

方五

【主治】 解巴豆毒。

【组成】 绿豆 500 克（打碎）。

【用法】 绿豆煮汁，频频服之。

方六

【主治】 解半夏毒。

【组成】 生姜 30 克，防风 60 克，甘草 15 克。

【用法】上药以清水 2 升，煎取药液 1 升，先含服 1 半，再服 1 半，每日 2 剂。

方七

【主治】 解朱砂（汞制剂）毒。

【组成】 土茯苓 30 克，金银花 30 克，甘草 9 克。

【用法】 上药以水煎服，每日 2～3 剂。

方八

【主治】 解药物中毒。

【组成】 绿豆 30 克（打碎），滑石 30 克，甘草 20 克，黄连 3 克，茶叶 10 克，琥珀末 3 克（冲）。

【用法】 上药以水煎服，每日 1 剂。

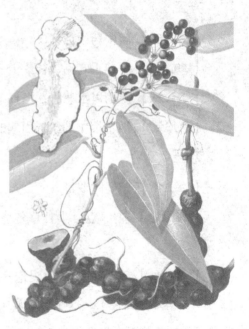

土茯苓

◎ 昏厥 ◎

方一

【**主治**】 通关开窍。用于昏厥，不省人事，牙关紧闭，药不得下。

【**组成**】 细辛、牙皂角、薄荷各适量。

【**用法**】 上药共碾极细末，每用少许吹入鼻内，候得喷嚏。

方二

【**主治**】 燥湿化痰。用于痰湿壅盛所致的痰厥。

【**组成**】 白矾 3 ~ 6 克。

【**用法**】 生白矾碾末，温开水冲服或鼻饲。

方三

【**主治**】 吐风痰，开窍闭。用于痰热闭阻之昏厥。

【**组成**】 藜芦 0.3 ~ 0.6 克。

【**用法**】上药研末冲服催吐，如不吐者，可刺激咽喉而致吐，使痰去而神清。

【**附注**】 本药过量易中毒，轻者眩晕、剧吐，重者便血、血压下降、心律不齐、震颤、痉挛、失眠等，甚至呼吸抑制而死亡。短期内避免重复使用。孕妇忌用。

◎ 昏迷 ◎

方一

【**主治**】 清心透营，开窍醒神。用于昏迷闭证。

【**组成**】 麝香、牛黄、冰片各适量。

【**用法**】 上方按 1 : 2 : 2 研末备用，每日 1.5 ~ 3.0 克，分 2 次温开水冲服，或鼻饲。

方二

【**主治**】 镇肝息风，开窍醒脑。用于昏迷闭证，热动肝风者。

【**组成**】 雄黄、蜈蚣、全虫各 0.5 克，至宝丹 2.5 克。

【**用法**】 上药共碾成末，温开水冲服或鼻饲，每日 1 ~ 2 次。

方三

【**主治**】 清营凉血，开窍醒脑。用于昏迷热入营血者。

【**组成**】 犀角 1 ~ 3 克（或水牛角 30 ~ 50 克），安宫牛黄丸适量。

【**用法**】 共用温开水鼻饲。

方四

【**主治**】 益气固脱。用于昏迷之脱证。

【**组成**】 人参 30 克，大枣 5 个。

【**用法**】 人参㕮咀后，与大枣加水同煎，不拘时，细细服之或鼻饲。

◎ 淋巴结炎 ◎

方一

【**主治**】 疏风清热，解毒消肿。用于急性颌下淋巴结炎。

【**组成**】 金银花、连翘、薄荷、玄参各 12 克，蝉衣 6 克，蒲公英、板蓝根、夏枯草各 15 克，甘草 3 克。

【**用法**】 上药水煎服，每日 1 剂。

【**附注**】 服用本方的同时，须配合外用消肿膏。消肿膏由木鳖仁 500 克，蜈蚣 300 克，穿山甲粉 60 克，菜油 1 升组成。制法：将菜油炸木鳖子至焦去渣，收成膏，待稍冷后入蜈蚣粉、穿山甲

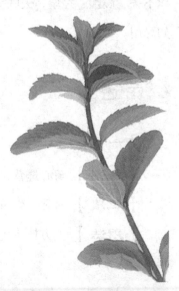

薄 荷

粉和匀即成。用时摊于棉纸或布上，贴于患处，1～2日换药1次。以肿消结散为度，若已化脓，可用空针抽去脓液，仍以膏贴之，待脓尽愈合为度。

方二

【主治】 清热解毒，消肿散结。用于急性化脓性颌下淋巴结炎。

【组成】 蒲公英、金银花、夏枯草各15克，连翘、当归各10克，全蝎、皂角刺各3克，玄参、板蓝根各8克，没药5克，僵蚕、炮山甲各6克。

【用法】 上药水煎服，每日1剂。恶心重者加生姜、半夏；气虚体弱加黄芪。

方三

【主治】 散风清热，化痰消肿。用于急性化脓性淋巴结炎。

【组成】 牛蒡子、莱菔子、连翘、夏枯草、杏仁、荆芥、僵蛹各9克，薄荷5克（后下）。

【用法】 上药头汁用水1.5升煎沸后，文火煎15分钟，取汁。二汁加水500毫升煎开后，文火煎10分钟，取汁。将头二汁混合，加糖30克，浓煎至100毫升。成人每日2次，每次50毫升；儿童每日3次，每日20毫升。

方四

【主治】 清热解毒，燥湿化痰。

【组成】 板蓝根、蒲公英各15克，生山栀、金银花各12克，杏仁、薏苡仁、制半夏各9克，生甘草3克。

【用法】 上药以水煎服，每日1剂。发于颈部加牛蒡子9克、野菊花6克；腋部加柴胡、黄芩各9克；腹股沟部加苍术、黄柏各9克；成脓时加皂角刺9克、炮山甲4.5克；便秘者加栝楼仁12克。

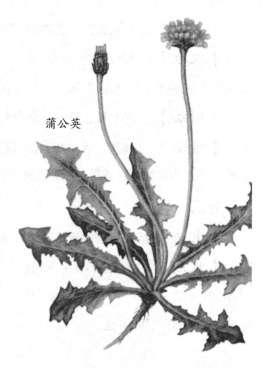

蒲公英

方五

【主治】 清热解毒，散瘀定痛。

【组成】 半枝莲 30 克。

【用法】 上药以水煎服，药渣外敷患处。

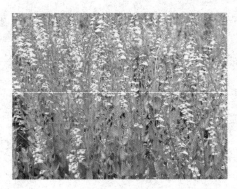

半枝莲

◎ 淋巴管炎 ◎

【主治】 清热解毒。用于疮科阳证及急性淋巴管炎。

【组成】 鲜蒲公英 120 ~ 240 克。

【用法】 捣汁服或水煎服，每日 1 剂。

◎ 血栓性静脉炎 ◎

方一

【主治】 清热凉血，活血消肿。用于急性血栓性深静脉炎（热壅证）。

【组成】益母草 60 克，紫草、赤芍、丹皮各 15 克，紫花地丁、生甘草 30 克，生大黄 5 ~ 10 克，三七粉 3 克。

【用法】 除三七粉吞服外，余药水煎服，每日 1 剂。

【附注】热肿湿重、舌质红、脉滑数、热偏重，加牛角片 30 克、生石膏 60 克、柴胡 15 克；灼热肿痛已减退，去紫花地丁、生大黄，可加生黄芪、茯苓皮各 30 克。

方二

【主治】 活血化瘀，清热祛湿通络。

【组成】 金银花藤 45 ~ 60 克，玄参、当归各 20 ~ 30 克，川芎、汉防己各 10 ~ 12 克，赤芍 12 ~ 15 克，桃仁、威灵仙、甘草各 12 克，红花 10 克，牛膝 15 克，青风藤 18 克。

【用法】 上药以水煎服，每日 1 剂。

【附注】 深部静脉炎而患肢肿胀明显者加土茯苓（或生薏苡仁）30 克；红肿疼痛局部有灼热感加连翘 20 克；疼痛甚加土元、乳香、没药；兼脾肾虚加黄芪 20 克、桑寄生 20 ~ 30 克；偏阴虚（如舌红少苔、脉细数等）减威灵仙，加生地、石斛各 30 克。

方三

【主治】 和营通络，解毒消肿。

【组成】 当归、川芎、苍术、黄柏各 9 克，赤芍、车前子各 15 克，王不留行、忍冬花各 12 克，半枝莲 30 克，生甘草 3 克。

【用法】 上药以水煎服，每日 1 剂。

方四

【主治】 活血化瘀，清热解毒利湿。用于胸腹壁血栓性静脉炎。

【组成】 泽泻、薏苡仁各 50 克，红花、水蛭、桃仁、黄柏各 15 克，赤芍、当归各 25 克，地龙、人参、通草各 10 克，丹参 30 克。

【用法】 上药以水煎服，每日 1 剂。

◎ 全身化脓性感染 ◎

方一

【主治】清营解毒，凉血护心。用于疔疮走黄（全身化脓性感染）毒热炽盛、气营两燔者。

【组成】 二花、连翘、蒲公英、干地黄、白茅根、绿豆衣各 15 ~ 30 克，生玳瑁、丹皮、赤芍、茜草根各 9 ~ 15 克，川连 3 ~ 9 克，生栀子 6 ~ 12 克。

【用法】 上药以水煎服，每日 1 剂。

【附注】 若见高热显著，可重用生玳瑁，另加犀角粉 0.3 ~ 0.6 克，水煎兑服或冲服；大便干燥数日未解，可加大黄；神昏谵语加莲子心或安宫牛黄丸，或局方至宝丹；口渴烦躁，重用生石膏、知母、黄柏；惊厥抽风，加全蝎、钩藤；咳吐脓血，加沙参、百合、白茅根。

方二

莲子

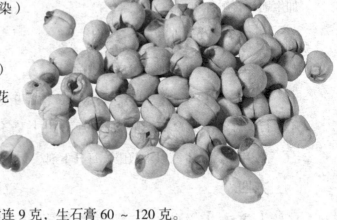

【主治】 清营，凉血，解毒。用于疔疮走黄（全身化脓性感染）毒热入于营血者。

【组成】 犀角（镑）0.6～1.2克，生地炭、双花炭、白茅根、花粉、蚤休各15～30克，莲子心、紫花地丁各9～15克，生栀仁6～12克，生甘草6克，川黄连9克，生石膏60～120克。

【用法】 上药以水煎服，每日1剂。

方三

【主治】 益气养阴，清热解毒。用于疔疮走黄（全身化脓性感染）正气已伤而毒热未尽阶段。

【组成】 西洋参3～9克（另煎，兑服），南沙参、北沙参、石斛、黑玄参、佛手、干地黄、双花、蒲公英各15～30克，生黄芪、紫丹参、玉竹各9～15克，麦门冬、天门冬各9～18克。

【用法】 上药以水煎服，每日1剂。

方四

【主治】 凉血清热解毒。用于全身化脓性感染早期。

【组成】 鲜生地60克，赤芍、丹皮、黄柏各9克，紫花地丁30克，鲜菊花6克，金银花15克，半枝莲、草河车、生山栀各12克，黄连4.5克，生甘草3克。

【**用法**】 上药以水煎服，每日 1 剂。

【**附注**】 神昏谵语加紫雪丹 4.5 克，分 3 次吞服，或安宫牛黄丸 2 粒，分 2 次化服；咳吐痰血，加象贝母、天花粉各 9 克，鲜茅芦根各 30 克；大便溏泄，加黄芩炭 9 克，金银花改用炭；大便燥结加生大黄 9 克（后下）、元明粉 9 克（分冲）；呕吐渴，加竹叶 4.5 克、生石膏 18 克；阴液损伤加鲜石斛 15 克、玄参 15 克、麦门冬 9 克；痉厥加羚羊角 1 克（磨粉，冲服）、钩藤 12 克（后下）、龙齿 15 克（先煎）、茯神 9 克；黄疸加大黄 9 克（后下）、元明粉 9 克（分冲）、茵陈 15 克。

石斛

方五

【**主治**】 补养气血，托毒透邪，清心安神。适用于败血症中期及干陷症见气血两虚、正不胜邪。

【**组成**】 党参、生白术、当归、白芍、皂角刺各 9 克，生黄芪、丹参各 15 克，紫花地丁 30 克，金银花 12 克，穿山甲 6 克，安宫牛黄丸 1～2 粒。

【**用法**】 前 10 味水煎服，每日 1 剂；安宫牛黄丸化服。

方六

【**主治**】 生津养胃。用于败血症后期及虚陷，症见阴伤胃败者。

【**组成**】 鲜沙参 30 克，麦门冬、玉竹、天花粉、枇杷叶、石斛各 9 克，细生地 18 克，野蔷薇花、炙甘草各 3 克。

【**用法**】 上药以水煎服，每日 1 剂。

◎ 胸部损伤 ◎

方一

【主治】 蠲郁化痰，行气活血。用于外伤性气血胸。

【组成】 香附、旋复花（包煎）、炙苏子、光杏仁、桔梗、制半夏、桃仁、红花、当归、赤芍、柴胡各10克，云茯苓18克，薏苡仁30克，延胡索12克。

【用法】 上药以水煎服，每日1剂。

【附注】 便秘加大黄、枳实；咯血加田七、藕节炭、茜草；肺热加桑白皮、黄芩、芦根；喘咳多痰加生麻黄、川贝母、枇杷叶；胸痛剧烈加乳香、没药。骨折处外敷祛瘀接骨膏（紫荆皮、当归、姜黄、生大黄、赤芍、地鳖虫、血竭、川续断、川芎、骨碎、没药、煅自然铜），外加半环式胶布固定胸部。

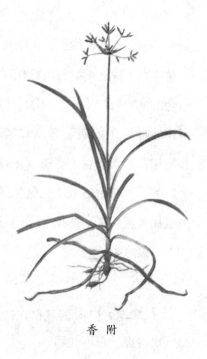

香 附

方二

【主治】 活血散瘀，理气止痛。用于肋骨骨折合并气血胸复合伤。

【组成】 炒香附19克，延胡索6克，防风、川芎、陈皮各5克，当归、赤芍、地鳖虫、白蒺藜、川郁金、桃仁、杏仁、川续断各10克，橘络、甘草各3克。

【用法】 上药以水煎服，每日1剂。

【附注】 伤后3～7日内，日加自然铜（醋煅）10克；7～21日内，日加骨碎补（去毛）10克。21日后，日加补骨脂、黄芪各10克。如有咳嗽和咳痰不爽者，可酌加紫菀、前胡各10克，竹沥油1支；痰中带血者可加田七、白及等。在内服药的同时，还可外敷断骨丹（川续断、香附皮、皂角子各250克，红茜草、参三七、上肉桂、落得打各15克，荆芥穗、五加皮、醋煅自然铜、羌活各 125 克，地鳖虫、蒲公英各 60 克，川大黄 30 克，乳香、没药各 375 克，以上各药晒干，研末，用甘油调和），5 日 1 换。

方三

【主治】 开胸降气，敛肺纳气。用于闭合性气胸。

【组成】 苏子、陈皮、半夏、前胡、厚朴、旋复花、甘草、川牛膝各 10 克，五味子 15 克，山萸肉 20 克，代赭石 30 克。

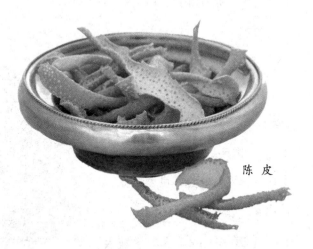

陈 皮

【用法】上药以水煎服，每日 1 剂。

【附注】 胸腔积液加葶苈子 10 克、桑皮 15 克；肺热加桑皮 15 克、连翘 15 ~ 20 克，金银花 30 克、鱼腥草 30 克；咳痰加川贝母 10 克、枇杷叶 15 ~ 20 克；便秘加生大黄 5 ~ 12 克、苦杏仁 10 克；气阴不足加太子参 15 克、杭麦门冬 10 ~ 20 克、沙参 15 ~ 20 克；胸痛加三七 3 ~ 5 克（研、吞）、郁金 15 ~ 20 克。

方四

【主治】 调中利气，疏通肺络。用于外伤性气胸。

【组成】半夏、桔梗、苏梗、柴胡各 10 克，陈皮 6 克，茯苓 12 克，甘草 3 克，枳壳 5 克。

【用法】 上药以水煎服，每日 1 剂。

◎ 急性阑尾炎 ◎

方一

【主治】 清热解毒，理气活血。

【组成】银花、红藤、蒲公英、大青叶、败酱草各30克，大黄、黄芩、木香、冬瓜子各9克，赤芍12克，炒桃仁、川楝子各6克。

【用法】上药以水煎，分3次服，每日1剂。或制成片剂，每片0.5克，每日3次，每次10～15片。

方二

【主治】调气活血，散结止痛。

【组成】丹皮、小茴香、甘松、延胡索、当归、白芍各6克，肉桂、炒黄柏各3克，附片、枳壳各9克，良姜2克，甘草4.5克。

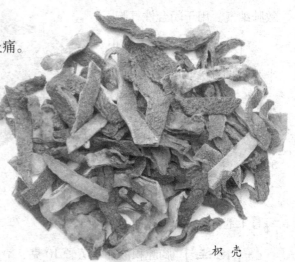

枳 壳

【用法】上药以水煎服，每日2剂，6小时服1剂。

方三

【主治】清热利湿，解毒。

【组成】白花蛇舌草60克，野菊花30克。

【用法】上药以水煎服，每日1～2剂。

方四

【主治】清热解毒，解结消痛。用于单纯性阑尾炎。

【组成】金银花90克，蒲公英60克，甘草15克。

【用法】加水1.5升，煎至500毫升，每日1剂，早晚2次服。

方五

【主治】行气活血，软坚散结。

【组成】蒜头、芒硝各适量。

【用法】先将蒜头去皮洗净和芒硝同捣成糊状，用醋在压痛处涂擦，再敷上药约3厘米厚，周围以纱布成圈，防止药液外流，2小时后去掉，以温水洗净，以醋调大黄末敷 12 小时。

【附注】 另加服：金银花 3 克，紫花地丁、蒲公英、半枝莲各 30 克，夏枯草、黄芩各 15 克，煎水，每剂 30 毫升，每日 1 ~ 2 剂。

◎ 肠梗阻 ◎

方一

【主治】 通腑泄结。用于麻痹性肠梗阻。

【组成】 生大军（后下）30 克，芒硝（冲化）20 克，川朴、枳实各 15 克。

【用法】 煎药液 700 毫升灌肠。

方二

【主治】 通里攻下，理气祛瘀。用于蛔虫闭阻性肠梗阻、单纯性粘连性肠梗阻、麻痹性肠梗阻、手术后肠麻痹。

【组成】 生大黄（后下）、川朴、赤芍各 15 克，芒硝（冲服）9 ~ 15 克，枳实、桃仁各 12 克，炒莱菔子 45 克。

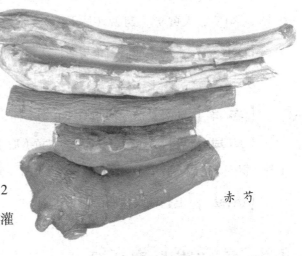

赤 芍

【用法】 上方加水 500 毫升，煎成 200 毫升，每日 1 ~ 2 剂，2 次分服或由胃管注入，或灌肠以加强通下作用。

方三

【主治】 通腑泻下。用于粘连性肠梗阻。

【组成】 生大黄 30 克（后下），枳实、芒硝（冲服）各 10 克，厚朴 15 克，莱菔子 20 克，金银花、石膏（先煎）各 100 克。

【用法】 上药以水煎服 300
毫升，分 2 次胃管缓慢注入。另用
番泻叶 100 克水煎成 500 毫升保留
灌肠。

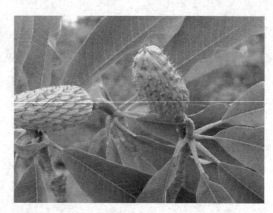

川朴

方四

【主治】 通降腑气，攻积
下浊。用于粘连性肠梗阻。

【组成】 川军、芒硝、川朴、
炒莱菔子、太子参、沙参、当归、麦门冬各 10 克。

【用法】 上药以水煎服，每日服 1 ~ 2 剂。

方五

【主治】 理气逐瘀，泻下通结。用于重型肠梗阻、肠腔积液较多者。

【组成】 甘遂末 0.7 ~ 1.0 克（冲服），桃仁、生牛膝、木香各 9 克，川
朴 15 ~ 30 克，大黄 9 ~ 24 克（后下）。

【用法】 上药水煎后，由胃管注入胃内，注入前先胃肠减压。

方六

【主治】 清热补液，润肠通便。用于体质较差肠梗阻不重者。

【组成】 当归、赤芍各 24 克，大黄（后下）、没药、槟榔、柴胡各 6 克，
川朴、枳壳、芒硝（后下）、蒲公英、紫花地丁、黄芩、丹皮、黄连、阿胶各 9 克。

【用法】 上药以水煎服，每日 1 剂。

◎ 胃、十二指肠穿孔 ◎

方一

【主治】 疏肝理气，清热解毒，通里攻下。用于溃疡急性穿孔消炎期。

【组成】 柴胡、黄芩、川楝子、延胡索、白芍各 9 克，枳壳、木香、生

甘草各 6 克，大黄 9 ～ 15 克，蒲公英 15 ～ 30 克。

【用法】 上药以水煎，自胃管注入。病重者每日 2 剂。

【附注】 腹腔感染重加金银花、连翘；大便燥结不下加芒硝或番泻叶；有瘀血加桃仁、红花、赤芍；气滞重加郁金、香附；湿热蕴结中焦加黄连、栀子、龙胆草。

方二

【主治】清热解毒，收敛止血，消胀止痛。用于溃疡病穿孔。

【组成】 金银花、川朴、板蓝根各 30 克，乌贼骨、白及、白芍各 15 克，地榆、黄芩各 12 克。

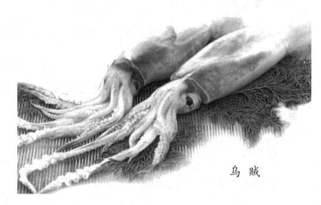

乌贼

【用法】 上药以水煎服，每日 1 剂。

方三

【主治】 疏肝理气，清热解毒。用于溃疡急性穿孔消炎期。

【组成】柴胡、枳壳、川棟子、木香、甘草各 9 克，黄芩、金银花、蒲公英、紫花地丁各 15 克。

【用法】 上药以水煎服，每日 1 剂。

◎ 胆道蛔虫病 ◎

方一

【主治】 通下驱蛔，缓急止痛。

【组成】 生大黄 30 ～ 50 克（后下），蜣螂虫 1 对（研粉，1 次冲服），郁金 10 克，木香、槟榔、枳实、白芍、生甘草各 15 克。

【**用法**】 上药以水煎服，每日 1 剂，10 日为 1 个疗程。

【**附注**】 发热加蒲公英、金钱草；胁痛甚加柴胡，改白芍量为 30 克；胆囊肿大加白鲜皮、炮山甲；黄疸加茵陈；胃阴少者加木瓜、乌梅；呕吐甚加姜半夏、竹茹；食欲不振加炙鸡内金、焦山楂。

方二

【**主治**】 通里攻下。

【**组成**】 茵陈 30 克，栀子 20 克，大黄、木香各 15 克，巴豆适量。

【**用法**】 先将巴豆去壳取仁，切成米粒大小颗粒，不去油，每次 150 ～ 200 毫克，温水生吞服，2 小时后重复 1 次。继而将茵陈等 4 味中药水煎，待胆绞痛缓解后服用，疗程 3 ～ 5 日。

方三

【**主治**】 杀虫止痛。

【**组成**】 川楝子、使君子、贯众各 15 克，槟榔 10 克，乌梅 20 克，黄连、细辛、干姜各 3 克。

【**用法**】 上药以水煎服，急者每日 2 剂，缓者每日 1 剂。

【**附注**】 湿热型加茵陈 30 克、大黄 10 克、金钱草 30 克；虚寒型加党参 20 克、炙甘草 10 克，加大干姜剂量至 10 克。

贯众

方四

【**主治**】 安蛔回厥。

【**组成**】 乌梅、皂角刺各 15 克，细辛、川椒各 3 克，制附子、黄连各 6 克，桂枝 5 克，当归、党参各 10 克。

【**用法**】 上药以水煎服，每日1剂，重症可日服2剂。

方五

【**主治**】 清利肝胆，驱蛔止痛。用于发炎型胆道蛔虫病。

【**组成**】乌梅、柴胡、黄芩、使君子、白芍、法夏、槟榔、森香、枳壳各12～15克，延胡索粉20克（分冲）。

【**用法**】 上药以水煎服，每日1剂。剧痛呕吐时注射西药止痛剂。

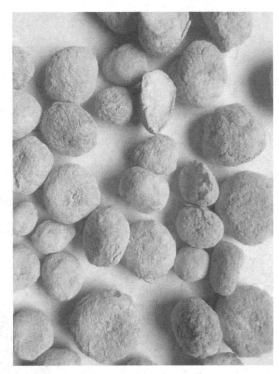

法 夏

◎ 胆囊炎、胆结石 ◎

方一

【**主治**】 通里攻下，清热解毒。用于急性胆道感染。

【**组成**】 柴胡、黄芩、郁金、延胡索、枳壳、生大黄（后下）、白芍、芒硝（冲）各10克，川朴、生甘草各5克，金钱草、虎杖各30克。

【**用法**】 上药以水煎服，每日1剂。

方二

【**主治**】 和解少阳，泻下热结。用于急慢性胆囊炎、胆管炎。

【**组成**】 柴胡、大黄、枳实、黄芩、半夏、白芍、生姜、大枣各10克。

【**用法**】 上药以水煎，每日1剂，分3次服。重者1日2剂，分4次服。

【**附注**】 气滞型者加木香、郁金、香附、延胡索等；湿热型者加元明粉、龙胆草、川朴、黄连、双花、生地、元参等。

方三

【主治】 和解少阳，疏肝解郁，泻下热结。用于慢性胆囊炎、胆结石、胆道蛔虫。

【组成】 柴胡6克，生大黄、枳壳各5克，白芍、广郁金各15克，制半夏、生甘草、茯苓、青皮、陈皮各10克。

【用法】 上药以水煎服，每日1剂。

【附注】 慢性单纯型胆囊炎加连翘30克，苏梗、藿香各10克；胆结石加金钱草30克、生鸡内金10克；胆道蛔虫症加乌梅、槟榔各10克。

方四

【主治】 疏肝利胆，解郁镇痛，清热化石。用于慢性胆囊炎、胆结石。

【组成】 金钱草30克，柴胡、枳实、白芍、郁金、乌贼骨、象贝母各9克，炙甘草10克。

【用法】 上药以水煎服，每日1剂。

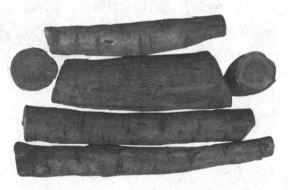

白芍

【附注】 若兼脘痛，加蒲公英、甘松、天仙藤；若阴虚血热、烦躁、头昏头痛、舌质红绛，则去柴胡，加焦山栀、决明子、旱莲草；若舌边有瘀斑，或妇女有痛经，经血色紫量少，加川芎、当归、丹参，或失笑散。凡胆病湿热壅盛、大便秘结、出现黄疸，即非本方所宜。

方五

【主治】 疏肝利胆，通络和胃。用于慢性胆囊炎。

【组成】 柴胡、青蒿、枳实、茯苓、郁金、陈皮、法半夏各10克，白芍6～10克，威灵仙15～30克，生甘草3克。

【用法】上药以水煎服，每日1剂，日服2～3次。服药期间忌油腻食物。

【附注】发热甚者，重用青蒿；呕吐者，加竹茹、大黄。

方六

【主治】平调寒热，和胃降逆。用于慢性胆囊炎，症见寒热错杂者。

【组成】黄连、炙甘草、干姜、半夏、附子各10克，桂枝、党参各15克，大枣5个。

【用法】上药以水煎服，每日1剂。

方七

【主治】疏肝利胆，化石排石。用于胆囊炎、胆结石。

【组成】硝石30克，元明粉、矾石、生鸡内金、熟鸡内金、麦芽、柴胡、杭白芍、郁金、厚朴各60克，茵陈120克。

【用法】先将硝石、白矾煅枯，再将上药共研细末炼蜜为丸，如梧桐子大。每服60丸，每日3次。

方八

【主治】疏肝理气，清热利胆，攻下排石。用于胆管术后残余结石。

【组成】柴胡12克，大黄20克（后下），黄芩、芍药各10克，木香、枳壳、郁金各15克，芒硝6克（冲服），金钱草30克。

【用法】上药以水煎服，每日1剂。6～10日为1个疗程。疗程结束后，视病情间歇1～3个月后，继续下1个疗程的治疗，间歇期间，视患者体质和饮食情况服用加味四君子汤。

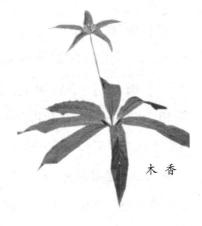

木香

【附注】痛甚加川楝子、延胡索；热象重加黄连、金银花、地丁草；伴恶心呕吐加半夏、竹茹、旋复花；食欲不振、舌苔厚腻加鸡内金、莱菔子、砂仁、藿香、佩兰；大便秘结，重用大黄、芒硝；溏泄去芒硝。

方九

【主治】 行气解郁，消石止痛。用于胆囊炎、胆结石。

【组成】 郁金、香附、白芍各15克，合欢花、柴胡各10克，枳壳、山楂、鸡内金、延胡索、川楝子各12克，甘草6克。

【用法】 上药以水煎服，分2次煎服，痛甚者1日2剂，痛缓者2日1剂。

【附注】 右胁痛重用郁金；左胁痛重用枳壳；胃脘痛加甘松、木香；腹痛加乌药、小茴香；肩背痛加葛根、姜黄；胸痛加蒌仁皮、川贝母；腰痛加川续断、桑寄生；胆囊炎加蒲公英、栀子；胆结石加金钱草、海金沙；黄疸加茵陈、车前子；发热重用柴胡，偏寒加肉桂、良姜；偏火加黄芩、龙胆草；大便干加大黄、芒硝；腹胀加莱菔子、厚朴；呕吐加旋复花、代赭石；纳差加建曲、炒谷麦芽；湿重加苍术、薏苡仁。

◎ 肝脓肿 ◎

方一

【主治】 清肝利胆，理气解郁。用于肝郁胆热之肝痈早期。

【组成】 柴胡10克，黄芩10克，牛蒡子15克，山栀10克，当归10克，白芍12克，川芎10克，生地12克，连翘10克，金银花15克，生甘草6克，天花粉10克，延胡索10克，川楝子15克。

【用法】 上药以水煎服，每日1剂。

【附注】 偏于痰湿者，加白术、

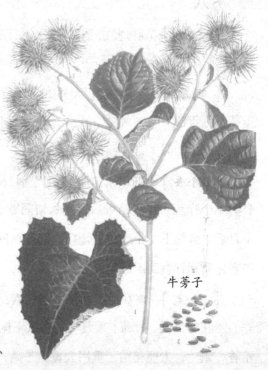

牛蒡子

陈皮、枳壳，去黄芩、山栀；偏于瘀血者，加苏木屑、参三七末 1.5 克（吞服），去黄芩、山栀。

方二

【主治】 泻火解毒，透脓。用于火毒蕴盛之肝痈中期化脓阶段。

【组成】柴胡 10 克，山栀 10 克，生大黄 10 克（后下），枳实 10 克，黄芩 10 克，赤芍 10 克，黄连 10 克，黄柏 10 克，金银花 15 克，地丁 15 克，半边莲 15 克，连翘 10 克，败酱草 15 克，皂角刺 10 克，薏苡仁 15 克。

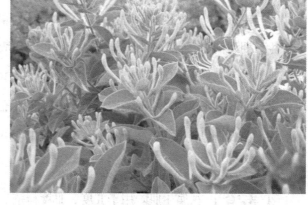

金银花

【用法】 上药以水煎服，每日 1 剂。

方三

【主治】 补气血而化毒。用于肝痈后期气血两虚者。

【组成】 炙黄芪 20 克，当归 10 克，金银花 15 克，炙甘草 6 克，鱼腥草 15 克，败酱草 15 克，黄柏 10 克。

【用法】上药以水煎服，每日 1 剂。

方四

【主治】 调脾醒胃解毒。用于肝痈后期脾胃虚弱者。

【组成】 木香 10 克，砂仁 6 克，陈皮 10 克，半夏 10 克，党参 12 克，白术 9 克，茯苓 9 克，生姜 2 片，炙甘草 6 克，鱼腥草 15 克，败酱草 15 克，黄柏 10 克。

【用法】 上药以水煎服，每日 1 剂。

◎ 褥疮 ◎

方一

【主治】 清热解毒，祛腐生肌。用于Ⅲ度褥疮。

【组成】 葛根Ⅰ号：葛根适量；葛根Ⅱ号：葛根5份，黄芩1份。

【用法】 洗净焙干研粉，过120目筛，经高压灭菌即成。溃烂期用散剂；肉芽生长期用糊剂，将散剂加鸡蛋清调匀即可，一般50克左右的鸡蛋清加散剂12克，现调现用；收口期用油剂，即100克散剂加110毫升麻油配成。使用时，常规消毒创面，坏死组织较多时需清创，用量以能覆盖创面为佳，厚度3毫米左右，然后用无菌敷料包扎固定，每日换药1次。收口期可隔日换药1次。

方二

【主治】 祛腐生肌。用于Ⅱ度、Ⅲ度褥疮。

【组成】 海马、炮山甲、黄柏、姜黄各60克，蜈蚣40条，飞雄黄、甘草各45克，生大黄、全蝎各20克，冰片9克，麝香6克。

【用法】 上药共研极细末备用。掺于疮面，以纱布敷盖。

方三

【主治】 祛腐，生肌。用于褥疮久不收口。

【组成】 煅石膏30克，东丹30克，冰片2克。

【用法】 先将石膏、东丹共研极细末过筛，加入冰片研匀，麻油调成糊状外敷。

◎ 痔疮 ◎

方一

【主治】 消肿止痛，收敛止血。用于痔疮痔痛出血。

【组成】 花椒30克，茶叶15克。

【用法】加水 1 升，煎沸 20 分钟后，先熏后洗，或用手巾蘸药汁趁热敷，冷则更换，每日早晚各 1 次，连用 3 日。

方二

【主治】清热解毒，消肿止痛。用于痔核嵌顿红肿疼痛。

【组成】瓦松 15 克，马齿苋 15 克，葱白 30 克，花椒 10 克，朴硝 30 克。

【用法】加水 1.5 升，煎沸 20 分钟，先熏后洗；或用手巾蘸药汁趁热敷，冷则更换。第 1 日卧床用 4 次，第 2 日以后每日早晚各 1 次，直到痔核能自行回纳。

方三

【主治】润肠通便，清热解毒。用于痔疮出血、便秘、疼痛。

【组成】胖大海 4 个，生甘草 6 克，白糖 10 克。

【用法】加沸水 500 毫升浸泡 20 分钟后频频饮用，水饮完后再加沸水 500 毫升，如此两三次，当茶饮用，最后把胖大海吃下，连服 3 日，休息 2 日再用 3 日，以后每隔 3 日服 1 剂，可防便秘、痔出血、疼痛。

方四

【主治】清化湿热，活血止血。用于内痔出血、疼痛。

【组成】椿根白皮 100 克，绿豆芽 120 克，生白萝卜 120 克，黄酒 60 毫升。

【用法】先取绿豆芽、生萝卜鲜汁，加入切碎的椿根白皮，再加水 800 毫升，煎至 500 毫升，冲入黄酒，临睡前温服，小儿酌量。

方五

【主治】清热消肿，疗痔润肠。用于痔疮肿痛。

【组成】鲜无花果 10 枚。

【用法】加水 1.5 升，煎至 1 升，捞出无花果分 2 次吃下，煎水液趁热先熏后洗，每日 3 次。3 日可愈。

◎ 肛门裂 ◎

方一

【**主治**】 利肠止血，解毒杀虫。用于陈旧性肛门裂。

【**组成**】 硫黄 60 克，大枣 100 克。

【**用法**】 将硫黄、大枣放锅内搅拌，使硫黄均匀地蘸干大枣表面，加热使硫黄燃着，用木棍搅拌，至枣黑成炭即可，研成粉末，制成丸。每日 4 克，早晚各 1 次，温开水送下，6 日为 1 个疗程。

方二

【**主治**】 活血止痛，生新祛瘀。用于陈旧性肛门裂。

【**组成**】 芒硝 30 克，花椒 15 克，苦参 10 克。

【**用法**】 上药加水 1.5 升，煎至 1 升，坐浴烫洗，每日 1 次，连用 10 次。

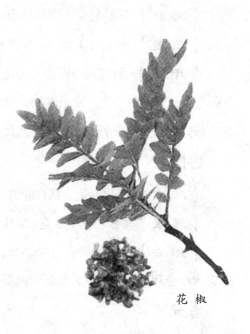

花 椒

方三

【**主治**】 清凉收敛，散火止血。用于顽固性肛门裂和早期肛门裂。

【**组成**】 乌梅 30 克，干姜 20 克，黄连 10 克，冰片 15 克。

【**用法**】 将乌梅、干姜、黄连烧炭存性，与冰片共研细末，用凡士林调成糊状，装消毒容器内备用。用时先将肛门周围消毒，然后把调成的糊状剂将肛门涂平。若陈旧性肛裂已纤维化，可先用消毒后的刮匙刮后再涂糊状剂，外覆盖纱布。隔日 1 次，至愈合后为止。一般 7 次即可治愈。

◎ 肛门直肠周围脓肿 ◎

方一

【主治】清热解毒利湿。用于肛门直肠周围脓肿实证。

【组成】黄连 10 克,黄柏 10 克,栀子 10 克,生地 12 克,龙胆草 6 克,泽泻 12 克,柴胡 15 克,车前子 15 克(包煎),生甘草 6 克。

【用法】加水 1 升,煎至 500 毫升,二煎加水 800 毫升,煎至 500 毫升,分早中晚 3 次服完,每日 1 剂。

方二

【主治】养阴清热祛湿。用于肛门直肠周围脓肿虚证。

【组成】青蒿 15 克,鳖甲 15 克,栀子 10 克,丹皮 10 克,苍术 10 克,黄柏 10 克。

【用法】加水 800 毫升,煎至 500 毫升,二煎加水 600 毫升,煎至 400 毫升,分早中晚 3 次服完,每日 1 剂。

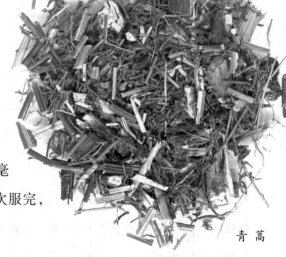

青 蒿

方三

【主治】清热解毒,托里排脓。用于肛门直肠周围脓肿溃疡。

【组成】半边莲 30 克,生黄芪 30 克,皂角刺 6 克。

【用法】上药加水 1 升,煎至 500 毫升,每日 1 剂。

方四

【主治】清热解毒,除湿。用于肛门直肠周围脓肿早期。

【组成】地丁 15 克,蒲公英 15 克,苍术 10 克,苦参 15 克,川芎 10 克,丹参 10 克。

【用法】 加水 1.5 升，煎至 1 升，先熏后洗，每日 1 剂，熏洗 2 ~ 3 次。

◎ 肛门瘘 ◎

方一

【主治】 清热利湿。用于肛门瘘实证。

【组成】 黄柏 10 克，苍术 8 克，萆薢 15 克，二花 15 克。

【用法】 上药加水 1 升，煎至 500 毫升，分早晚分服，每日 1 剂。7 日为 1 个疗程，第 1 个疗程有效，再服第 2 疗程，一般 2 ~ 3 个疗程可痊愈。

方二

【主治】 养阴清热。用于肛门瘘虚证。

【组成】 青蒿 15 克，鳖甲 30 克，丹皮 10 克，白芍 15 克，麦门冬 12 克，山药 30 克。

【用法】 上药加水 1 升，煎至 500 毫升，早晚分服，每日 1 剂。10 日为 1 个疗程，若有效再服第 2 疗程，一般 3 ~ 4 个疗程可痊愈。

方三

【主治】 清热利湿，解毒化瘀。用于高位单纯性肛瘘。

【组成】 黄柏 15 克，苍术 15 克，生乳香 15 克，地丁 15 克，大黄 10 克。

【用法】 加水 2 升，煎至 1.5 升，先熏后洗，每晚各 1 次。

◎ 脱肛 ◎

方一

【主治】 收敛固涩。用于中期脱肛。

【组成】 老枣树皮 15 克，石榴皮 10 克，明矾 6 克。

【用法】 上药加水 1 升，煎至 500 毫升，先熏后洗，待微温，用手巾蘸药液洗脱出部分，每日 2 ~ 3 次，连用 3 ~ 5 日。

方二

【主治】 补气升提。用于气虚脱肛。

【组成】 蓖麻子（红纹者佳）20 粒，升麻 10 克，猪五花肉 60 克。

【用法】 加水 1 升，煮至 500 毫升，去蓖麻子，食肉喝汤，隔日 1 次。服 3 日脱肛复位后，蓖麻子减半，再服 3 ~ 5 日可防复发。

方三

【主治】 补气升提，清热解毒。用于晚期脱肛伴感染。

【组成】 枳壳 30 克，苦参 15 克，蒲公英 15 克，补中益气丸适量。

【用法】 枳壳、苦参、蒲公英 3 药加水 800 毫升，煎至 500 毫升，先熏后洗，每日 2 次。按常规量配服补中益气丸 7 日。

方四

【主治】 补气升提。用于中期脱肛。

【组成】 蚯蚓 3 克，升麻 10 克，猪五花肉 60 克。

【用法】 以上 3 味加水 1 升，煎至 500 毫升，食肉喝汤，每日 1 次。

方五

【主治】 补气，升清益阴。用于老年人、小儿久痛、久泻、久痢等气虚下陷的脱肛。

【组成】

内服方：炙黄芪 30 克，党参 15 克，升麻 15 克，甘草 6 克。

外洗方：枳壳 30 克，芒硝 30 克，五倍子 15 克。

【用法】 内服方加水 800 毫升，煎至 500 毫升，每日 1 剂。外洗方加水 1.5 升，煎至 1 升，先熏后洗，每日 1 ~ 2 次，4 日为 1 个疗程。

【附注】 内服宜久煎，外洗方中芒硝后下。

◎ 男结扎术后并发症 ◎

方一

【**主治**】活血利气,以散结节,补益气血,以扶正气,清热解毒,化瘀解毒。

【**组成**】姜黄片30克,当归20克,鸡血藤15克,生黄芪15克,金银花20克,大青叶30克,白花蛇舌草30克,蚤休10克,延胡索10克。

【**用法**】取上方1剂,冷水浸泡1小时后,熬开,煎30分钟,去渣取汁,口服,每日2次,6日为1个疗程。

元 胡

【**附注**】服本方忌辛辣食物、房事。

方二

【**主治**】活血化瘀,软坚散结。

【**组成**】当归、地鳖虫、醋炙水蛭、地龙各15克,蜈蚣2条,丹参30克,乳香、没药各10克。

【**用法**】取上方1剂,清水浸泡30分钟,熬开,煮30分钟,去渣取汁,早晚各1次。

◎ 男性不育症 ◎

方一

【**主治**】补泻兼施。

【**组成**】丹皮、地骨皮、赤白芍各9克,生地12克,麦门冬15克,玄参12克,生牡蛎30克,象贝母12克,枸杞子12克,丹参15克,山萸肉9克,金银花 18 克，连翘 9 克，夏枯草、柴胡、竹叶、茯苓各 9 克，仙灵脾 12 克。

【用法】 取上方 1 剂，冷水浸泡 30 分钟，煎 30 分钟，早晚各服 1 次，服 2 日停 1 日，24 剂为 1 个疗程。

方二

【主治】 有滋阴补肾，清降虚火。

【组成】 熟地 30 克，山萸肉、山药、麦门冬、茯苓各 15 克，丹皮、玄参、泽泻各 12 克，知母、黄柏各 10 克，五味子 9 克，颠茄片 300 毫克。

【用法】 上药共为细末，蜜法为丸，每丸重 9 克，每日 3 次，每次 1 丸，温开水送服，1 个月为 1 个疗程。

方三

【主治】 疏肝活血壮阳。用于阳痿症。

【组成】 蜈蚣 18 克，当归、白芍、甘草各 60 克。

【用法】 先将当归、白芍、甘草晒干研细，过 90 ～ 120 目筛，然后将蜈蚣研细，再将 2 种药粉混合均匀，分为 40 包，蜈蚣不得去头、足或烘烤，以免减效。每次服半包至 1 包，早晚各 1 次，空腹用白酒或黄酒送服。15 日为 1 个疗程。

【附注】 服本方一般在当日或第 2 日见效，最晚见效在 1 个疗程后，一般 3 ～ 7 日见效。需服药 1 ～ 2 个疗程，以巩固效果。

◎ 脑震荡 ◎

方一

【主治】 平肝息风，重镇安神，升清降浊。用于早期脑震荡。

【组成】 天麻 20 克，钩藤 20 克，石决明 15 克，桑寄生 15 克，夜交藤 15 克，朱茯神 10 克，黄芩 10 克，杜仲 10 克，益母草 15 克，山栀 10 克。

【用法】 上药以水煎服，每日 1 剂。

肌肉骨骼关节疾病

◎ 骨折 ◎

方一

【主治】消炎止痛，活血化瘀，清热凉血。用于早期骨折及跌打损伤所致瘀血肿胀。

【组成】赤芍 10 克，丹参 12 克，归尾 12 克，没药 10 克，乳香 12 克，桃仁 10 克，泽漆 12 克，延胡索 10 克，桑枝 12 克，续断 12 克，连翘 10 克，栀子 6 克，大黄 6 克。

【用法】上药以水煎服，早晚各 1 剂。

方二

【主治】祛瘀生新，接骨续筋。用于骨折瘀血肿胀已消，尚未愈合。

【组成】当归 10 克，丹参 10 克，制草乌 3 克，桃仁 10 克，防风 6 克，骨碎补 15 克，川续断 15 克，地鳖虫 15 克，狗脊 12 克，制乳香 10 克，制没药 10 克。

【用法】上药以水煎服，每日 1 剂。

方三

【主治】补气和血，强筋健骨。用于骨折后期，筋骨痿软，行走乏力，关节牵强不利。

【组成】党参 12 克，炙黄芪 15 克，炒白术 10 克，当归身 10 克，红花 6 克，独活 6 克，熟地 20 克，炙甘草 10 克，桑枝 12 克，川续断 12 克，狗脊 12 克，自然铜 15 克。

【用法】 上药以水煎服，每日 1 剂。

【附注】 上述三方，可根据骨折的不同部位加用引经药。如上肢骨折加桂枝；下肢骨折加牛膝；胸部骨折加枳壳；腰部骨折加杜仲。骨折生症者加三七、熊胆；骨折致心烦不寐者加枣仁、远志等。

◎ 伤筋 ◎

方一

【主治】 活血化瘀，疏通经络。用于全身各部伤筋。

【组成】 络石藤 15 克，桑枝 12 克，炒牛蒡子 10 克，炙僵蚕 10 克，秦艽 6 克，当归 10 克，桃仁 10 克，赤芍 10 克，丹参 10 克，生地 12 克，血竭 15 克。

【用法】 上药以水煎服，早晚各 1 剂。

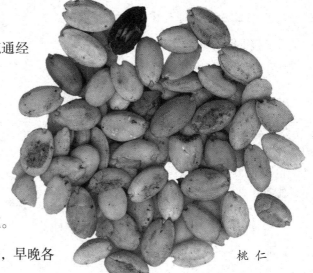

桃 仁

【附注】 临床上可根据伤筋的不同部位和程度以及新旧损伤等适当加减。如头部损伤加蔓荆子；上肢损伤加桂枝；下肢损伤加牛膝；足部损伤加木瓜；胸肋部损伤加桔梗、柴胡；腰部损伤加杜仲；有热象加金银花、连翘；局部肿严重加茯苓、泽泻；新伤处加乳香、没药；旧伤加威灵仙、防风等。

方二

【主治】 凉血，消肿，止痛。用于全身各部伤筋。

【组成】 生栀子 15 克。

【用法】 将生栀子研成粉末，用水调成糊状，敷于患处。

方三

【**主治**】活血，消肿，散瘀，舒筋。用于四肢伤筋。

【**组成**】鲜韭菜 20 克。

【**用法**】将韭菜捣成糊状，放少许盐，敷于患处。

◎ 腹部闭合性损伤 ◎

【**主治**】理气止痛，活血通润。用于腹部闭合性损伤。

【**组成**】柴胡 10 克，香附 15 克，川朴 10 克，当归 10 克，白芍 6 克，青、陈皮各 6 克，木香 10 克，延胡索 10 克，大腹皮 10 克，枳壳 6 克，全栝楼 15 克，血竭 6 克。

【**用法**】上药以水煎服，每日 1 剂。

【**附注**】腹胀疼痛严重加降香、苏子；便秘加大黄 6 克、桃仁泥 6 克。

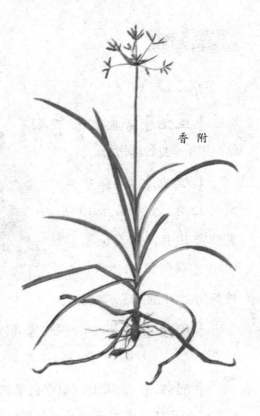

香 附

◎ 急性腰扭伤 ◎

方一

【**主治**】活血通络，理气止痛。用于急性腰扭伤。

【**组成**】川续断 15 克，牛膝 15 克，泽兰 10 克，独活 10 克，桑寄生 15 克，制乳香 6 克，制没药 6 克，红花 6 克，木香 10 克，甘草 15 克，白芍 15 克。

【**用法**】上药以水煎服，每日 1 剂。

方二

【**主治**】 舒筋活络，散瘀止痛。用于急性腰扭伤。

【**组成**】 红花6克，香附20克，狗脊15克，杜仲15克，五加皮20克，伸筋草30克，鸡血藤30克，自然铜15克，乳香10克，没药10克，细辛10克，青皮10克，陈皮10克。

【**用法**】 水煎后局部热敷。

◎ 损伤发热 ◎

方一

【**主治**】 清热解毒，活血化瘀。用于损伤伴热毒感染者。

【**组成**】 连翘20克，金银花20克，白芷6克，川贝母6克，赤芍6克，归尾6克，甘草节6克，炙穿山甲6克，天花粉10克，乳香6克，没药6克，陈皮6克。

【**用法**】 上药以水煎服，每日1剂。

方二

【**主治**】 益气生血。用于损伤后血虚发热者。

【**组成**】 黄芪30克，当归9克，川芎6克，白芍15克，熟地20克。

【**用法**】 上药以水煎服，每日1剂。

【**附注**】 若血虚伴有身痒者，系自虚不能充养肌肤所致，宜于此方中加首乌、蝉衣、防风等。

◎ 颈椎病 ◎

方一

【**主治**】 活血祛风，温通经脉。用于颈椎病的颈、肩、上肢疼痛、麻木为主要症状者。

【组成】 防风 10 克，细辛 6 克，桂枝 6 克，白芍 15 克，白术 15 克，桔梗 10 克，僵蚕 10 克，羌活 6 克，独活 6 克，当归 15 克，川续断 20 克，川芎 6 克，白芷 10 克，红花 6 克。

【用法】 上药以水煎服，每日 1 剂。

【附注】 颈项强痛加葛根、附子；手麻木加鸡血藤、木瓜；气短乏力加党参、白术；头晕加钩藤、天麻。

方二

【主治】 平肝息风，清热安神。用于颈椎病以头晕、头痛为主要症状者。

【组成】 天麻 10 克，钩藤 15 克，生决明 24 克，山栀 10 克，黄芩 10 克，川牛膝 5 克，杜仲 10 克，益母草 15 克，桑寄生 10 克，夜交藤 15 克，茯神 15 克。

【用法】 上药以水煎服，每日 1 剂。

【附注】 心悸、头眩加龙骨、牡蛎；咽干口苦加菊花、麦门冬；气血亏虚加当归、黄芪；失眠加远志、枣仁；伴有血瘀者加桃仁、红花。

方三

【主治】 舒筋通络，养血益气。用于颈椎病以下肢运动障碍、发抖为主要症状者（脊髓型颈椎病）。

【组成】 当归 15 克，赤芍 15 克，白芍 15 克，川芎 9 克，牛膝 12 克，黄芪 30 克，地龙 15 克，补骨脂 12 克，寄生 30 克，桃仁 9 克，红花 9 克，桂枝 9 克。

【用法】 上药以水煎服，每日 1 剂。

◎ 肩周炎 ◎

方一

【主治】 祛风散寒，舒筋通络。用于肩周炎属风寒型者。

【组成】 杜仲9克，牛膝9克，细辛3克，独活9克，秦艽9克，茯苓12克，川芎3克，防风9克，人参12克，黄芪12克，续断10克，当归12克，芍药9克，生地15克，威灵仙15克，甘草6克，生姜6克。

【用法】 上药以水煎服，每日1剂。

方二

【主治】 行气活血，止痛。用于瘀滞型肩周炎。

【组成】 羌活、没药、秦艽、川芎、桃仁、红花、甘草、五灵脂、牛膝、地龙、当归、白芍各适量。

【用法】 上药以水煎服，每日1剂。

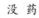

没药

方三

【主治】 养血益气，补肝肾，舒筋活络。用于肩周炎属肝肾亏虚者。

【组成】 熟地15克，桂圆肉6克，白芍9克，丹参9克，鸡血藤15克，续断12克。

【用法】 上药以水煎服，每日1剂。

◎ 膝部创伤性滑膜炎 ◎

方一

【主治】 散瘀生新，消肿止痛。用于急性膝关节滑膜炎。

【组成】 当归、白芍、牛膝、生地、桃仁、红花、三七、泽泻各适量。

【用法】 上药以水煎服，每日1剂。

方二

【主治】 散风除湿，温经通络。用于慢性膝关节滑膜炎。

【组成】 川续断15克，鸡血藤18克，归尾15克，红花9克，丹参30克，秦艽9克，灵仙9克，姜黄9克，桑枝18枝，川芎9克，牛膝9克，伸筋草15克，防风10克。

【用法】 上药以水煎服，每日1剂。

方三

【主治】 祛瘀消肿，镇痛。用于急性膝关节滑膜炎伴瘀肿者。

【组成】 金钱草16克，大黄6克，蒲公英24克，栀子12克，木瓜16克，黄柏36克，姜黄16克。

【用法】 上药共研细末，水蜜各半调敷患处。

方四

【主治】 温经散寒，通络止痛。用于慢性膝关节滑膜炎兼有风寒湿者。

【组成】防风15克，透骨草20克，海桐皮15克，香木鳖15克，红花15克，半夏15克，木瓜9克，骨碎补9克，地龙9克，甘草9克，独活20克。

【用法】 上药以水煎服，每日1剂。

◎ 足跟痛 ◎

方一

【主治】强筋壮骨，活血止痛。用于急慢性足跟痛。

【组成】 细辛9克，杜仲12克，独活12克，红花6克，没药6克，当归10克，肉苁蓉9克，菟丝子15克，补骨脂12克，枸杞子10克，熟地20克，山萸肉12克。

【用法】 上药以水煎服，每日1剂。

方二

【主治】 活血散瘀，消肿止痛。用于急慢性足跟痛以风寒湿为主者。

【组成】 土鳖虫 20 克，丹参 15 克，赤芍 12 克，益母草 25 克，防风 9 克，独活 9 克，川椒 9 克，姜黄 6 克，透骨草 20 克，五加皮 15 克，木通 12 克，苏木 15 克，刘寄奴 20 克。

【用法】 煎水熏洗患处，每日 2 次，每次 30 分钟。

◎ 骨髓炎 ◎

方一

【主治】 清热解毒，凉血化瘀。用于急性化脓性骨髓炎。

【组成】 蒲公英 15 克，山栀子 9 克，金银花 9 克，赤芍 9 克，连翘 9 克，荆芥 9 克，丹皮 9 克，当归 9 克，黄芩 9 克，草河车 12 克，川贝母 9 克，陈皮 6 克，甘草 6 克。

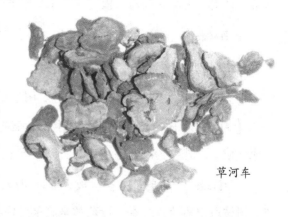

草河车

【用法】 上药以水煎服，每日 1 剂。

【附注】若系外伤性去蒲公英、栀子，加桃仁、红花；神志不清加鲜生地、黄连。同时配合紫雪丹内服。

方二

【主治】 清热祛瘀，和营托脓。用于化脓性骨髓炎。

【组成】 赤芍 9 克，皂角刺 9 克，蜂房 9 克，荆芥 9 克，乳香 6 克，没药 6 克，生甘草 3 克，甲片 9 克，蒲公英 12 克，川贝母 9 克，黄芩 6 克，当归 9 克，金银花 12 克，连翘 9 克。

【用法】 上药以水煎服，每日 1 剂。

方三

【主治】消肿溃坚，活血止痛。用于急性骨髓炎未化脓者。

【组成】天花粉5千克，黄柏2.5千克，姜黄2.5千克，白芷2.5千克，大黄2.5千克，厚朴1千克，陈皮1千克，甘草1千克，苍术1千克，南星1千克。

【用法】上药共研细末，用水或酒调敷患处。

方四

【主治】活血散瘀，解毒止痛。用于跌打损伤、扭伤、骨髓炎、骨结核、脉管炎、肢端静脉痉挛症等。

【组成】桃仁、红花、当归、赤芍、三七、乳香、没药、血竭、土鳖虫、紫草、丹皮、大黄、乌药、枳壳、苏木、秦艽、金银花、甘草各适量。

【用法】上药共研细末，每服3克，每日2次，黄酒送服。

方五

【主治】活血散瘀，止痛消肿。用于化脓性骨髓炎。

【组成】榆树枝、柳树枝、槐树枝、桑树枝、桃枝各约1.5厘米（小筷子粗，截成数截），乳香、没药各9克（研极细末），麻油120毫升。

【用法】将麻油煎沸，放入5种树枝，待树枝炸焦，用铜丝箩过滤，把渣和树枝取出再放入乳香、没药熬至滴水成珠状，凉后即成膏药。用时将膏药加温贴患处，隔3～5日换1次，直至痊愈为止。

◎ 痛风 ◎

方一

【主治】祛风散寒，通痹退热。用于急性痛风。

【组成】忍冬藤、败酱草、络石藤、青风藤、土茯苓、老鹳草、丹参、香附各适量。

【用法】上药以水煎服，每日1剂。风热胜者加连翘、葛根；湿热胜者加白花蛇舌草、防己。

方二

【**主治**】 祛风除湿，散寒通痹。用于痛风属风寒湿偏胜者。

【**组成**】 鸡血藤、海风藤、透骨草、当归、丹参、独活、钻地风、香附各适量。

【**用法**】 上药以水煎服，每日 1 剂。风胜者加防风、羌活、威灵仙；寒胜者加制川乌、草乌、桂枝、细辛；湿胜者加生玉米、草薢。

方三

【**主治**】 活血通络，化瘀除痹。用于痛风属瘀血偏重者。

【**组成**】 制乳香、制没药、延胡索、香附、丹参、当归、透骨草各适量。

【**用法**】 上药以水煎服，每日 1 剂。偏寒加桂枝、制川乌、制草乌、细辛；偏热加丹皮、蒲公英；气虚加黄芪；关节畸形加穿山甲、乌梢蛇、制马钱子、全虫、蜈蚣等。

◎ 坐骨神经痛 ◎

方一

【**主治**】 祛风通络，散寒除湿。用于坐骨神经痛以风寒湿偏重者。

【**组成**】 桂枝 12 克，防风 12 克，白芍 12 克，麻黄 6 克，白术 15 克，知母 12 克，生姜 15 克，甘草 6 克，附片 30 克，地龙 12 克，杜仲 12 克。

【**用法**】 上药以水煎服，每日 1 剂。附片先煎 1 小时后再加入其他药物。

方二

【**主治**】 温经散寒，止痛活络。用于坐骨神经痛以下肢疼痛为主者。

【**组成**】 白芍 6 克，木瓜 12 克，鸡血藤 15 克，威灵仙 15 克，甘草 15 克，牛膝 12 克，白术 15 克。

【**用法**】 上药以水煎服，每日 1 剂。

方三

【主治】散寒除瘀，活络通经。用于骨质增生所致的坐骨神经痛。

【组成】狗脊21克，羊角七15克，九牛造9克，威灵仙15克，桂枝9克，牛膝9克，地龙9克，香附21克，羌活9克，红花6克，穿山甲9克，透骨草12克。

【用法】上药以水煎服，每日1剂。2周为1个疗程。

方四

【主治】散寒止痛。用于坐骨神经痛。

【组成】生乌头60克，生甘草乌60克，吴茱萸20克。

【用法】上药共研末，加食盐20克，用文火炒至深黄色，加食用白糖少许，布包熨患处，每日3～4次。

◎ 落 枕 ◎

方一

【主治】活血通络，散风止痛。

【组成】白芷12克，荆芥12克，川芎15克，细辛12克，葛根12克，当归15克，赤芍12克，防风9克，羌活9克，甘草6克，乳香、没药各9克，桃仁6克。

【用法】上药以水煎服，每日1剂。

方二

【主治】舒筋祛风，解痉镇痛。

【组成】桂枝4克，赤芍9克，葛根9克，防风9克，红花6克，伸筋草12克，刘寄奴9克。

【用法】煎水，热敷患处。

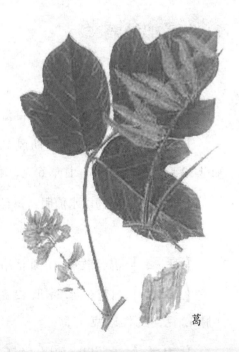

葛

◎ 骨化性肌炎 ◎

【**主治**】 活血化瘀，消肿止痛。用于早期骨化性肌炎。

【**组成**】 生地15克，土鳖虫15克，归尾15克，穿山甲10克，大黄15克，丹参20克，桃仁12克，红花12克，甘草12克，桂枝10克。

【**用法**】 上药以水煎服，每日1剂。

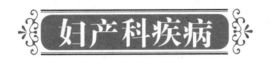

妇产科疾病

◎ 活血散瘀汤 ◎

【**主治**】 痛经属血瘀者。

【**组成**】 当归尾、川芎、赤芍、苏木、丹皮、官桂、延胡索、乌药、刘寄奴、生地各适量。

【**用法**】 每日1剂，2次分服。

◎ 痛经宁 ◎

【**主治**】 痛经偏血瘀者。

【**组成**】 当归9克，赤芍15克，川芎6克，柴胡6克，丹皮9克，香附15克，延胡索6克，白芥子6克，郁金9克，蒲黄10克，五灵脂15克，甘草6克，夏枯草15克，皂刺9克，九香虫15克。

【用法】 水煎服，每日 1 剂。

◎ 热性痛经方 ◎

【主治】 经行腹痛，往往于经行第一天腹痛甚剧，或见血块落下则痛减，舌质红、苔薄黄，脉弦或弦数。

【组成】 当归 10 克，川芎 10 克，赤芍 12 克，大生地 12 克，红藤 30 克，败酱草 20 克，金铃子 10 克，炒五灵脂 12 克，炙乳香、没药各 5 克。

【用法】 先将上药用清水浸泡 30 分钟，再煎煮 30 分钟，每剂煎 2 次，于经行腹痛开始每日 1 剂，早晚各服 1 次。

◎ 香桃止痛汤 ◎

【主治】 各型严重痛经。

【组成】 香附、桃仁、延胡索、干姜、生蒲黄、赤芍、陈皮各 9 克，当归、白芍各 12 克，川芎、肉桂、小茴香、炙甘草各 6 克。

【用法】 水煎服。原发性痛经者，月经来潮前每日服 1 剂，连服 3 剂，若月经未至，则加服 1 ~ 2 剂，一般需连用 3 个月经周期。继发性痛经者，月经前后均需服药。

◎ 理气温经汤 ◎

【主治】临经腹痛较剧,腰酸,经来量少不畅,夹有紫红血块,脉沉细带弦,舌苔薄白。

【组成】 陈艾 6 克，制香附 9 克，当归 6 克，续断 9 克，白芍 6 克，熟地 9 克，煨木香 4.5 克，乌药 6 克，川楝子 9 克，黄芪 9 克，肉桂 2.4 克。

【用法】 水煎服，每日 1 剂。

◎ 内异化瘀方 ◎

【主治】 子宫内膜异位症。

【组成】 当归9克，丹
参9克，川芎4.5克，川牛膝9克，
制香附9克，赤芍9克，血
竭3克，制没药6克，延胡
索9克，苏木9克，失笑散
15克。

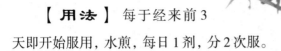

苏木

【用法】 每于经来前3
天即开始服用，水煎，每日1剂，分2次服。

◎ 消痛方 ◎

【主治】 痛经。

【组成】 柴胡、郁金、香附、川楝、延胡索、蒲黄、五灵脂、当归、白
芍各适量。

【用法】 水煎服，每日1剂。

◎ 止痛快 ◎

【主治】 痛经。

【组成】 当归、益母草各15克，川芎6克，细辛5克，丹参20克，白芍、
泽兰、延胡索、白芷各10克。

【用法】 水煎服，每日1剂。经前1周开始服用，服6剂为1个疗程，
连服3个月经周期。

◎ 活血汤 ◎

【主治】闭经，气滞血瘀型。

【组成】当归尾9克，桃仁9克，红花9克，泽兰9克，益母草12克，丹参30克，白芍9克，柴胡6克，香附9克，陈皮9克，牛膝9克，甘草3克。

【用法】水煎，每日1剂，分2次服。

◎ 补虚通经汤 ◎

【主治】闭经虚证。

【组成】党参、黄芪、当归、熟地、茜草、乌贼骨、川芎、香附各适量。

【用法】水煎，每日1剂，分2次口服。

◎ 育肾养血方 ◎

【主治】原发性闭经。

【组成】炒当归9克，生地、熟地各9克，川芎9克，熟女贞子9克，仙灵脾12克，肉苁蓉9克，狗脊9克，山萸肉9克，制黄精12克，河车大造丸9克（吞）。

【用法】每日1剂，水煎服，1个月为1个疗程，通常观察3个月，最好能观察基础体温。

◎ 通经开闭汤 ◎

【主治】闭经，身体羸瘦，头晕眼花，小便频数，腰酸畏寒，精神疲惫，舌淡，苔白。

【组成】 紫河车9克，紫丹参9克，巴戟9克，川牛膝9克，木瓜9克，仙灵脾9克，杜仲9克，熟地9克，白芍6克，紫石英9克（先煎），白术9克，黄芪9克。

【用法】 水煎服，每日1剂。

◎ 疏通汤 ◎

【主治】 闭经，口干欲饮，面浮心烦，便干溲少，苔薄腻，脉细软。

【组成】 党参12克，白术9克，茯苓15克，麦门冬9克，丹参12克，丹皮9克，桃仁9克，鸡血藤15克，灯芯1.8克，制香附6克，延胡索9克。

【用法】 水煎服，每日1剂。

◎ 养阴通经汤 ◎

【主治】 闭经，属阴虚胃热型者。

【组成】 栝楼15克，石斛12克，元参、麦门冬、车前子各9克，生地、瞿麦、益母草、牛膝各12克，马尾连6克。

【用法】 水煎服，每日1剂。

◎ 女金丹 ◎

【主治】 闭经，属气血瘀滞者。凡气血瘀滞之闭经，用之皆效。

【组成】 当归150克，川芎、延胡索、桃仁、红花、三棱、莪术各50克，丹皮45克，青皮、枳壳、广皮、赤芍、炙甘草、香附各40克，木香25克。

【用法】 共为细末，炼蜜为丸，每丸重15克，每日3次，每次1丸。

◎ 急性乳腺炎 ◎

方一

【主治】 清热解毒，理气散结。用于急性乳腺炎未化脓者。

【组成】 金银花30克，蒲公英、陈皮各15克，连翘、赤芍各9克，青皮、黄芩、生地各6克。

【用法】 每日1剂，2次煎服。脓肿形成加乳香、没药各6克。

方二

【主治】 消热解毒，散结消痈。用于乳痈。

【组成】 忍冬花、蒲公英各60克，雄黄3克。

【用法】 黄酒煎服，每日1～2剂。

【附注】 若伴有寒热、身痛等表证，选加柴胡、薄荷、防风、荆芥；热毒重加黄芩、赤芍、半枝莲、大青叶；乳房结块加全栝楼、广郁金、绿萼梅、牛蒡子、橘叶；乳汁不通加通草、穿山甲、木通、漏芦、王不留行。若配用明矾、雄黄研面，茶汁调涂患处（药干再涂，日数次），则效果更佳。

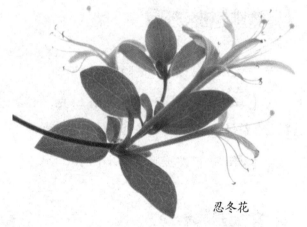

忍冬花

方三

【主治】 清热解毒，和营散结。用于乳痈初起时发寒热，先痛后肿者。

【组成】 川贝母9克，天花粉3克，蒲公英、当归各30克，生甘草6克，穿山甲11片（为末）。

【用法】 上药以水煎服，1日服完。

方四

【主治】 解毒散结，化瘀定痛。用于急性乳腺炎。

【组成】 全蝎2只，馒头1个。

【用法】 用馒头将一蝎包入，饭前吞服。

方五

【主治】 消肿散结，用于乳痈初期。

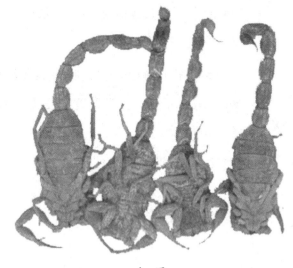

全 蝎

【组成】 麻油500毫升，铅丹250克，雄樟散适量（由樟脑30克，雄黄3克研制而成）。

【用法】 先将麻油入铁锅内，用文火煮至滴油成珠状时，徐徐加入铅丹，边下铅丹边搅动，至油膏沸起退火，继将油膏注入冷水内浸拔去火毒即成硬膏备用。临用时将硬膏熔化薄薄摊于10厘米×10厘米红银纸上，取雄樟散3克散于膏药中央，贴于患部，外用毛巾湿热敷，2日换药1次。此药毒性大，慎用。

方六

【主治】 活血散结，解毒消痈。用于急性乳腺炎初期。

【组成】 红花15克，蒲公英18克，食醋200毫升。

【用法】 将前二种药放入醋内泡半小时捞出，直接敷于患者乳房。为发挥其药效，使敷药保持湿润，可把泡药之醋往敷药患处浇，一般3小时后解除敷药，1次未愈者，次日可原药重复使用。

方七

【主治】 理气止痛，清热解毒。用于乳痈之郁乳期。

【组成】 陈皮30克，甘草10克。

【**用法**】 上药以水煎服，1日2服。

方八

【**主治**】 清热解毒，疏肝理气。用于乳痈未溃者。

【**组成**】 银花24克，紫花地丁12克，蒲公英15克，连翘9克，青皮6克，陈皮6克，甘草6克。

【**用法**】 上药以水煎服，每日1剂。

◎ 乳腺增生症 ◎

方一

【**主治**】 疏肝理气，软坚散结。

【**组成**】 醋炒柴胡9～15克，橘核、荔枝核、赤芍各30克，夏枯草、山慈姑、僵蚕、王不留行、三棱、莪术各15～30克，煅牡蛎（先煎）30～60克，鹿角霜15克，甘草6克。

【**用法**】 上药以水煎服，每日1剂，15日为1个疗程，3个疗程以后改汤为丸继服3～6个月巩固疗效。

【**附注**】 偏寒加干姜、肉桂、制附片；偏热加黄芩、龙胆草、山栀；气血虚加黄芪、当归、太子参、白术；阴虚加元参、鳖甲、龟板；阳虚加干姜、肉桂、制附片、仙茅。经前乳肿严重加制香附；偏热加广郁金；偏寒加金橘叶、青皮；痛经严重加乳香、没药、失笑散。月经期去三棱、莪术；偏热加茜草炭、炒丹皮、益母草；偏寒加荆芥炭、干姜炭、三七粉或云南白药。

方二

【**主治**】 疏肝理气，活血化瘀，软坚散结。

【**组成**】 当归12克，栝楼30克，乳香、没药、甘草各3克，橘核、荔枝核各15克。

【**用法**】 上药以水煎服，每日1剂，1个月为1个疗程。

【附注】 效果不显时加昆布、海藻各 15 克。行经期暂停药。

方三

【主治】 疏肝理气，活血化瘀，滋阴通络。

【组成】 当归、鸡血藤各 12 克，白芍、柴胡、王不留行、香附、丹参、路路通各 10 克，白术 16 克，玄参 15 克，甘草 6 克。

【用法】 上药以水煎服，每日 1 剂，于每月经前 10 日开始服药 5 ~ 7 剂，3 个月为 1 个疗程。

【附注】 心烦易怒加山栀、丹参各 10 克；乳房胀痛加桔梗、川楝子、延胡索各 10 克；肿块坚硬加三棱、莪术、桃仁、红花各 10 克，伴有纤维瘤加夏枯草 15 克；阴虚加生地 15 克、枸杞子 12 克、菟丝子 10 克（冲）；月经不调加仙灵脾、仙茅各 10 克。

方四

【主治】 疏肝理气，活血化瘀，化瘀散结。用于乳腺增生病。

【组成】 柴胡、芍药、香附各 12 克，青皮、丹参、三棱、莪术各 9 克，生牡蛎 30 克（先煎）。

【用法】 隔日 1 剂，每日服 2 次，以水煎服。每月 15 剂为 1 个疗程。

【附注】 经期、经前乳房肿痛显著，肿块增大，并随喜怒而消长，可加延胡索、金铃子、橘核等；乳房肿块较大，胀痛明显可加桃仁、红花、王不留行、炮山甲，白芍改为赤芍；乳痛较轻或无痛，肿块较大，质中等度，酌情加海藻、昆布、全栝楼、茯苓、白术等。

方五

【主治】 活血祛瘀，化痰软坚。

【组成】 鹿角、丹参 15 克，穿山甲、红花各 3 克，三棱、莪术各 9 克，当归、没药、延胡索、淫羊藿、牡蛎各 10 克，黄芪 20 克。

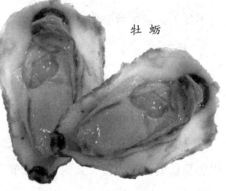

牡蛎

【用法】 上药以水煎服，每日 1 剂。

方六

【主治】 行气活血，化痰散结。用于乳腺小叶增生。

【组成】 制香附 10 克，丹参、元参、牡蛎、黄药子、菟丝子、各 30 克，淡海藻、淡昆布、青皮、白芥子各 15 克，甘草 3 克。

【用法】 上药以水煎服，每日 1 剂。

◎ 乳房纤维腺瘤 ◎

方一

【主治】 开气化滞，散结消肿，清热化痰。

【组成】 全蝎 160 克，栝楼 25 个。

【用法】 将栝楼开孔，把全蝎分装于栝楼内放在瓦片上焙存性，研细末，每日服 3 次，每次 3 克，连服 1 月。

方二

【主治】 活血化瘀，化痰软坚。

【组成】 当归 75 克，乳香、没药、甘草、香附各 30 克，大栝楼（焙干）8 个。

【用法】 上药共研末，每次 60 克，水煎渣加入黄酒 30 毫升为引（不能饮酒者可不加），晚饭后服用，每日 1 次。

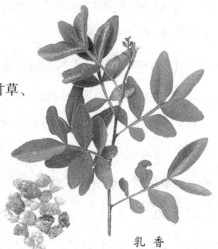

乳香

方三

【主治】 散结消核。用于乳癖。

【组成】 巴豆（去皮取仁）、黄蜡各 120 克。

【用法】先将黄蜡置锅内用文火熔化，再将巴豆仁倒入炒之，经 6～7 分钟，以巴豆仁变黄色为宜，去火，滤出黄蜡溶液（此液有毒，不可再用），迅速将巴豆仁摊于竹筛上，并不时搅动，勿使相互粘结，待巴豆仁上黄蜡凝后收起备用。每日3次，每次5粒，要求整吞（不可破碎）温开水送下，1个月为1个疗程，停10日，再服第2疗程，以愈为度。

◎ 乳泣 ◎

方一

【主治】 疏肝扶脾，凉血清热。用于乳头溢液症。

【组成】 柴胡、白芍、焦白术、茯苓、丹皮、生山栀各9克，当归12克，旱莲草15克。

【用法】 上药以水煎服，每日1剂。

【附注】 溢液鲜红或紫红加龙胆草6克、仙鹤草30克；溢液色清黄加生薏苡仁15克、泽泻9克；乳腺囊性增生加菟丝子、仙灵脾、锁阳各12克；大导管乳头状瘤加白花蛇舌草30克、急性子9克、黄药子12克。

方二

【主治】 养阴清肝，益气调血。用于闭经溢乳综合征。

【组成】 生地15克，女贞子、旱莲草、赤芍、白芍、丹皮、川楝子、白术、当归、丹参各10克，黄芪、党参、牛膝、泽泻各12克。

【用法】 上药以水煎服，每日1剂。

方三

【主治】 平肝降火，凉血活血，理气散结。用于乳汁自出症。

【组成】 当归、牛膝、红花、赤芍各6克，橘核15克。

【用法】 水煎服，每日1剂。

方四

【主治】 益气养血，补气固涩。用于妇女断乳后乳汁自溢。

【组成】 黄芪30克，党参15克，白术、陈皮、柴胡、当归、熟地、白芍各 10 克，川芎、升麻、柴胡、炙甘草各 6 克。

【用法】上药以水煎服，每日 1 剂。

◎ 月经先期 ◎

方一

【主治】补气养血，固冲止血。用于气虚型月经先期，量多。

【组成】黄芪 30 克，党参 12 克，升麻 6 克，当归 10 克，仙鹤草 30 克，煅牡蛎 30 克，益母草 12 克。

【用法】上药以水煎服，每日 1 剂。有血块加香附 10 克、山楂炭 20 克；心悸失眠加枣仁 12 克、远志 10 克、柏子仁 10 克。

方二

【主治】固冲摄血。用于虚热伴气虚之月经先期。症见月经提前，经血量多，8 ~ 10 日始净，色淡红，有血块或无血块。

【组成】当归 10 克，丹皮 10 克，熟地 10 克，白术 10 克，菟丝子 10 克，泽泻 10 克，女贞子 10 克，旱莲草 10 克，桑寄生 10 克，白芍 5 克，茯苓 15 克，山药 15 克，荷叶 15 克。

【用法】上药以水煎服，每日 1 剂。

方三

【主治】清热凉血，止血调经。用于月经先期量多，色紫或鲜红，质稠黏。

【组成】地骨皮 12 克，丹皮 9 克，生地 12 克，白芍 9 克，当归 9 克，川芎 4.5 克。

【用法】上药以水煎服，每日 1 剂。

方四

【主治】滋阴凉血，和血调经。用于月经先期，经色紫而量多，时挟血块。

【组成】丹参 9 克，地骨皮 15 克，白芍 9 克，生地 9 克，延胡索 12 克，知母 12 克，黄柏 6 克。

【用法】 上药以水煎服，每日 1 剂。

◎ 月经后期 ◎

方一

【主治】 养血调经。用于血虚型月经后期、量少。

【组成】 泽兰 10 克，益母草 12 克，当归 12 克，鸡血藤 20 克，白芍 10 克，制首乌 30 克，黄芪 15 克。

【用法】 上药以水煎服，每日 1 剂。

方二

【主治】 和血调经。用于血虚型月经后期。

【组成】 全当归 30 克。

【用法】 浓煎，日 1 剂，分次空腹服，连服 20 日。

方三

【主治】 温经散寒，调经止痛。用于血虚有寒之月经后期、量少。

【组成】 制附子 10 克，官桂 6 克，当归 15 克，白芍 10 克，川芎 6 克，党参 10 克，甘草 3 克。

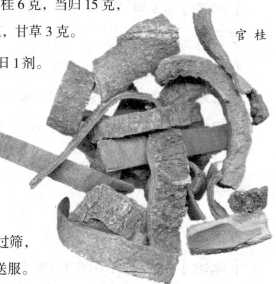

官 桂

【用法】上药以水煎服，每日 1 剂。

方四

【主治】 理气活血调经。用于气滞型月经后期。

【组成】 制香附 30 克，醋炒丹参 60 克，益母草 90 克。

【用法】 上药共研细末，过筛，炼蜜为丸，早晚各服 10 克，黄酒送服。

◎ 月经先后不定期 ◎

方一

【主治】 补肝肾，益冲任。用于肾虚型月经先后不定期。

【组成】 党参 10 克，熟地 10 克，炒山药 10 克，山萸肉 10 克，菟丝子 10 克，远志 3 克，五味子 3 克，甘草 6 克，川续断 10 克，艾叶 10 克。

山萸

【用法】 上药以水煎服，每日 1 剂。

方二

【主治】 疏肝解郁，理气调经。用于月经先后不定期，经行不畅，胸胁乳房及小腹作胀或胀痛。

【组成】 当归 10 克，白芍 10 克，柴胡 10 克，白术 10 克，茯苓 10 克，炙甘草 3 克，青皮 10 克，香附 10 克，枳壳 10 克，益母草 12 克。

【用法】 上药以水煎服，每日 1 剂。

方三

【主治】 疏肝理气，活血调经。用于肝郁型月经先后无定期。

【组成】 丹参 60 克，制香附 30 克。

【用法】 上药共研细末，每服 10 克，临睡前开水送服。

◎ 月经过多 ◎

方一

【主治】 补气摄血。用于气虚型月经过多。

【组成】党参 30 克，黄芪 30 克，血余炭 30 克，白术 10 克，炒升麻 10 克，熟地 10 克，补骨脂 10 克，炮姜炭 10 克，炒艾叶 10 克，川续断 18 克。

【用法】上药以水煎服，每日 1 剂。

方二

【主治】益气养血，固冲止血。用于气虚血热之月经过多症。

【组成】当归 4.5 克，川芎 4.5 克，白芍 9 克，熟地 9 克，党参 9 克，阿胶（烊化）9 克，地骨皮 9 克，黄芪 15 克，炒艾叶 3 克，川续断 6 克，白术 6 克。

【用法】上药以水煎服，每日 1 剂。

方三

【主治】益气摄血，滋阴降火，祛瘀止血。用于月经量多、功能性子宫出血。

【组成】党参 12 克，茜草 12 克，黄酒 50 毫升（冲服）。

【用法】上药以水煎服，每日 1 剂。

方四

【主治】凉血泄热，祛瘀止血。用于血热夹瘀之月经过多。

【组成】益母草 30 克，贯众炭 15 克，茜草 12 克，生山楂 15 克，红花 10 克，旱莲草 30 克，生地榆 30 克，藕节 30 克，三七粉 3 克。

【用法】上药以水煎服，每日 1 剂。三七粉冲服。

【附注】气虚，加党参、黄芪、白术、升麻；血热，加黑黄芩、黑山栀、黄柏炭；偏寒，加炮姜炭、艾叶；腹痛重，加延胡索、五灵脂；血虚，加白芷炭、熟地炭、阿胶；子宫内膜炎，加二花炭、黄芩炭、败酱草、白芷。

◎ 月经过少 ◎

方一

【主治】养血，扶脾，调经。用于血虚月经过少。

【组成】熟地 15 克，当归 10 克，白芍 10 克，川芎 6 克，桂圆肉 10 克，制首乌 20 克，山药 15 克，大枣 5 个。

【用法】上药以水煎服，每日 1 剂。气虚者加党参、黄芪；偏寒者加艾叶、仙灵脾。

方二

【主治】温肾壮阳，补养冲任。用于肾虚型月经过少。

【组成】熟地 10 克，山药 10 克，枸杞子 10 克，菟丝子 10 克，沙苑 10 克，肉苁蓉 10 克，锁阳 10 克，巴戟天 10 克，覆盆子 10 克，补骨脂 5 克，仙茅 5 克，仙灵脾 5 克。

【用法】上药以水煎服，每日 1 剂。

方三

【主治】燥湿化痰，理气调经。用于湿痰型月经后期，量少，质黏稠。

【组成】苍术 10 克，香附 12 克，制南星 10 克，川芎 6 克，当归 10 克，桃仁 10 克，半夏 12 克，枳壳 10 克，益母草 15 克。

【用法】上药以水煎服，每日 1 剂。

◎ 痛 经 ◎

方一

【主治】温经散寒，理气活血。用于寒凝血瘀痛经。

【组成】当归 10 克，川芎 10 克，牛膝 10 克，香附 10 克，荔枝核 10 克，赤芍 10 克，延胡索 10 克，五灵脂 10 克，吴茱萸 6 克，红花 6 克，甘草 6 克。

【用法】上药以水煎服，每日 1 剂。经前 3 日开始煎服，服至月经来潮第 1 日停药，连服 3 个月经周期。

方二

【主治】温经散寒，行瘀止痛。习于寒凝血瘀痛经。

【组成】小茴香 6 克，干姜 6 克，肉桂 6 克，吴茱萸 6 克，细辛 6 克，延胡索 12 克，五灵脂 12 克，当归 12 克，蒲黄 12 克，赤芍 12 克，乌药 12 克，乳香 9 克，没药 9 克，半夏 9 克。

【用法】 上药以水煎，经前 7 日开始服用，共 7 剂，连服 3 个月经周期。

方三

【主治】 温经散寒，散瘀止痛。用于寒凝血瘀痛经。

【组成】 当归 50 克，吴茱萸 5 克，肉桂 50 克，细辛 50 克，乳香 50 克，没药 50 克，樟脑 3 克。

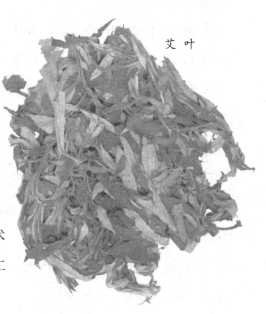

小茴香

【用法】 先将乳香、没药溶于适量的体积分数为 95% 的酒精中，浸泡 3 日，再将余药水煎 2 次，并浓缩稠液。上二药液混合，烘干，研成细末，加入樟脑装瓶备用。于经前 3 日取药 5 克，用黄酒调成稠糊，外敷神阙穴，药干则换，连用至经行第 3 日，下次月经前如法。

方四

艾 叶

【主治】温经散寒，行气活血。用于寒湿凝滞痛经。症见经行期小腹冷痛、经量少、色黯、伴有小血块、月经延后、平时白带量多。

【组成】吴茱萸 6 克，干姜 6 克，炒艾叶 6 克，红花 6 克，当归 12 克，川芎 9 克，赤芍 9 克，附子 9 克，白术 12 克，香附 12 克，甘草 3 克，薏苡仁 15 克。

【用法】 经前 3 ~ 5 日，上药以水煎服，日 1 剂。

◎ 闭经 ◎

方一

【主治】 温补肾阳，活血通经。用于肾阳虚功能性闭经。

【组成】 干姜 10 克，附子 15 克，白术 15 克，茯苓 15 克，肉苁蓉 15 克，桃仁 15 克。

【用法】 上药以水煎服，每日 1 剂。

方二

【主治】 补肾益气，行血通经。用于肾阳虚功能性闭经。

【组成】 黄芪 15 克，白术 9 克，熟附片 9 克，桂枝 9 克，枸杞 9 克，女贞子 9 克，菟丝子 9 克，覆盆子 9 克，王不留行子 9 克，茺蔚子 9 克。

【用法】 上药以水煎服，每日 1 剂，或上药煎液制成糖浆 500 毫升，每服 35 毫升，每日 2 次，3 个月为 1 个疗程。

方三

【主治】 健脾渗湿，调气和中。用于功能性闭经（脾胃虚弱型）。症见闭经不行、形体消瘦、心悸气短、食欲不振、时有胃痛等。

【组成】 党参 15 克，白术 10 克，茯苓 10 克，佛手 10 克，陈皮 9 克，白豆蔻 9 克，炙甘草 6 克，鸡内金 9 克。

【用法】 每日 1 剂，水煎分 3 次服。

方四

【主治】 补脾养血调经。用于血虚型功能性闭经。症见月经量逐渐减少、经色淡红、渐致经闭不行。

【组成】 党参 12 克，焦白术 9 克，茯苓 9 克，当归 9 克，川芎 9 克，赤芍 3 克，炙甘草 3 克，大枣 3 个。

【用法】 每日 1 剂，水煎分 3 次服。

方五

【主治】 燥湿化瘀，行滞通经。用于痰湿阻滞型功能性闭经。症见月经数不行、形体肥胖、面色浮黄、胸闷脘胀、乏味食少、嗜卧多寐、头晕如裹、带下量多而滑。

【组成】 苍术10克，香附10克，陈皮6克，茯苓12克，枳壳10克，半夏10克，甘草6克，制南星6克，生姜6克，当归10克，丹参12克，牛膝12克。

【用法】 上药以水煎服，每日1剂。

方六

【主治】 温化痰湿，调气活血通络。用于寒湿凝滞型功能性闭经。症见闭经不行、畏寒、骨节疼痛、手足不温、小腹冷痛、食少消瘦等。

【组成】 法半夏10克，麻黄10克，苍术10克，白芷10克，赤芍10克，桂枝10克，当归10克，川芎6克，枳壳6克，桔梗6克，干姜6克，茯苓6克，陈皮6克，厚朴6克，甘草3克，生姜3片。

【用法】 上药以水煎服，每日1剂。

◎ 倒 经 ◎

方一

【主治】 清热凉血，引血下行。用于血热倒经。

【组成】 益母草10克，瓦楞子20克，川牛膝10克，当归10克，炙卷柏10克，侧柏炭10克。

【用法】 经前3～5日，上药以水煎服，每日1剂。

方二

【主治】 清热凉血，引血下行。用于血热倒经。

【组成】 当归10克，黄芩10克，红花3～6克，白茅根12克，赤芍12克，香附 12 克,益母草 12 克,川牛膝 12 克,代赭石 20 克,珍珠母 20 克,玄参 15 克,生地 15 克。

【用法】 经前 1 周开始服药,水煎服,每日 1 剂,服至月经来潮。连服 2 个月经周期。

方三

【主治】 清热凉血平肝,引血下行。用于实热或肝火上逆而致的倒经。

【组成】 鲜生地 30 克,丹皮炭 12 克,焦山栀 9 克,荆芥炭 15 克,牛膝炭 15 克,炒黄芩 9 克,珍珠母(先煎)30 克,生甘草 3 克。

【用法】 于月经周期前 5 日,上药以水煎服,每日 1 剂。

方四

【主治】 清胃泻肝,凉血止血,引血下行。用于胃火偏盛型倒经。

【组成】 黄芩 10 克,炒山栀 10 克,生石膏 24 克,茜草 10 克,生地 20 克,茅根 12 克,丹皮 10 克,益母草 12 克,牛膝 6 克,生大黄 6 克。

【用法】 经前 3 ~ 5 日,上药以水煎服,每日 1 剂。

◎ 经前期紧张综合征 ◎

方一

【主治】 泻火涤痰,养血宁神。用于月经前狂躁。症见心火内炽、阴阳失调者。

【组成】 天竺黄 10 克,炒枣仁 10 克,生铁落 30 克,小麦 30 克,胆星 6 克,甘草 6 克,莲心 6 克,白芍 15 克,生地 15 克,百合 24 克,琥珀末 3 克,大枣 4 个。

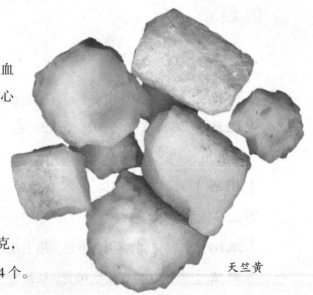

天竺黄

【用法】 上药以水煎服，每日1剂。

方二

【主治】 疏肝理气，散结止痛。用于肝郁、经行乳房胀痛。

【组成】 柴胡10克，枳实10克，芍药10克，橘叶15克，橘核15克，甘草9克。

【用法】 上药以水煎服，每日1剂。

方三

【主治】健脾温肾，调肝止泄。用于经行泄泻或兼腹痛。

【组成】党参15克，白术12克，炮姜6克，炙甘草6克，菟丝子12克，补骨脂9克，吴茱萸3克，木香6克，狗脊12克，寄生15克。

【用法】 经前以水煎服，每日1剂。

方四

【主治】 消胀通乳。用于经行乳房胀痛。

【组成】 陈皮15克，鹿角霜10克。

【用法】 水、黄酒各半煎服。

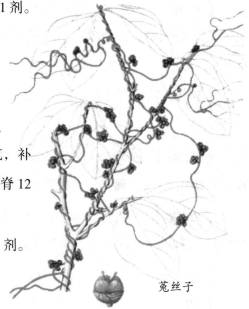

菟丝子

◎ 功能失调性子宫出血 ◎

方一

【主治】 温经止血，固冲止崩。用于功能性子宫出血、肾阳虚之崩漏。症见经血不止，有时暴如注，色黑或夹有块，平时月经不调，四肢不温等。

【组成】 当归20克，白芍20克，杜仲15克，鹿角霜15克，桑螵蛸15克，川续断 15 克，地榆炭 10 克，海螵蛸 10 克，木香 5 克，升麻 5 克。

【用法】 上药以水煎服，每日 1 剂。

方二

【主治】 温肾固冲，止血调经。用于功能性子宫出血、肾阳虚崩漏、月经过多。症见经行如崩，色淡红，继则淋漓不尽、头晕欲呕、形寒肢麻、口淡等。

【组成】 熟附子（先煎）、党参、赤芍、白芍、阿胶（烊化）、紫石英、栀子、菟丝子各 9 克，炮姜 3 克，炙甘草 4.5 克，花蕊石 12 克，煅龙骨、煅牡蛎各 15 克。

【用法】 上药以水煎服，每日 1 剂。

方三

【主治】 补气摄血，养血止血。用于功能性子宫出血、脾不摄血之漏下，症见月经淋漓不尽、腰酸、面色萎黄、精神不振等。

【组成】 红参、炒白术、茯苓、生地、益母草各 9 克，炙甘草、当归、白芍、川续断、茜草、香附各 6 克，川芎 3 克，乌贼骨 15 克。

【用法】 上药以水煎服，每日 1 剂。

方四

【主治】 益气，固冲，止崩。用于功能性子宫出血、气虚血崩、月经过多。

【组成】 黄芪 30 克，白术 10 克，醋柴胡 10 克，陈皮炭 10 克，仙鹤草 10 克，甘草 10 克，党参 15 克，芥穗炭 15 克，当归 15 克，炒川续断 15 克，升麻 4 克。

【用法】 上药以水煎服，每日 1 剂。

【附注】 出血量多加乌梅炭 5 克。

方五

【主治】 清热止血，活血散瘀。用于功能性子宫出血，症见血热、夹瘀、崩漏。

【组成】 熟地 24 克，地骨皮 12 克，青蒿 12 克，白芍 12 克，云苓 10 克，丹皮 10 克，黄柏 12 克，黄连 6 克，生蒲黄 10 克，炒五灵脂 12 克，桃仁 10 克，红花 10 克，坤草 30 克。

【用法】 上药以水煎服，每日 1 剂。

方六

【主治】 止血治崩。用于功能性子宫出血。

【组成】 党参 15 克，生地 15 克，当归 10 克，山萸肉 10 克，香附 10 克，茜草 10 克，地榆炭 20 克，海螵蛸 20 克，侧柏炭 20 克，益母草 20 克。

【用法】 上药以水煎服，每日 1 剂。

【附注】 偏气虚者，加黄芪，生地易熟地；血热者，加丹皮炭、山栀炭；血瘀者，加参三七、桃仁；阴虚者，加女贞子、旱莲草。

◎ 带下病 ◎

方一

【主治】 健脾益气，升阳除湿。用于脾虚带下。

【组成】 党参 10 克，白术 10 克，苍术 10 克，茯苓 10 克，半夏 10 克，海螵蛸 10 克，柴胡 3 克，陈皮 3 克，甘草 3 克，升麻 4 克，生姜 3 片。

【用法】 上药以水煎服，每日 1 剂。

方二

【主治】 健脾益气，固肾止带。用于脾肾两虚白带。

【组成】 黄芪 15 克，党参 15 克，山药 30 克，白术 10 克，云苓 10 克，莲子肉 10 克，菟丝子 15 克，巴戟天 10 克，炙甘草 10 克。

【用法】 上药以水煎服，每日 1 剂。

方三

【主治】 健脾升阳，固涩止带。用于脾虚气弱，肝肾不足之带下。症见月经经常过期，经前 7 ~ 8 日带色青白如涕，量多如注，腰酸腹痛，肛门下坠，食欲不振等。

【**组成**】 黄芪 15 克, 党参
10 克, 白术 10 克, 砂仁 6 克, 小
枣 3 个, 烧姜 3 片, 升麻 6 克, 苍
术 9 克, 莲须 10 克, 山药 10 克,
柴胡 6 克, 当归 10 克, 臭椿根皮
6 克, 诃子肉 6 克, 煅龙骨 20 克。

【**用法**】 水煎分 3 次服,
每日 1 剂。

方四

【**主治**】 补肾调肝束带。
用于肾虚肝郁带下, 症见少腹疼痛,
牵引小腹, 拒按, 阴道频流浊液,
小便灼热赤涩, 大便燥结等。

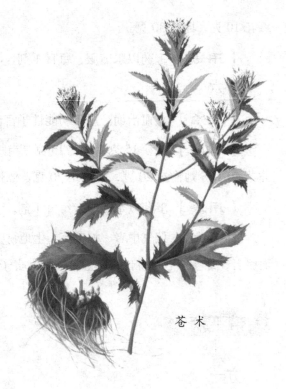

苍 术

【**组成**】 盐龟板 10 克, 酒当归 10 克, 酒白芍 10 克, 火麻仁 10 克, 茯
苓 10 克, 乌贼骨 9 克, 炒金铃子 7 克, 丹皮 5 克, 制香附 5 克, 醋五灵脂 3 克,
延胡索 3 克, 木香 3 克, 肉桂 2 克。

【**用法**】 上药以水煎服, 每日 1 剂。

◎ 慢性子宫颈炎 ◎

方一

【**主治**】 解毒消炎, 生肌
润肤。用于宫颈糜烂。

【**组成**】 紫草根 9 克, 黄柏
15 克, 大黄 15 克。

【**用法**】 将上药放入芝麻油 150

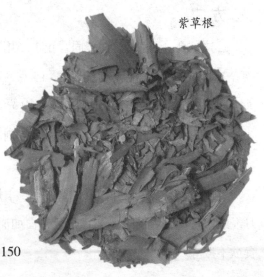

紫草根

毫升中，浸泡半天，倒入锅中，炸枯去渣，待降温后装瓶，再将带线消毒棉球放入药液中浸泡 1 日后备用。每晚临睡前取药棉球 1 个，塞入阴道内部宫颈处，长线留在外面；并用消毒棉球塞入阴道口，以月经带护之就寝，次晨拉出棉球。

方二

【主治】 清热解毒，生肌止痛。用于宫颈糜烂。

【组成】 儿茶 25 克，苦参 25 克，黄柏 25 克，枯矾 20 克，冰片 5 克。

【用法】 上药洗净焙干，共研为细末，过 200 目筛，后加冰片研匀，密封保存，用时以麻油调成糊状。上药方法：先用干棉球拭清阴道后，再将带线棉球蘸上已调好药糊放在糜烂面上，24 小时后将棉球取出，每隔 2 日上 1 次药，10 次为 1 个疗程。

方三

【主治】 清热利湿，解毒化瘀。用于宫颈炎。

【组成】 土茯苓 30 克，鸡血藤 20 克，忍冬藤 20 克，薏苡仁 20 克，丹参 15 克，车前草 10 克，益母草 10 克，甘草 6 克。

【用法】 上药以水煎服，每日 1 剂。

◎ 滴虫性阴道炎 ◎

方一

【主治】 清热解毒，杀虫止痒。用于滴虫性、霉菌性阴道炎。

【组成】 苦参 30 克，黄柏 20 克，土茯苓 50 克，当归尾 20 克，枯矾 10 克，冰片 9 克。

【用法】 先将苦参、土茯苓、黄柏、归尾加水 800 毫升煎至 500 毫升过滤；另将冰片、枯矾溶化后兑入药汁中，做阴道冲洗，每日 2 次，连续 1 周。

【附注】 滴虫性阴道炎加蛇床子 15 克、生姜皮 30 克、花椒 10 克；霉菌性阴道炎加木槿皮 30 克、白鲜皮 30 克。

方二

【主治】清热燥湿，杀虫止痒。用于滴虫性、霉菌性阴道炎。

【组成】苍术15克，百部15克，蛇床子15克，黄柏15克，苦参15克，连翘15克，木槿皮15克，荆芥10克，枯矾5克。

【用法】浓煎成250毫升，做阴道冲洗，每日1～2次，6日为1个疗程。

方三

【主治】清热解毒，杀虫止痒。用于霉菌性、滴虫性阴道炎。

【组成】苦参30克，蛇床子30克，龙胆草20克，生百部15克，木槿皮15克，黄柏15克，花椒15克，地肤子15克。

【用法】上药加水2～3升，煎30～40分钟，去渣熏洗坐浴，每日1～2次，每次20～30分钟。另用重约1.5克的带线的消毒纱球浸透药液，于坐浴后送入阴道后穹窿部，每日1次，10日为1个疗程。

方四

【主治】清热解毒，杀虫止痒。用于滴虫性阴道炎。

【组成】蛇床子15克，苦参15克，花椒15克，明矾15克，生百部15克。

【用法】煎汤取汁坐浴，每次10～15分钟，每日1次，7日为1个疗程。

◎ 霉菌性阴道炎 ◎

方一

【主治】燥湿，杀虫止痒。用于霉菌性阴道炎。

【组成】苦参30克，土茯苓30克，蛇床子30克，生百部30克，白鲜皮15克，地肤子15克，土槿皮15克，花椒10克，龙胆草9克，明矾9克。

【用法】上药加水2升，煮沸20～30分钟后，去渣取浓汁，用纱布或棉球蘸药涂搽外阴及阴道，早晚各1次，每日1剂。

方二

【**主治**】 解毒杀虫。用于霉菌性阴道炎。

【**组成**】 虎杖 100 克。

【**用法**】 加水 1.5 升，煎取 1 升，过滤，待温坐浴 10 ~ 15 分钟，每日 1 次，7 日为 1 个疗程。

方三

【**主治**】 清热燥湿，泻火解毒，止痛。用于霉菌性阴道炎、滴虫性阴道炎。

【**组成**】 黄连 60 克，黄芩 60 克，黄柏 60 克，紫草根 60 克，枯矾 120 克，去水硼砂 120 克，冰片 2 克。

【**用法**】 将黄连、黄芩、黄柏、紫草根烘干研粉；将枯矾研粉分别过 120 目筛；将硼砂置于铁锅内烤干去水后过筛；最后将冰片研末过筛。然后将各种粉末混匀过筛，装瓶密封备用。

用窥阴器扩开阴道，以质量比为 1 : 1000 高锰酸钾液冲洗阴道、外阴，擦干阴道、外阴，用药匙取三黄粉 2 克，撒布阴道内，再用棉签蘸取药粉撒在外阴口、小阴唇皱及大阴唇沟。每日治疗 2 次，5 ~ 7 日为 1 个疗程。

◎ 老年性阴道炎 ◎

方一

【**主治**】 补益肝肾，清热解毒，凉血止血。

【**组成**】 生地 15 克，熟地 30 克，山药 30 克，巴戟天 15 克，枸杞子 15 克，女贞子 30 克，旱莲草 30 克，土茯苓 30 克，地榆 15 克，白术 15 克。

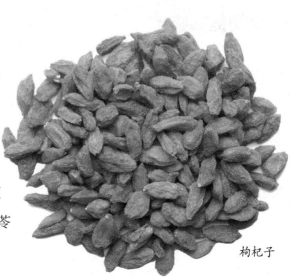

枸杞子

【用法】上药以水煎服，每日1剂。

方二

【主治】清热解毒，燥湿杀虫。

【组成】苦参30克，蛇床子30克，黄柏15克。

【用法】上药以水煎，取汁熏洗，每日1～2次；或将药液用纱布过滤，做阴道冲洗，每日1次。

方三

【主治】清热燥湿，滋阴生肌。

【组成】黄连5克，黄柏5克，姜黄5克，当归8克，生地18克，麻油180毫升，黄蜡8克。

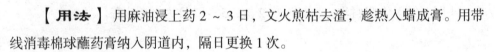

蛇床子

【用法】用麻油浸上药2～3日，文火煎枯去渣，趁热入蜡成膏。用带线消毒棉球蘸药膏纳入阴道内，隔日更换1次。

◎ 外阴瘙痒症 ◎

方一

【主治】清热利湿，解毒杀虫。用于湿热内蕴之脾虚血少、阴痒。症见阴部瘙痒、白带量多、腰膝酸软等。

【组成】淮山、焦白术、生地、陈皮、茯苓、黄柏、蛇床子、炒枳壳、杜仲、鸡冠花各9克，金银花12克。

【用法】水煎，分3次服，每日1剂。

方二

【主治】 清热利湿，解毒杀虫。用于阴痒，红肿疼痛，渐而剧。

【组成】

内服方：龙胆草、木通、甘草各 30 克，车前子、当归、泽泻、生地、白鲜皮各 10 克，柴胡 2 克，黄芩 5 克，丹皮 6 克，连皮茯苓 15 克。

外用方：苦参 30 克，蛇床子 15 克，大黄、黄柏各 12 克，黄精 10 克。

【用法】 内服方，以水煎服，每日 1 剂；外用方，煎汤坐浴。

方三

【主治】 清热解毒，杀虫止痒。用于阴痒。

【组成】 白花蛇舌草 60～90 克，苦参、黄柏、木槿皮、蛇床子各 15 克，花椒 9 克，冰片 3 克。

【用法】 加水 2 升煎，过滤去渣，加入冰片，先熏阴部，待水温适度后坐浴 30 分钟，每日 2 次；每剂可用 2 日。

方四

【主治】 清热杀虫止痒。用于阴痒。

【组成】 蛇床子、白藓皮、黄柏各 50 克，荆芥、防风、苦参、龙胆草各 15 克，薄荷 1 克（后下）。

【用法】 上药以水煎，外用熏洗，每日 2 次，如阴道内瘙痒，可熏洗阴道。10～15 日为 1 个疗程，一般 1 个疗程后即可明显好转或治愈。

【附注】 带下多而黄，黄柏加倍；有滴虫，苦参加倍；霉菌感染，龙胆草加倍。

◎ 盆腔炎 ◎

方一

【主治】清热解毒,消瘀散结。用于急性盆腔结缔组织炎、急性子宫内膜炎、急性输卵管卵巢炎。

【组成】红藤 30 克，败酱草 20 克，蒲公英 20 克，丹参 15 克，赤芍 15 克，薏苡仁 15 克，土茯苓 15 克，丹皮 10 克，金铃子 10 克，甘草 10 克，黄柏 10 克。

【用法】上药以水煎服，每日 1 剂。药渣用文火炒热后加醋 30 毫升拌匀，温敷下腹患处。

方二

【主治】清热解毒，活血散瘀，消肿止痛。用于急性盆腔炎。

【组成】红藤 30 克，败酱草 30 克，蒲公英 30 克，鸭跖草 30 克，三棱 10 克，莪术 10 克，延胡索 12 克。

【用法】煎成 100 毫升药液，服完后卧床 30 分钟，每日 1～2 次。

方三

【主治】活血祛瘀，清热止带。用于子宫内膜炎、输卵管炎、盆腔结缔组织炎等盆腔炎症。

【组成】当归 20 克，三棱 15 克，莪术 15 克，川楝子 15 克，延胡索 15 克，土茯苓 25 克，丹参 25 克，赤芍 15 克，香附 10 克，山药 30 克，芡实 25 克。

【用法】上药共研细末，以蜜调和为丸，每丸 10 克，每次服 1～2 丸，每日 3 次。

方四

【主治】益气扶正，活血化瘀。用于盆腔结缔组织炎和输卵管卵巢炎等盆腔炎症。

【组成】党参 15 克，黄芪 15 克，三棱 15 克，莪术 15 克，鸡内金 15 克，白术 15 克，山药 10 克，知母 10 克，天花粉 10 克。

【用法】上药以水煎服，每日 1 剂。

◎ 更年期综合征 ◎

方一

【**主治**】 健脾调肝，交通心肾。用于更年期综合征，属心脾两虚，肝肾不足者。症见经行过多如注、平素头胀痛、夜寐不安、烦躁哭啼、纳呆心悸等。

【**组成**】 炒党参9克，炒白术9克，白芍9克，白蒺藜9克，茯苓12克，朱远志4.5克，柴胡4.5克，夜交藤15克，大枣15克，淮小麦30克，炙甘草2克。

【**用法**】 上药以水煎服，每日1剂。

方二

【**主治**】 育阴平肝，开胸散结。用于更年期综合征。症见头痛头晕、恶心、思冷饮、胃脘胀闷、大便干、小便黄等阴虚肝旺者。

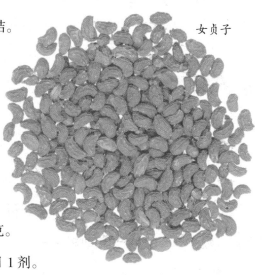

女贞子

【**组成**】 桑叶10克，菊花10克，黄芩10克，女贞子10克，旱莲草10克，麦门冬10克，生地10克，白芍10克，牛膝12克，栝楼3克。

【**用法**】 上药以水煎服，每日1剂。

方三

【**主治**】 补肾扶阳，益养冲任。用于更年期综合征，阴阳两虚者。症见月经紊乱时而畏寒、时而烘热汗出、头晕耳鸣、腰疲乏力。

仙灵脾

【**组成**】 仙茅12克，仙灵脾12克，当归10克，巴戟天10克，黄柏10克，知母10克，女贞子10克，旱莲草 10 克，熟地 10 克。

【用法】 上药以水煎服，每日 1 剂。

方四

【主治】 温下清上，平调阴阳。用于更年期综合征。症见头痛、面部烘热潮红、汗出心悸、性情急躁、失眠等。

【组成】 仙灵脾 18 克，当归 10 克，紫草 15 克（后下），炒山栀 10 克，珍珠母 30 克。

【用法】 上药以水煎服，每日 1 剂。

【附注】 失眠加枣仁 12 ~ 15 克，夜交藤 20 ~ 30 克；头昏耳鸣加磁石 20 ~ 30 克，昌蒲 6 ~ 10 克；汗多加浮小麦 30 克。

◎ 妊娠呕吐 ◎

方一

【主治】 温中降逆。用于脾胃虚弱、寒饮阻胃之妊娠恶阻。

【组成】 人参、半夏、干生姜各 15 克。

【用法】 上药为细末，以生地汁浸，蒸饼为丸，如梧桐子大，每服 40 丸，米汤送服，不拘时候。也可研粉为末，每日 6 克，开水冲服。

方二

【主治】 健脾和胃止呕。用于脾虚之妊娠恶阻。

【组成】 伏龙肝 15 克，白术 8 克，猪苓 8 克。

【用法】 上药共研为末，每服 1.0 ~ 1.5 克，每日 3 次，开水冲服。

方三

【主治】 健脾益胃止呕。用于脾胃虚弱之妊娠恶阻。

【组成】 橘红、人参、白术、厚朴（淡姜汁炒）、麦门冬各 2.4 克，生姜 1 片，竹茹 4.5 克。

【**用法**】 上药以水煎，早晚服或频服，少量不拘时候。

方四

【**主治**】 抑肝清热，和胃降逆。用于肝胃不和之妊娠剧吐。

【**组成**】 苏叶9克，黄连3克。

【**用法**】 水煎（煎沸即离火），或冲泡代茶，频频饮服。

方五

【**主治**】 调和肝胃，止呕安胎。用于肝胃不和之妊娠恶阻。

【**组成**】 半夏（姜汁浸透、麻油拌炒）、藿香、白茯苓、陈皮、白术、炒香附、当归、白芍、砂仁各等份。

【**用法**】 加姜、大枣，以水煎服。

◎ 妊娠水肿 ◎

方一

【**主治**】 利水消肿，养胃生津。用于脾肾虚之妊娠肿胀。

【**组成**】 冬瓜或冬瓜皮。

【**用法**】 煮汁，随意饮。

方二

【**主治**】 健脾利水消肿。用于脾虚之妊娠肿胀。

【**组成**】 冬葵子150克，茯苓150克。

【**用法**】 研粉，每服6克，每日服3次。

方三

【**主治**】 健脾理气，利水消胀。用于脾虚之妊娠肿胀。

【**组成**】 大腹皮、生姜皮、桑白皮、白茯苓皮、白术、紫苏各7克，木香6克。

【**用法**】 大枣去核为引，以水煎服。

方四

【主治】 健脾渗湿，补血安胎。用于脾虚湿甚之妊娠水肿。

【组成】 白术 6 克，当归 3 克，白芍 3 克，生姜、陈皮各 1.5 克，活鲤鱼 1 条（重约 500 克），茯苓 4.5 克。

【用法】 煮鱼取汤约 500 毫升，以鱼汤煎药服。

◎ 妊娠高血压综合征 ◎

方一

【主治】 利尿，降压。用于先兆子痫及子痫。

【组成】 豆浆适量。

【用法】 每日服纯黄豆制的豆浆（黄豆与水之比为 1：8）2 升，加糖 200 克，分 6 次进食，连续用 2～4 日。

方二

【主治】 利水消肿。适用于先兆子痫水肿甚者。

【组成】 玉米须 30 克，车前草 30 克，陈葫芦 30 克。

【用法】 煎汤代茶。

方三

【主治】 滋阴养阴，平肝潜阳。用于阴虚阳亢型先兆子痫。

【组成】 生地、麦门冬、炙龟板（先煎）、炙鳖甲（先煎）、白蒺藜、钩藤（后下）、白芍、山栀各 9 克，生牡蛎（先煎）、

白芍

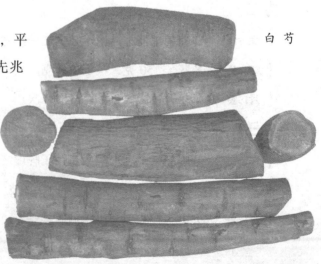

生石决（先煎）各 15 克。

【用法】上药以水煎服，每日 1 剂。

方四

【主治】清热化瘀，平肝息风，定惊安神。用于肝风内动之子痫重症。

【组成】天竺黄 6 克，天麻 12 克，羚羊角 3 克，琥珀 3 克，蝉衣 12 克，地龙 12 克。

【用法】上药共研成细末，每服 3 克，重则每日可服 3 ~ 5 次。

◎ 妊娠腹痛 ◎

方一

【主治】清热安胎。用于胎热所致的妊娠腹痛。

【组成】砂仁（炒）60 克，酒炒黄芩 40 克，土炒白术 30 克。

【用法】上药共研为细末，每服 9 克，紫苏煎汤调服。

方二

【主治】养血理气安胎。用于血虚之妊娠腹痛。

【组成】土炒白术、熟地、归身（酒洗）各 6 克，陈皮、苏梗、川芎、甘草各 1.2 克，砂仁 1.5 克。

【用法】上药以水煎服，每日 1 剂。兼寒者加醋炒良姜 2.1 克、生黄芪 4.5 克、母丁香 1.2 克。

方三

【主治】固肾安胎。用于肾虚型妊娠腹痛。

【组成】党参 9 克，黄芪 9 克，当归 9 克，白芍 15 克，炙甘草 6 克，川续断 9 克，杜仲 12 克，

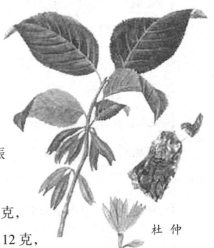

杜仲

菟丝子 12 克，桑寄生 12 克。

【用法】 上药以水煎服，每日 1 剂。

方四

【主治】 舒肝解郁，止痛安胎。用于气郁型妊娠腹痛。

【组成】 当归 9 克，白芍 15 克，柴胡 9 克，白术 9 克，茯苓 9 克，炙甘草 6 克，薄荷 3 克（后下），炮姜 3 克，苏梗 9 克，栀子 9 克，黄芩 9 克。

【用法】 上药以水煎服，每日 1 剂。

◎ 羊水过多 ◎

方一

【主治】 利尿，除烦渴。用于羊水过多。

【组成】 茶叶适量。

【用法】 临产前数周即泡红茶酌饮，早晚各 1 次。

【附注】 活动性消化性溃疡病人不宜用本方。

方二

【主治】 健脾渗湿，益气安胎。用于脾阳虚弱、水湿停滞。

【组成】 党参 12 克，白术 15 克，茯苓 12 克，猪苓 12 克，泽泻 12 克，桂枝 6 克，萹蓄 12 克，木香 6 克，陈皮 9 克，桑白皮 12 克，砂仁 6 克。

【用法】 上药以水煎服，每日 1 剂。

方三

【主治】 健脾理气，渗湿清热。用于羊水过多症偏热者。

【组成】 白术 9 克，黄芩 9 克，苏叶 6 克，枳壳 9 克，大腹皮 9 克，砂仁 3 克，炙甘草 3 克。

【用法】 生姜 3 片为引，上药以水煎服，每日 1 剂。空腹服。

方四

【**主治**】利水通便。用于腹满便秘、小便不利之羊水过多症。

【**组成**】防己 9 克，川椒目 9 克，葶苈子 9 克，生大黄 3 克（后下）。

【**用法**】上药以水煎服，每日 1 剂。防伤胎。

◎ 先兆流产 ◎

方一

【**主治**】暖宫止血安胎。用于冲任虚寒之先兆流产。

【**组成**】陈艾叶 6 克，新鲜鸡蛋 2 个。

【**用法**】适量水煎陈艾叶，沸后，入荷包鸡蛋 2 个，待蛋熟，食其蛋，饮其汤。

方二

【**主治**】益气补血安胎。用于气虚之胎动不安、胎漏。

【**组成**】黄芪 60 克，糯米 30 克。

【**用法**】同煮粥。去渣，温热服。每日 2 次。

方三

【**主治**】清热安胎。用于胎热而胎动不安。

【**组成**】黄芩、白术各等份。

【**用法**】上药研为末，每服 9 克，每日 2 次，砂仁汤下。

方四

【**主治**】清热，养血，安胎。用于血虚有热之胎动不安。

【**组成**】当归、黄芩、白芍、川芎各 48 克，白术 24 克。

【**用法**】上药共为细末，每服 6 克，每日 2 次。

◎ 习惯性流产 ◎

方一

【主治】 养血安胎。用于胎动不安、滑胎。

【组成】 南瓜蒂适量。

【用法】 将南瓜蒂放瓦上炙灰存性，研成细末。自受孕第2月起，每月吃1个，拌入米粉内同食。

方二

【主治】 补气养血，止血安胎。用于气血虚弱之胎漏、胎动不安、滑胎。

【组成】 老母鸡1只（约1千克），墨鱼120克。

【用法】 将母鸡宰杀去毛、杂肠，洗净，加水，与墨鱼同炖。每日1次，食肉、鱼，喝汤。对于习惯性流产者，可提前2～3个月煮食，或自受孕后每月吃1～2次，连服更佳。

方三

【主治】 补脾益肾安胎，用于脾肾虚之习惯性流产。

【组成】 莲肉（去心不去皮）、家用青苎麻（洗净胶）、白糯米各9克。

【用法】 水煎，去麻，每晨连汤服1次。

方四

【主治】 疏肝清热，理气安胎。用于肝郁血热之滑胎。

【组成】 人参75克，白术120克，黄芩、当归各60克，杜仲（盐炒）、续断（酒浸）、熟地各45克，陈皮、香附各30克。

【用法】 上药共研为末，用糯米饭为丸，每9～12克，每日3次，空腹服。

人 参

◎ 胎位异常 ◎

方一

【主治】 补气升阳。用于气虚之胎位不正。

【组成】 升麻9克，人参3克。

【用法】 上药以水煎服，每日1剂。连服5剂。

方二

【主治】 补益气血，补肾安胎。用于气血虚弱、肾阳虚寒之胎位不正。

【组成】 升麻3克，熟附子3克，归身30克（后下），石柱参6克（滚开水冲，如没有可用党参30克代之），牛膝6克，川芎6克。

【用法】 水1碗半，入归身煎2分钟取出，冲参水1次服。

方三

【主治】 补气举胎，养血活血，固肾安胎。用于气血两虚之胎位不正。

【组成】 当归9克，川芎6克，熟地9克，白芍9克，党参9克，炙甘草6克，黄芪9克，川续断9克。

川续断

【用法】 上药以水煎服，每日1剂，早晨空腹及晚上临睡前各服1次。连服3剂为1个疗程。

方四

【主治】 治横生逆产（胎儿手或足先出）。

【组成】 食盐1撮，开水适量。

【用法】 将食盐和开水调成浓液，备用，嘱产妇仰卧，取浓盐液涂于胎儿手心或足心，待其缩入转动，即可顺产。

【附注】 如同时取灶心土 1 碗，碾末，入锅内炒极热，以白酒适量烹之，取出用毛巾包裹，热敷产妇脐部，则收效尤佳。

◎ 滞产 ◎

方一

【主治】 益气补血助产。用于气血虚弱，生产无力，久产不下，下血量多，面色苍白，气短神倦，脉虚细。

【组成】 黄芪（蜜炙）12 克，当归 10 克，茯神 10 克，党参 12 克，龟板（醋炙）20 克，川芎 10 克，白芍（酒炒）12 克，枸杞子 12 克。

【用法】 上药以水煎，只取头煎，顿服。

方二

【主治】 行血祛瘀，温经活血下胎。用于气滞血瘀难产。

【组成】 当归 10 克，川芎 10 克，肉桂 6 克，牛膝 10 克，车前子 10 克，红花 6 克。

【用法】 上药以水 2 盅，煎八分，热服或服后饮酒数杯。

◎ 产后恶露不绝 ◎

方一

【主治】 补气摄血。用于气虚恶露不止。

【组成】 黄芪 12 克，党参 15 克，白术 12 克，甘草 6 克，陈皮 4.5 克，当归 9 克，升麻 4.5 克，生姜 6 克，大枣 4 个，阿胶 12 克，艾叶炭 9 克。

【用法】 上药以水煎，2 次分服，每日服 1 剂。

方二

【主治】 补气摄血。用于气虚恶露不止。

【组成】 牡蛎 30 克（先煎），川芎 6 克，熟地 15 克，茯苓 9 克，龙骨 30 克（先煎），川续断 9 克，艾叶 6 克，党参 15 克，五味子 3 克，炙甘草 3 克，地榆 15 克，黄芪 12 克。

【用法】 上药以水煎，2 次分服，每日服 1 剂。

方三

【主治】 清热解毒，养阴止血。用于血热型恶露不止。

【组成】 生地 30 克，白芍 12 克，川续断 9 克，黄芩 9 克，黄柏 9 克，生甘草 6 克，旱莲草 12 克，鱼腥草 15 克，蒲公英 9 克。

【用法】 上药以水煎，2 次分服，每日服 1 剂。

方四

【主治】 活血化瘀，温经止痛，清热凉血。用于产后恶露不止，发热或低热起伏，伴少腹疼痛拒按。

【组成】 当归 10 克，川芎 10 克，桃仁 10 克，黑姜 3 克，炙甘草 6 克，蒲公英 30 克，地丁草 30 克。

【用法】 上药以水煎，2 次分服，每日服 1 剂。

◎ 产后发热 ◎

方一

【主治】 养血祛风。用于产后外感发热。

【组成】 熟地 12 克，当归 9 克，炒杭白芍 9 克，川芎 6 克，荆芥穗 4.5 克，连翘 12 克，花粉 9 克。

【用法】 上药以水煎，2 次分服，每日服 1 剂。

方二

【主治】 和解表里。用于外感之寒热往来、胸胁苦痛者。

【组成】 柴胡 12 克，黄芩 9 克，姜半夏 9 克，党参 9 克，甘草 3 克，生姜 3 片，大枣 4 个。

【用法】 上药以水煎，2 次分服，每日服 1 剂。

【附注】 如发热较高者可去党参、半夏，加连翘 12 克、竹茹 9 克；口渴者加花粉 12 克。

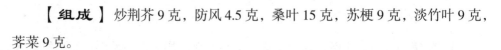

姜半夏

方三

【主治】 疏风解表。用于产后外感发热。

【组成】 炒荆芥 9 克，防风 4.5 克，桑叶 15 克，苏梗 9 克，淡竹叶 9 克，荠菜 9 克。

【用法】 上药以水煎，2 次分服，每日服 1 剂。

方四

【主治】 健脾和胃，化湿导滞。用于产后伤食发热、过食油腻、胃脘胀闷、吞酸嗳腐、不思饮食、大便不调、低热起伏。

【组成】 太子参 9 克，炒白术 9 克，茯苓 9 克，木香 9 克，砂仁 4.5 克（后下），制半夏 9 克，陈皮 6 克，六神曲 9 克，鸡肉金 9 克，枳实 9 克。

【用法】 上药以水煎，2 次分服，每日服 1 剂。

方五

【主治】 补气养血。用于产后血虚发热、低热缠绵、汗出、面色苍白、头晕目眩、耳鸣心悸、舌淡、苔薄、脉细数无力者。

【组成】 党参 12 克，当归 9 克，生地 12 克，白芍 9 克，肉桂 3 克（后下），麦门冬 9 克。

【用法】 上药以水煎，2 次分服，每日服 1 剂。

◎ 产后腹痛 ◎

方一

【主治】补气养血。用于血虚型产后腹痛。

【组成】当归12克,熟地12克,党参15克,麦门冬9克,阿胶12克,山药18克,续断12克,炙甘草6克,肉桂1.5克。

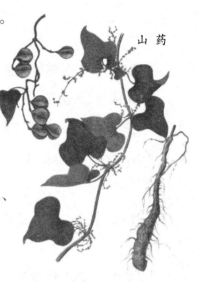

山药

【用法】上药以水煎,2次分服,每日服1剂。

【附注】若血燥便秘,去肉桂。加柏子仁、肉苁蓉;若血虚兼寒,症见腹痛、得热稍减、手足不温、脉细而迟者,去麦门冬,加吴茱萸、艾叶、炮姜。

方二

【主治】养血和营止痛。用于血虚型产后腹痛。

【组成】当归9克,白芍12克,桂枝9克,炙甘草6克,生姜3片,大枣5个,饴糖1匙。

【用法】上药以水煎,2次分服,每日服1剂。

方三

【主治】活血祛瘀止痛。用于血瘀型产后腹痛。

【组成】五灵脂10克,蒲黄10克。

【用法】上药以水煎,2次分服,每日服1剂。

方四

【主治】散寒行瘀止痛。用于血瘀型产后腹痛。

【组成】川芎9克,制附子9克(先煎)。

【用法】 上药以水煎，2 次分服，每日服 1 剂。

◎ 乳汁过少 ◎

方一

【主治】 补气养血，通络催乳。用于气血虚弱、缺乳。

【组成】 野党参、黄芪各 15 克，当归 12 克，寸冬 9 克，王不留行 15 克，穿山甲 6 克，花粉、陈皮各 9 克，通草 3 克，猪悬蹄 2 个。

【用法】 上药以水煎，2 次分服，每日服 1 剂。

方二

【主治】 益气养血通乳。用于产后气血两虚、乳少、面色少华、神疲、纳差者。

【组成】 党参 12 克，黄芪 12 克，当归、麦门冬、木通各 10 克，桔梗 6 克，猪蹄 1 对。

【用法】 上药以水煎，2 次分服，每日服 1 剂。先将蹄煮熟，去蹄留汤煎药。

方三

【主治】 益气养血通乳。用于气虚乳汁过少或缺乳。

【组成】 党参 30 克，王不留行 15 克，通草 6 克，牛乳 30 毫升。

【用法】 上药以水煎服，每日服 1 剂。

◎ 回乳 ◎

方一

【主治】 回乳。

【组成】 芒硝 250 克。

【用法】 装于布袋内，排空乳汁后敷乳房并扎紧，待湿硬后更换之。

方二

【**主治**】回乳。

【**组成**】小麦麸子 60 克，红糖 30 克。

【**用法**】先将麸子炒黄后，再入红糖混合一处，炒匀放碗内常吃，2 日吃完，乳汁即回。

◎ 不孕症 ◎

方一

【**主治**】温肾益精，调理冲任。用于肾虚不孕。

【**组成**】紫河车 15 克，续断 12 克，菟丝子、鹿角霜各 15 克，仙灵脾 9 克，吴茱萸 4.5 克，熟地 9 克，当归 12 克，川芎 6 克，白芍、党参各 12 克，云苓 15 克，白术 9 克，炙甘草 9 克。

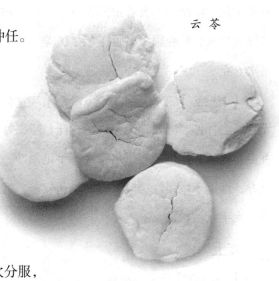

云苓

【**用法**】上药以水煎，2 次分服，每日服 1 剂。

方二

【**主治**】滋补肝肾，养血益精。用于肝肾亏虚不孕。

【**组成**】熟地 24 克，当归 12 克，炒杭芍 12 克，山萸肉 9 克，制首乌 15 克，旱莲草 9 克，女贞子 12 克，覆盆子 9 克，黄芪 12 克，肉桂 1.5 克。

【**用法**】上药以水煎，2 次分服，每日服 1 剂。

【**附注**】如形体消瘦可加鹿角胶 12 克、胎盘粉 9 克（冲服）；如肾阴虚证见五心烦热、脉细数，去黄芪、肉桂，加生地 15 克、丹皮 9 克、白薇 12 克。

方三

【主治】 补冲、任、督、带各脉，温督脉。用于子宫发育不良，虚寒型月经不调所致之不孕症，也可治阳痿、早泄等症。

【组成】 海马1对，九香虫9克，珠子参21克，当归18克，黄芪24克，杜仲12克，巴戟天12克，淮山药12克，茯神12克，小茴香9克，焦黄柏5.4克，石斛9克，独活9克，骨碎补12克（酒炒），贯众15克，桂圆肉12克，炙甘草16克，莲蕊12克。

【用法】 海马用酒浸后烤干研细为末，九香虫用干锅炒后研细末，其他各药水煎后将海马、九香虫药粉分3～4份做药汤吞服。也可将此方用酒750毫升浸泡半月后每晚服1小酒杯（约10毫升），也可制成粉剂或蜜丸，每日服2次，每次6克。

【附注】 子宫大小正常、激素水平正常可去海马；无带下去莲蕊、淮山药；无腰痛去杜仲、巴戟；无头昏、自汗，睡眠好去桂圆肉；肝气旺易怒去海马、九香虫、巴戟，加杭芍；子宫寒冷、手足僵冷、脉迟无力去骨碎补、黄柏。此方一复方，偏重于增强性功能。方中热药较多，肝阳偏亢或肝郁型不宜用。服后忌生冷及水果。

方五

【主治】 舒肝解郁，养血扶脾。用于肝郁气滞型不孕。

【组成】 当归、白芍各15克，香附子12克，云苓、白术各9克，玫瑰花、青皮各6克，花粉15克，建曲9克。

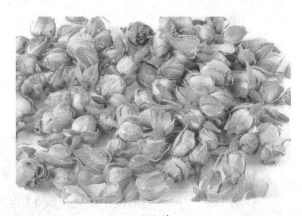

玫瑰花

【用法】 上药以水煎，2次分服，每日服1剂。

方六

【主治】 健脾温肾，养血调经。用于脾肾阳虚不孕症。

【组成】 首乌9克，当归9克，熟地9克，淮山药9克，枸杞子6克，丹皮6克，覆盆子9克，紫河车9克（研末吞），菖蒲6克，金樱子9克。

【用法】 上药以水煎，2次分服，每日服1剂。

方七

【主治】 温肾助孕。用于不孕症。

【组成】 党参9克，黄芪9克，当归9克，熟地12克，鹿角霜9克（包煎），仙灵脾12克，仙茅12克，巴戟9克，石楠叶9克，蛇床子9克，四制香附丸12克（包煎）。

【用法】 水煎，2次分服，口服1剂。

方八

【主治】 活血化瘀。用于经来量少、色泽暗、有血块，因月经不调而致的不孕症。

【组成】 丹参500克，红花酒或白酒适量。

【用法】 将丹参晒干研末，用红花酒或白酒调成丸，每日2次，每次9克，连服2个月，亦可熬水服之。

方九

【主治】 补肾益气，活血化瘀。用于排卵功能失调。

【组成】 熟地、乌药、菟丝子、肉苁蓉、仙茅、仙灵脾、女贞子、旱莲草、枸杞子、当归、川续断各9克，淮山药15克，阿胶12克（烊化）。

【用法】 早晚用清水煎30分钟，去渣服汁，每日1剂，于月经后连服7～10日。观察2～3周后，可按前法再服。

方十

【主治】 理气化瘀，清热散结。用于输卵管堵塞。

【组成】皂角刺 10 克，蒲公英 30 克，柴胡 6 克，白芍、穿山甲、红花各 10 克，当归 12 克，乌头 10 克，青皮、陈皮各 10 克，路路通 6 克，香附 10 克。

【用法】取上方 1 剂，浸泡于冷水中 1 小时，然后煎 30 分钟取汁，再加水同样熬，取汁共存放在保温瓶内，早晚各服 1 次，每周服 5 剂，8 周为 1 个疗程。

【附注】本方还可加金银花、丹皮、赤芍。

◎ 子宫脱垂 ◎

方一

【主治】补中益气，升提。用于气虚型子宫脱垂。

【组成】人参 9 克，黄芪 15 克，甘草 10 克，当归 9 克，陈皮 5 克，升麻 5 克，白术 9 克，生姜 2 片，大枣 4 个。

【用法】上药以水煎，2 次分服，每日服 1 剂。

【附注】兼血虚者，加熟地 12 克、鹿角胶 6 克；腰酸腹胀者，加川续断 9 克、杜仲 9 克、寄生 9 克；白带多质清稀者，加鹿角霜、乌贼骨。

方二

【主治】补肾养血，温阳益气。用于肾虚型子宫脱垂。

【组成】人参 9 克，山药 15 克，熟地 12 克，炒杜仲 9 克，当归 12 克，山茱萸、枸杞子各 9 克，炙甘草 6 克，鹿角霜、紫河车各 15 克，升麻 6 克。

【用法】上药以水煎，2 次分服，每日服 1 剂。

【附注】如命门火衰、元气不足，多寒者，可再加附子 6 克，肉桂 6 克，炮姜 6 克。

方三

【主治】清利湿热，佐以升提。用于湿热型子宫脱垂。

【组成】龙胆草 6 克，黄芩 6 克，山栀子 9 克，木通 5 克，车前子 9 克，泽泻 6 克，生地 9 克，当归 6 克，柴胡 9 克，甘草 5 克。

【**用法**】 上药以水煎，2次分服，每日服1剂。

方四

【**主治**】 补中益气升提。用于气虚型子宫脱垂。

【**组成**】 黄芪24克，玉竹24克，茯神12克，白术9克，巴戟天12克，当归6克，山药24克，杜仲9克，寄生9克，陈皮9克，五味子3克，升麻4.5克。

【**用法**】 上药以水煎，2次分服，每日服1剂。

方五

【**主治**】 子宫脱垂。

【**组成**】 升麻、枳壳、当归、蛇床子、乳香、没药、赤芍、赤小豆各24克，五倍子9克。

【**用法**】 水煎熏洗。

方六

【**主治**】 子宫脱垂并感染者。

【**组成**】 金银花、紫花地丁、蒲公英各30克，苦参15克，黄连、黄柏各9克，蛇床子15克，枯矾9克。

【**用法**】 上药以水煎，熏洗，坐浴。

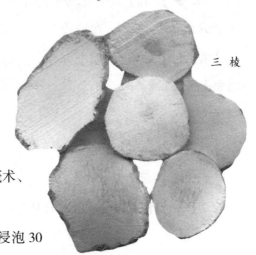

升麻

三棱

◎ 抗早孕 ◎

【**主治**】破气活血，通经化瘀。中止早期妊娠。

【**组成**】 土牛膝30克，川芎、红花各5克，归尾、桃仁、京三棱、莪术、水蛭、炒枳实各12克，炙甘草6克。

【**用法**】 取上方1剂，冷水浸泡30

分钟，旺火煎开，文火煎 30 分钟，滤出药液后加水适量，用上法再煎 1 次，滤出药液。2 次药液放在保温瓶内，早晚各服 1 次。经行则停服药。

◎ 流产术后腹痛 ◎

方一

【主治】 本方是流产术后腹痛的基本方。

【组成】 当归 9 克，川芎 5 克，山楂肉 30 克，鸡血藤 12 克，益母草 12 克。

【用法】 每日取上方 1 剂，冷水浸泡 30 分钟，熬开，煎 30 分钟后，去渣取药汁，早晚用同法熬药，各服 1 次，直至腹不痛止。

【附注】 若血瘀型加桃仁 5 克、泽泻 9 克、牛膝 9 克、丹参 9 克；血虚型加熟地 12 克、党参 9 克、白芍 9 克、阿胶（烊化）12 克；寒凝型加肉桂 1 克、炮姜 1 克、吴茱萸 6 克；瘀血内停兼湿热型加桃仁 5 克、赤芍 9 克、金银花 12 克、泽泻 9 克、薏苡仁 15 克。

方二

【主治】 人流后持续腹痛。

【组成】 当归 15 克，川芎 9 克，黑姜 15 克。

【用法】 取上方 1 剂，用等量冷水和黄酒同泡 30 分钟，熬开后，文火煎 30 分钟去渣取汁，口服，早晚各 1 次，连服 3 日。

【附注】 如第 1 日服上方后止痛效果欠佳，可在方中加乳香、没药各 3 克，可增加止痛效果。

方三

【主治】 人流后小腹剧痛。

【组成】 延胡索、桂心各 9 克。

【用法】 将上方研末后用米糊为丸，每服 1.5 克，早晚各 1 次，服后即止。

方四

【主治】 人流后头痛。

【组成】 荆芥穗9克。

【用法】 取上方1剂，以3杯黄酒浸泡30分钟后，加水煎开，去渣取汁，口服，头痛止即停服。

◎ 引产后子宫复旧不全 ◎

方一

【主治】 益气，祛瘀，清热，止痛。用于引产后子宫恢复不良、恶露不绝。

【组成】 银花炭、益母草各15克，炒黄芩、炒丹皮、炒蒲黄、茜草、焦楂曲各10克，党参12克，贯众炭30克，大黄炭6克。

【用法】 每日取上方1剂，清水浸泡30分钟后，煮30分钟，滤药液后服之，早晚各1次。一般服5剂，5日为1个疗程，最多2个疗程。

方二

【主治】 引产后腹痛，恶露色暗，呈块状。

【组成】 血竭、归尾、红花、桃仁各等份。

【用法】 取上方研末，每服3克，淡酒送下，早晚各1次。

方三

【主治】 引产后恶露不尽，腹满心闷，手足烦热。

【组成】 延胡索18克。

【用法】 将上方炒黄研末，以黄酒调服，每次取6克服之。

方四

【主治】 产后恶露不绝，小腹疼痛。

【组成】 当归24克，炙甘草2克，桃仁11粒，川芎9克，炮姜2克。

【用法】 取上方1剂，冷水浸泡30分钟后，煎开30分钟，去渣取汁，口服，早晚各1次。

方五

【主治】引产后恶露不尽，腹痛。

【组成】蒲黄、益母草、当归、五灵脂各等份。

【用法】取上方研为细末，蜜法为丸，9克为1丸，每服1丸，腹痛重者2丸，每日3次，开水送服。

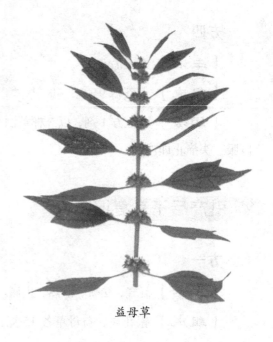

益母草

◎ 女性绝育 ◎

方一

【主治】凉子宫。用于血旺多子。

【组成】苦丁茶50克。

【用法】取上方1剂，冷水浸泡30分钟，煎熬30分钟后，去渣取汁，每晨服1次，连服3日，即可不再受孕，达到绝育之目的。本品宜春、秋、冬季服。

【附注】本方加等量鹿衔草，效果更佳。

方二

【主治】凉子宫，使不孕。

【组成】鹿衔草50克。

【用法】取上方1剂，水浸泡30分钟后，煎30分钟，每日清晨空服，3日即可。

儿科病

◎ 新生儿败血症 ◎

【主治】清热解毒，清气凉营。

【组成】夏枯草3克，金银花3克，蒲公英2克，野菊花3克，穿心莲3克，黄芩3克，黄连2克。

【用法】上药以煎，分2次服。

◎ 小儿营养不良 ◎

方一

【主治】杀虫消疳。用于小儿虫积、疳热。

【组成】蟾蜍。

【用法】将蟾蜍连骨肉去内脏，焙干研末。每次2～3克，糖水调服，每日服3次。

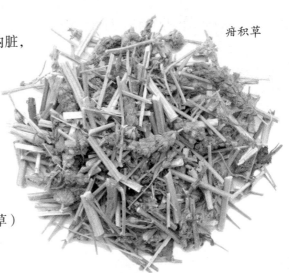

疳积草

方二

【主治】清热解毒。用于慢性腹泻所致营养不良。

【组成】爵床（又名疳积草）15克，猪肝50克。

【用法】爵床、猪肝同煎去渣，食肝饮汤，每日 1 剂。

方三

【主治】行气宽中，消积导滞，促进食欲。用于消化不良所致的营养不良。

【组成】饭焦锅巴适量，砂仁 1 克，蜂蜜适量。

【用法】以上药物研碎，温开水调服，每日 1 次。

方四

【主治】小儿肠道寄生虫所致的营养不良。

【组成】使君子、槟榔各 15 克，苦楝根第 2 层皮 30 克。

【用法】共研成末，每日服 3 克，开水冲白糖服。

方五

【主治】小儿疳积，腹胀腹泻。

【组成】莱菔子（炒熟）9 克，芒硝（碾碎）18 克。

【用法】用布袋装，贴在中脘部。

方六

【主治】小儿疳积。

【组成】鲜萹蓄 60 克。

【用法】水煎服，每日 1 剂。

【附注】也可将上药焙干研末，炼蜜为丸，每日服 3 ~ 6 克。

◎ 小儿夜盲症 ◎

【主治】夜盲症。

【组成】胡萝卜 6 根。

【用法】上药以水煮，服 10 日。

◎ 小儿牙出血 ◎

【主治】牙出血。

【组成】生大枣若干。

【用法】洗净后生食；婴幼儿可将生大枣捣碎，以温开水浸泡 10 分钟后饮水。

◎ 小儿佝偻病 ◎

方一

【主治】用于佝偻病。

【组成】鸡蛋壳 50 个。

【用法】将鸡蛋壳炒黄研末，每日服 3 克。

方二

【主治】滋汗敛汗，强心壮骨。用于佝偻病活动早期及活动期之症。

【组成】苍术 9 克，海螺壳 30 克，龙骨 30 克，五味子 3 克。

【用法】上药共研成细末，每日服 2 ~ 4 克。

◎ 小儿支气管炎 ◎

方一

【主治】疏风散寒，宣肺止咳。适用于风寒型小儿急性支气管炎。

【组成】麻黄 3 克，杏仁 9 克，生甘草 3 克。

【用法】上药以水煎服，每日 1 剂。

方二

【主治】适用于风热型小儿急性支气管炎。

【组成】鱼腥草 30 克。

【用法】上药以水煎服，每日 1 剂。

方三

【主治】适用于风热型小儿急性支气管炎。

【组成】桑白皮、枇杷叶各 12 克。

【用法】水煎服，每日 1 剂。

◎ 小儿肺炎 ◎

方一

【主治】解毒散寒，止咳平喘。用于风寒型肺炎。

【组成】麻黄 3 克，杏仁 6 克，茯苓 6 克，苏子 1 克，陈皮 3 克，甘草 3 克。

【用法】上药以水煎服。

方二

【主治】清热宣肺平喘。用于风热型肺炎。

【组成】麻黄 3 克，杏仁 9 克，生石膏 12 克，甘草 3 克。

【用法】上药以水煎服。

【附注】表热，加金银花、连翘、牛蒡子各 6 克；口渴甚，加天花粉 6 克、芦根 12 克；热重甚，加黄连 4.5 克；气促痰鸣，加葶苈子 4.5 克、川贝母 4.5 克、胆南星 3 克、天竺黄 3 克；舌红少苔，加生地、石斛各 9 克；高热惊厥，加紫雪丹或安宫牛黄丸；神错，加局方至宝丹；若内闭外脱、高热气促、肢厥面晦、脉微弱，加党参 12 克、熟附子 4.5 克、白芍 4.5 克、生龙骨 12 克、生牡蛎 12 克、远志 3 克、菖蒲 3 克。

◎ 小儿腹泻 ◎

方一

【主治】 清热利湿。用于湿热腹泻。

藿香

【组成】 藿香6克，厚朴6克，陈皮6克，茯苓6克，苍术6克，泽泻3克，木香3克，黄芩6克，焦三鲜6克，六一散9克。

【用法】 上药以水煎服。

方二

【主治】 温中利湿止泻。用于寒湿腹泻。

【组成】 北沙参或党参9克，炒白术9克，茯苓9克，炮姜6克，桂枝6克，猪苓6克，陈皮6克，炙甘草3克。

【用法】 上药以水煎服。

【附注】 四肢不温，加制附片6克；腹痛甚，加吴茱萸3克、煨木香3克。

方三

【主治】 健脾和胃。用于脾虚腹泻。

【组成】 党参9克，白术9克，茯苓9克，山药9克，肉果3克，扁豆9克，炙鸡内金6克，炮姜炭2.5克，炒楂曲9克。

【用法】 上药以水煎服。

【附注】 久泻不止，加炙诃子9克、禹余粮9克、石榴皮9克；脱肛，加升麻3克、炙甘草3克。

眼 病

◎ 睑缘炎 ◎

方一

【主治】 祛风除湿。用于睑缘炎。

【组成】 荆芥、防风、黄芩、连翘、金银花、赤芍、薄荷各12克，牛蒡子、淡豆豉、蝉蜕、甘草各9克。

【用法】 上药以水煎二汁，2次分服，每日服1剂。

【附注】 若赤痛溃烂、眵泪胶黏、湿热偏盛，加滑石、车前子、木通、茯苓，减薄荷、蝉蜕、牛蒡子、淡豆豉；若眦部糜烂甚，皮肤破烂出血，乃心火上炎，加黄连、生地、山栀子。

方二

【主治】 祛风除湿，清热凉血。用于赤烂眼缘、胎风赤烂。

【组成】 羌活、当归尾、防风、薏苡仁、泽泻、赤芍各12克。

【用法】 上药以水煎二汁，2次分服，每日服1剂。

【附注】 若红赤糜烂较甚者，眦部睑缘破裂出血加山栀子、黄连、大黄、甘草。

◎ 睑外翻 ◎

【主治】 祛风化痰，清热解毒。用于睑外翻。

【组成】 金银花、防风、荆芥、白芷、川贝母、半夏、云苓、桔梗、山栀子、连翘、赤芍、牛蒡子各12克。

【用法】 上药以水煎2次，分2次内服，每日1剂。

◎ 睑内翻与倒睫 ◎

方一

【主治】 清火解毒，活血化瘀。用于胞肿目赤、眵泪交流之睑内翻、倒睫。

【组成】 当归、生地、山栀子、桑白皮、黄芩、厚朴、桃仁、连翘、红花、枳壳、甘草各12克。

【用法】 上药以水煎2次，分2次内服，每日1剂。

方二

【主治】 补益气血，祛风。用于睑内翻倒睫毛，兼见目胞张合乏力、沙涩不适。

【组成】 玄参、知母、赤芍、生地、当归、防风、川芎、白芷、荆芥、茯苓、连翘、甘草各12克。

【用法】 上药以水煎2次，分2次食后服，每日1剂。

方三

【主治】 祛风热，消肿毒。用于因风邪入脾经，风痒之极，不断揉擦，日久赤烂，倒睫毛入内。

【组成】 木鳖子仁。

【用法】 将木鳖子仁捶烂以丝帛包作条，左患塞右鼻，右患塞左鼻，其毛自分上下，次服蝉蜕药为妙。

◎ 睑板腺囊肿 ◎

方一

【主治】清热化痰散结。

【组成】黄连、半夏、枳壳、陈皮、连翘、茯苓、赤芍、归尾、甘草各 12 克。

【用法】上药以水煎 2 次，分 2 次内服，每日 1 剂。

【附注】脾胃不健，去黄连，加党参、白术；日久不消，去甘草，加昆布、海藻；术后复发，加防风、红花。

方二

【主治】清热祛痰，活血通络，消滞散结。用于上下胞睑生核。

【组成】炒川连、半夏、当归、花粉、炮穿山甲、茯苓、川贝母、陈皮各 45 克，甘草 32 克。

【用法】炼蜜为丸如桐子大，每服 30 粒，每日早晚各服 1 次。

◎ 睑腺炎 ◎

【主治】疏风清热，活血通络，化痰散结。用于睑腺炎。

【组成】川黄连、山栀子、连翘、黄芩、甘草、荆芥、防风、陈皮、枳壳、半夏、茯苓、归尾各 12 克。

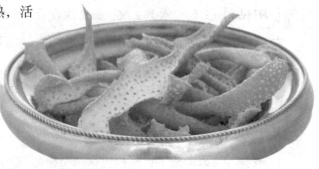

陈 皮

【用法】上药以水煎二汁，2 次分服，每日服 1 剂。

【外治】①初起局部按摩或湿热敷，促其消散。②生南星磨醋，加冰片少许，调匀涂患处皮肤。

◎ 泪囊炎 ◎

方一

【主治】 祛风清热，消肿排脓。用于外观内眦皮色如常，微赤或见下稍隆起，无痛感，无时泪下，按之有黏液或脓性分泌物自泪窍溢出之漏睛症。

【组成】 羌活、防风、白蒺藜、金银花、连翘各 12 克。

【用法】 上药以水煎二次，2 次分服，每日服 1 剂。

方二

【主治】 疏散风邪，清热解毒，消瘀散结。用于急性泪囊炎。

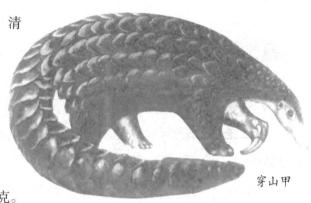

穿山甲

【组成】羌活、防风、牛蒡子、薄荷、黄连、栀子、黄柏、连翘、金银花、当归、赤芍、炮穿山甲、甘草各 12 克。

【用法】 上药以水煎 2 次，早晚各服 1 次，每日服 1 剂。

方三

【主治】 排脓。用于经久不溃不收口之急性泪囊炎。

【组成】 当归、人参、赤芍、黄芪、川芎、云苓、甘草、金银花、防风、桔梗、白芷、麦门冬、连翘各 12 克。

【用法】 上药以水煎服，每日 1 剂，煎二汁，2 次分服。

◎ 眶蜂窝组织炎 ◎

方一

【主治】 清热泻火，解毒散邪。

【组成】黄连、归尾、黄芩、赤芍、栀子、大黄、连翘、枳壳、金银花、车前子、野菊花、桔梗、紫背天葵、甘草各 12 克。

【用法】上药以水煎服，每日 2 次，早晚各 1 次。

方二

【主治】清热解毒，清心开窍。用于火毒内陷之眶蜂窝组织炎。

【组成】犀角、麦门冬、丹皮、玄参、黄连、生地、金银花、丹参、连翘、桔硬、竹叶各 12 克。

【用法】上药以水煎服，每日 1 剂，煎二汁，早晚服。

◎ 急性结膜炎 ◎

方一

【主治】疏散风邪，兼以清热。用于病初起、症状轻、无全身症状的急性结膜炎。

【组成】防风、牛蒡子、薄荷花、羌活、连翘、山栀子、甘草、赤芍、当归、草决明、冬桑叶各 12 克。

【用法】上药以水煎服，每日 2 次。

方二

【主治】清泻肺胃积热，解毒散邪。适用于白睛赤丝满布，眵泪黏稠，有点状或片之溢血的急性结膜炎。

【组成】知母、黄芩、石膏、桑皮、山栀子、连翘、生地、木通、防风、白芷、赤芍、丹皮、枳壳、车前子、川芎各 12 克。

【用法】上药以水煎二汁，分 2 次服，每日 1 剂。

方三

【主治】泻火解毒，祛风止痛。用于急性结膜炎。

【组成】大黄、当归、防风、羌活、栀子、川芎、连翘各 12 克。

【用法】 上药以水煎二汁，分 2 次服，每日 1 剂，以利为度。不利，加大川芎剂量。

方四

【主治】 清热解毒，消肿退赤。用于暴发火眼、红肿热痛。

【组成】 黄连 15 克，薄荷花 120 克，黄芩 24 克，大黄 60 克，黄柏 30 克，龙脑少许。

【用法】 共研细粉，用葱汁浓茶调敷两侧及眼眶，以茶调之。

◎ 慢性结膜炎 ◎

方一

【主治】 滋肺阴，清伏火，健脾利湿。

【组成】 桑皮、黄芩、菊花、地骨皮、玄参、麦门冬、甘草、丹皮、生地、川贝母、薏苡仁、茯苓各 12 克。

【用法】 上药以水煎 2 次，分 2 次服，每日 1 剂。

方二

【主治】 补益肝肾，滋阴养血。

【组成】 熟地、当归、山药、白芍、山萸肉、玄参、泽泻、麦门冬、茯苓、枸杞子、丹皮、菊花各 12 克。

【用法】 上药以水煎 2 次，分 2 次服，每日 1 剂。

◎ 沙眼 ◎

方一

【主治】 疏散风热，通络消滞。用于沙眼。

【组成】 金银花、连翘、桔梗、薄荷、竹叶、荆芥、牛蒡子、甘草、赤芍、黄芩、当归各 12 克。

【用法】 上药以水煎二汁，2 次分服。

方二

【主治】 清肝泻热，疏风散邪，凉血化瘀。

【组成】 黄芩、连翘、山栀子、元参、知母、荆芥、防风、当归、赤芍、红花、川芎、生地各适量。

【用法】 上药以水煎二汁，2 次分服，每日 1 剂。

◎ 结膜干燥症 ◎

【主治】滋阴清热，养阴生津。

【组成】玄参、生地、麦门冬、党参、五味、花粉、天门冬、石斛各 12 克，甘草 6 克。

【用法】 上药以水煎二汁，2 次分服，每日 1 剂。

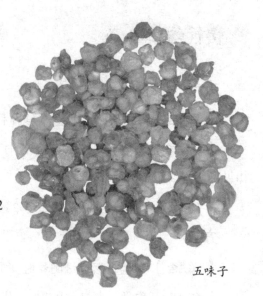

五味子

◎ 攀睛 ◎

方一

【主治】 祛风清热。用于胬肉初生，痒涩羞明，多眵多泪。

【组成】 蔓荆子、决明子、蒺藜、蝉蜕、菊花、木贼草、荆芥、防风、山栀子、黄芩、甘草、桔梗各 12 克。

【用法】 上药以水煎二汁，2 次分服，每日服 1 剂。

方二

【主治】 祛风清热，泻火解毒兼燥湿。用于胬肉攀睛。

【**组成**】防风、黄芩、薄荷、大黄各 12 克。

【**用法**】上药以水煎，入蜜少许，食后服。

◎ 角膜炎 ◎

方一

【**主治**】疏风，清肝，泻火解毒，通腑泻热，明目退翳。

【**组成**】龙胆草、防风、山栀子、羌活、荆芥穗、苏薄叶、菊花、金银花、连翘、牛蒡子、赤芍、黄芩、桔梗、车前子各 12 克。

【**用法**】上药以水煎二汁，每天 2 次食后服，每日服 1 剂。

【**附注**】待临床症状消失，视力提高，角膜溃疡愈合，荧光素染色阴性，可用黄芪、防风、草决明研粗粉，开水冲泡做茶饮，每日 2 ~ 3 次，服 2 ~ 3 周。

方二

【**主治**】祛风清热，泻火解毒，明目退翳。

【**组成**】犀角、玄参、防风、木通、制大黄、生地、黄连、白蒺藜、当归、谷精草、木贼、蝉蜕、甘草各等份。

【**用法**】上药共研为细末，每剂 6 克，食后煎羊肝汤送服，早晚各 1 次。

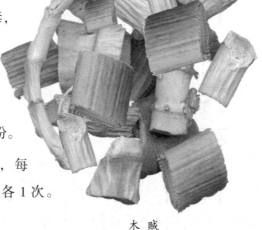

木　贼

◎ 角膜溃疡 ◎

方一

【**主治**】疏风清热。用于黑睛四围白翳起，无腑实便秘之症，相对病势较缓之角膜溃疡。

【组成】 防风、菊花、薄荷、木贼、白蒺藜、山栀子、黄芩、金银花、连翘、当归、赤芍、丹皮、桑皮、地骨皮各 12 克。

【用法】 上药以水煎二汁，每日 1 剂，早晚分服。

方二

【主治】 泻热通腑。用于角膜溃疡。

【组成】 龙胆草、知母、黄芩、桑皮、车前子、羌活、防风、玄参、当归、赤芍、丹皮、芒硝、大黄各 12 克。

【用法】 上药以水煎二汁，每日 1 剂，2 次分服。

◎ 基质性角膜炎 ◎

方一

【主治】 调和胃气，祛风清热。用于角膜炎。

【组成】 大活、防风、白芷、前胡、荆芥、桔梗、薄荷、柴胡、川芎、黄芩、羌活、白术、枳壳各 12 克。

【用法】 上药以水煎二汁，每日 1 剂，2 次分服。

【附注】 若由梅毒所致者，重用土茯苓。

方二

【主治】 泻肝解毒。用于肝胆热毒炽盛之角膜炎。

【组成】 龙胆草、黄芩、桑皮、麦门冬、花粉、金银花、蒲公英、连翘、枳壳、大黄、蔓荆子、蒺藜、虫蜕各 12 克。

【用法】 上药以水煎二汁，每日 1 剂，2 次分服。

方三

【主治】 滋阴降火。用于阴精不足、虚火上炎之角膜炎。

【组成】 百合、生地、熟地、川贝母、玄参、麦门冬、桔梗、甘草、当归、白芍各 12 克。

【**用法**】 上药以水煎二汁，每日 1 剂，早晚服。

◎ 虹膜睫状体炎 ◎

方一

【**主治**】 祛风清热。

【**组成**】 黄连、黄芩、龙胆草、栀子、柴胡、赤芍、蔓荆子、木通、甘草、荆芥、防风、生地、当归各 12 克。

【**用法**】 上药以水煎二汁，每日 1 剂，早晚服。

方二

【**主治**】 清肝胆，养肺阴，除湿散瞳。

【**组成**】 羚羊角、石决明、黄芩、草决明、山栀子、水泡石、玄参、麦门冬、生地、知母、车前子、云苓、防风、青葙子各 12 克。

【**用法**】 上药以水煎二汁，每日 1 剂，2 次分服。

◎ 麦粒肿（睑腺炎）◎

方一

【**主治**】 祛风清热，解毒散结。用于风热型麦粒肿。

【**组成**】 桑叶、野菊花、荆芥穗、薄荷、金银花、连翘各 12 克。

【**用法**】 上药以水煎二汁，每日 1 剂，2 次分服。

方二

【**主治**】 清热除湿，泻火解毒。用于热盛蕴脓型麦粒肿。

【**组成**】 霜桑叶、野菊花、连翘、金银花、桔梗、酒黄芩、酒黄连、山栀子各 12 克。

【用法】上药以水煎二汁，每日1剂，早晚服。

方三

【主治】清热解毒，消肿退赤。用于睑内生泡、隐痛。

【组成】牛黄（细研）1克，黄连12克，玄参12克，犀角（锉）1克，升麻、决明子、郁金、栀子、柴胡各12克。

【用法】上药共为细末，入牛黄研匀，每食后服3克，竹叶汤调下。

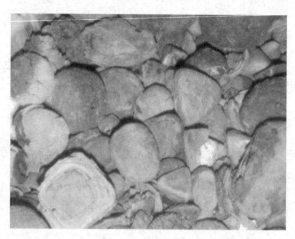

牛　黄

方四

【主治】清热解毒，消肿止痛。

【组成】大黄90克，木香30克，玄参60克，白敛60克，射干60克，芒硝60克。

【用法】共为细末，以鸡蛋白调如膏，贴眼睑上，干即分之。

◎ 老年性白内障 ◎

方一

【主治】平肝泻热，明目退翳。用于肝经风热上扰于目致白内障。

【组成】玄参12克，知母12克，黄芩12克，羚羊角适量，车前子12克，云苓

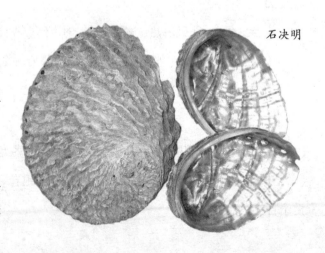

石决明

12克，细辛3克，防风、桔梗、草决明、石决明、青葙子、山栀子、川军各12克。

【用法】 石决明先煎，大黄后下，水煎二汁，早晚服，每日服1剂。羚羊角锉末冲服。

方二

【主治】 补脾益气，活血明目。用于枣花翳。

【组成】 黄芪30克，葛根12克，党参30克，茯苓15克，山药12克，白术15克，木贼10克，柴胡12克，当归12克，白芍12克，蝉衣10克，五味子5克，炙甘草5克。

【用法】 上药以水煎，每日1剂，2次分服。

方三

【主治】 养血补血，安神明目。用于白内障。

【组成】女真子12克，旱莲草15克，麦门冬15克，生地12克，炒当归12克，炒枣仁12克，炒白术15克，龙眼肉15克，石斛10克，炒白芍12克，远志10克。

【用法】 上药以水煎，每日1剂，2次分服。

◎ 眼球突出 ◎

【主治】 宣泻肺热，消饮降逆。

【组成】 麻黄5克，生石膏5克，生姜3片，大枣8个，半夏10克。

【用法】 用水先煎石膏30分钟，再下麻黄，去上沫，最后纳诸药，取药液200毫升，将2次煎出的药液混合备用。每日1剂，分2次温服。

◎ 青光眼 ◎

方一

【主治】 行气宽中，利水消肿。

【组成】 槟榔 20～30 克。

【用法】上药用清水浸泡30分钟，然后煎30分钟左右，取药液200毫升，加水再煎取药液150毫升，将2次药液混合，早晚服。

【附注】 槟榔用到 50 克以上致泻，另有酸痛、呕吐、恶心等不良反应，故使用时注意适量。

方二

【主治】 平肝潜阳，凉肝泻火。用于青光眼伴高血压患者。

【组成】 木贼草 12 克，牡蛎 15 克，菊花 30 克，石决明 15 克，天麻 15 克。

【用法】 先把上药浸泡 30 分钟，再放火上煎 30 分钟，每剂煎 2 次，将 2 次药液混合，得 400 毫升，每日 1 剂，早晚服。

【附注】 急性青光眼用本方应限制饮水，保持大便通畅。服药期间忌食辛辣、肥腻之品。

方三

【主治】 平肝潜阳，泻火解毒。用于慢性青光眼。

【组成】 白羊肝 1 具，黄连 50 克，熟地 100 克。

【用法】 上诸药共同捣碎，制成梧桐子大小，以茶送服 70 丸，每日 3 次。

方四

【主治】 补肾养肝，祛湿明目。用于慢性青光眼。

【组成】 生地 15 克，枸杞 6 克，巴戟天 0.6 克，冬虫夏草 3 克，谷精草 6 克，泽泻 15 克。

【用法】 上药以水煎汤炖鸭肝服用，饭后服。服 3 剂后以补肾丸调养。小儿半量或 1/4 量。

◎ 近视 ◎

方一

【主治】 益气明目，安神定志。

【组成】 远志 60 克，石菖蒲 60 克，人参 30 克，茯苓 30 克。

【用法】 上药共研细末，炼蜜为丸如桐子大，每次服 30 丸，温水送下，每日服 3 次。

方二

【主治】 滋养肝肾明目。

【组成】 熟地 120 克，山药 60 克，泽泻 45 克，茯苓 45 克，丹皮 45 克，山萸肉 60 克，枸杞子 60 克，菊花 60 克，蒙花 45 克。

蒙 花

【用法】 ①取各药 1/3 量，每日 1 剂，水煎服，早晚服。②共研细末，炼蜜为丸如梧桐子大，每服 30 丸，早晚温水送服。

方三

【主治】 滋肾明目。

【组成】 千里光 60 克，天门冬 60 克（去小者），生地 60 克，菊花 60 克，生甘草 60 克。

【用法】 上药共研为细末，每服 10 克，临睡温水送服。

方四

【主治】 滋补肝肾，明目。

【组成】 菊花 120 克，熟地 120 克，甘草 30 克，枸杞子 60 克，白蒺藜 60 克。

【**用法**】上药共研为末，瓶装备用，每服6克，米泔水送下。

方五

【**主治**】滋补肝肾，活血明目。

【**组成**】熟地24克，山萸肉12克，山药12克，丹皮10克，茯苓6克，泽泻6克，附子10克，蒙花10克，枸杞子15克，红花10克。

【**用法**】上药以水煎，每日1剂，2次分服，连服2~4周。将药量加大10倍，另加黑芝麻300克，共研为末，每次15克，每日3次，米汤送服。

方六

【**主治**】补肾益脾，坚肾降火，止泻。用于脾虚近视。

【**组成**】破故纸120克，五味子90克，肉豆蔻60克，吴茱萸60克，大枣100个（去核），生姜240克（切片）。

【**用法**】一同煮烂，去姜片，为丸，每次10克，早晚各服1次。

方七

【**主治**】坚肾固水，养血安神。用于目能近视而不能远视。

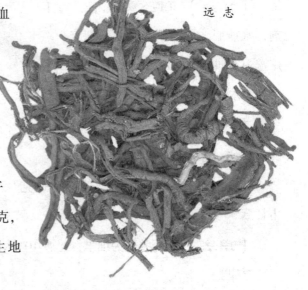

远志

【**组成**】菊花15克，决明子15克，木贼15克，苍术15克，蒺藜15克，玄参15克，人参15克，茯苓30克，远志10克，桔梗15克，五味子30克，天门冬30克，麦门冬30克，当归身30克，柏子仁30克，生地30克。

【**用法**】上药共研为末，炼蜜为丸如桐子大。每服10~15克，每日2次，米汤送服。

方八

【主治】 滋补肝肾，益精明目。

【组成】 草决明 30 克，麦门冬 30 克，当归 30 克，鹿角胶 30 克，人参 30 克，菟丝子 30 克，熟地 60 克，枸杞子 120 克，甘菊 15 克，山药 24 克，茯神 24 克。

【用法】 上药以共研末，炼蜜为丸，每次 15～20 克，每日 2 次，米汤送服。

◎ 远 视 ◎

方一

【主治】 养阴平肝明目。用于能远怯近症。

【组成】 生地 120 克，天门冬 120 克，菊花 60 克，枸杞子 60 克，石决明 60 克。

【用法】 上药共研细末，炼蜜为丸如梧桐子大小，每服 50 丸，1 日 2 次，温水送下。或每药用 1/4 量，以水煎服，每日 1 剂。

方二

【主治】 滋养肾肝以明目。用于远视。

【组成】 熟地 30 克，山萸肉 15 克，山药 15 克，泽泻 12 克，茯苓 12 克，丹皮 12 克，石决明 15 克，枸杞子 20 克，菊花 30 克，菟丝子 12 克。

【用法】 上药以水煎，每日 1 剂，分 2 次服。

方三

【主治】 疏肝解郁，健脾养血。

【组成】 柴胡、当归、白术、白芍、茯苓各 30 克，五味子、青葙子各 20 克，甘草 15 克，煨姜、薄荷各 6 克（另包）。

【用法】 前八味共研为末，每次 6～9 克，用煨姜、薄荷煎汤冲服，每日 3 次。

方四

【主治】 滋阴明目。

【组成】 熟地 90 克，山萸肉 60 克，山药 60 克，丹皮 30 克，云苓 30 克，泽泻 30 克，菊花 60 克，白芍 60 克，蒙花 30 克。

【用法】 上药共研为末，每次 6～9 克，用黑豆 15 克煮水冲服，每日 2 次。

方五

【主治】 滋阴固肾明目。用于能远视不能近视。

【组成】 生地 120 克，熟地 120 克，天门冬 20 克，麦门冬（去心）20 克，枸杞子 30 克，山萸肉 30 克，当归 30 克，五味子 30 克，蔓荆子 30 克。

【用法】 上药共研为末，炼蜜为丸，如桐子大小，每服 20 丸，每日早晚各 1 次，食后清茶汤送下。

◎ 复 视 ◎

方一

【主治】 滋养肝肾，益精明目。

【组成】 熟地 20 克，山萸肉 10 克，枸杞子 15 克，菟丝子 20 克，女贞子 10 克，续断 15 克，生地 20 克，五味子 10 克，当归 15 克，太子参 15 克，柴胡 10 克。

【用法】 上药以水煎，每日 1 剂，分 2 次服。

方二

【主治】 清热解毒，清肝明目。

【组成】 菊花 15 克，桑叶 10 克，黄芩 15 克，薄荷 10 克，夏枯草 10 克，决明子 20 克，黄连 3 克，龙胆草 6 克，熟地 15 克，枸杞子 12 克。

【用法】 上药以水煎。每日 1 剂，分 2 次服。

【附注】 薄荷单包，后下。

方三

【主治】 养血凉血，活血化瘀，舒筋通络。

【组成】当归 15 克，郁金 9 克，生地 15 克，丹参 12 克，知母 1 克，川牛膝 9 克，茺蔚子 9 克，决明子 15 克，夏枯草 9 克，菊花 15 克，桑叶 10 克。

【用法】上药以水煎服。每日 1 剂，分 2 次煎服。

【附注】孕妇禁用川牛膝。

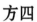

茺蔚子

方四

【主治】养血凉血，清热提气。

【组成】黄连 60 克，黄芩、酒制归身、熟地各 30 克，酒制生地 90 克，人参 25 克，地骨皮 12 克，五味子、炙甘草、天门冬（去心）、枳壳、柴胡各 20 克。

【用法】上药共研为末，炼蜜为丸如梧桐子大小，每服 30 丸，食后茶汤送下，每日 3 次。

方五

【主治】祛风化痰，清肝明目。

【组成】白僵蚕、决明子各等份。

【用法】上药共研为末，每次 3 克，每日 3 次，黄酒 1 汤匙送服。连服 7 ~ 10 日。

方六

【主治】调理气血，祛风通络。

【组成】麻黄 6 克，防风 6 克，防己 6 克，杏仁 6 克，生姜 3 克，人参 9 克，川芎 9 克，当归 9 克，白芍 9 克，甘草 3 克。

【用法】上药以水煎，每日1剂，2次分服。

◎ 夜 盲 ◎

方一

【主治】健脾燥温，清肝明目。

【组成】苍术100克，决明子200克。

【用法】上药共研为末，每次3克，每日服3次。

方二

【主治】滋补肾阴，散风热明目。

【组成】木贼草9克，熟地90克，羊肝120克。

【用法】上药共煮熟、淡食。每日1剂。

方三

【主治】健脾益胃，清肝明目，活血消积。

【组成】黄芪20克，太子参30克，当归15克，炙甘草6克，苍术9克，大枣10个，广陈皮9克，柴胡12克，枳壳15克。

【用法】上药以水煎服。每日1剂，分2次服。

方四

【主治】补养肝肾，清肝益精明目。

【组成】菟丝子、楮实子、枸杞子、茺蔚子、车前子（单包）各12克，女贞子、石决明（打）各10克。

【用法】上药以水煎，每日1剂，2次分服。

方五

【主治】补益肝肾，养血明目。用于夜盲。

【组成】枸杞子12克，白芍12克，鸡蛋1个。

【用法】三味共煮，食蛋喝汤，每日早晨空腹，连服7日。

方六

【**主治**】滋补肝肾，益血明目。

【**组成**】黑芝麻 150 克，茺蔚子 150 克，青葙子 150 克。

【**用法**】上药共研，每服 6 克，每日 3 次，米汤送下（温开水亦可）。

◎ 色盲 ◎

方一

【**主治**】滋补气血，疏肝散郁，清热明目。用于视赤如白。

【**组成**】黄芪 9 克，生地 6 克，柴胡 6 克，连翘 6 克，炙甘草 6 克，当归 12 克，苍术 3 克，川芎 3 克，陈皮 3 克，黄柏 2 克。

【**用法**】水 600 毫升，煎至 200 ~ 300 毫升，去渣，食后稍热服。忌酒、辛热等物。

方二

【**主治**】滋补肝肾，活血补血，健脾利湿，祛风明目。用于色盲。

【**组成**】黑芝麻 100 克，黄芪 45 克，生地 30 克，柴胡 30 克，连翘 30 克，炙甘草 30 克，当归 60 克，苍术 15 克，川芎 15 克，陈皮 15 克，青皮 15 克。

【**用法**】上药共研为末，每次 15 克，每日 2 次，早晚食后淡盐汤送下。忌烟、酒、辛辣等物。

方三

【**主治**】健脾舒郁，降火明目。用于视赤如白。

【**组成**】广木香 30 克，苍术 30 克，厚朴 30 克，草果 30 克，枳壳 30 克，砂仁 30 克，神曲 30 克，麦芽 30 克，山楂 30 克，桔梗 30 克，青皮 30 克，莱菔子 30 克，广藿香 30 克，槟榔 30 克，陈皮 30 克，甘草 30 克，川贝母 30 克，炒白芍 60 克，制大黄 120 克。

【**用法**】上药共研为末，炼蜜为丸，每服 5 克，每日 2 次。

方四

【主治】 滋补肝肾，补血活血，清心健脾。用于色盲。

【组成】 党参30克，丹参18克，紫油桂15克，陈皮9克，人参30克，枸杞子30克，肉苁蓉15克，沙苑子15克，川芎9克，土茯苓30克，炒枣仁15克，柏子仁5克，天门冬15克，麦门冬15克，茯神15克，枳壳15克，焦三仙36克，知母12克，黄柏12克，青葙子9克，槟榔15克，菟丝子30克，郁金15克，黄芪15克，石菖蒲15克，菊花15克，蔓荆子15克，甘草15克，草决明9克，制大黄60克，养肝散300克。

【用法】 上药共研为末，炼蜜为丸，每次5克，每日2次。

【附注】 养肝散：大熟地500克，全当归250克，枳壳250克，车前子250克，菟丝子250克，五味子250克，共研为末。

耳鼻喉病

◎ 急性化脓性中耳炎 ◎

方一

【主治】 疏风清热，解毒排脓。

【组成】 金银花10克，连翘15克，荆芥6克，薄荷4克，野菊花9克，桔梗12克，甘草10克，苦丁茶10克，蒲公英15克，牛蒡子15克。

【用法】 上药以水煎服，分早晚2次。

方二

【主治】清热解毒，排脓生肌。

【组成】金银花 12 克，蒲公英 15 克，生黄芪 15 克，石斛 12 克，天花粉 10 克，丹皮 10 克，生甘草 10 克，生山药 12 克。

【用法】上药以水煎服。

【附注】此方用于穿孔溃脓期。

◎ 慢性非化脓性中耳炎 ◎

方一

【主治】行气活血，祛邪通窍。

【组成】柴胡 15 克，川芎 1.2 克，赤芍 10 克，香附 10 克，丹皮 9 克，焦山栀 12 克，紫背天葵 10 克，黄芩 15 克，野菊花 10 克，生甘草 10 克，紫花地丁 12 克，石菖蒲 10 克。

【用法】上药以水煎服。

【附注】肝肾不足者，根据虚损性质选用六味地黄丸或附桂八味丸加减；肺脾气虚者，可选用四君子汤或玉屏风散加减。

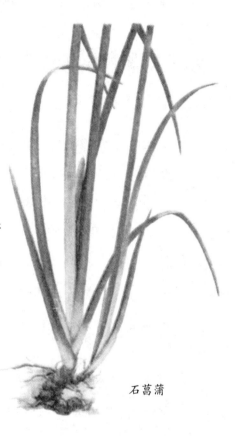

石菖蒲

方二

【主治】升阳益气，开闭通窍。

【组成】炙黄芪 15 克，党参 12 克，葛根 15 克，升麻 6 克，石菖蒲 9 克，柴胡 10 克，甘草 10 克。

【用法】上药以水煎服。

方三

【主治】清宣肺气，开通耳窍。

【组成】白芷 10 克，苍耳子 15 克，黄芩 15 克，知母 12 克，石菖蒲 12 克，辛夷 10 克，葛根 10 克，升麻 6 克。

【用法】上药以水煎服。

【附注】本方治疗涕浊蕴盛型，以清宣肺气为主。

◎ 慢性化脓性中耳炎 ◎

方一

【主治】健脾渗湿，益气固表，佐以排脓。

【组成】党参 12 克，黄芪 15 克，白术 10 克，茯苓 10 克，川芎 12 克，当归 15 克，白芍 9 克，金银花 10 克，白芷 10 克，桔梗 10 克，生甘草 9 克。

【用法】上药以水煎服。

方二

【主治】滋阴降火，利湿排脓。

【组成】熟地 24 克，山萸肉 12 克，山药 15 克，茯苓 12 克，泽泻 15 克，丹皮 12 克。

【用法】上药以水煎服，每日 2 剂。

【附注】虚火甚者加黄柏 12 克、知母 12 克；脓水多者加花粉 12 克、旱莲草 30 克。

方三

【主治】健脾肾利湿，佐以排脓。

【组成】雄黄 18 克，冰片 4.5 克，灯芯 4.5 克（烤黄存性），桑螵蛸 30 克（烤黄存性），桔矾 3 克，青黛 12 克。

【用法】上药研末成散，密封备用。患耳先用双氧水洗，将药喷入耳内。

【附注】 慢性中耳炎急性发作时，暂不使用，待炎症控制后再用。

◎ 暴 聋 ◎

方一

【主治】 疏风清热，解毒通窍。用于风聋。

【组成】 金银花 10 克，连翘 15 克，野菊花 10 克，薄荷 3 克，桔梗 10 克，牛蒡子 15 克，石菖蒲 12 克，柴胡 15 克，荆芥穗 6 克，夏枯草 15 克，生甘草 10 克。

【用法】 上药以水煎服，每日 2 次。

【附注】 咳嗽，加枇杷叶、杏仁；鼻塞多涕，加苍耳子、辛夷；头痛乏力，加白芷、川芎；大便秘结，加火麻仁、元明粉或生大黄等。

方二

【主治】 疏肝解郁，顺气降逆。用于厥聋。

【组成】 陈皮 9 克，柴胡 15 克，赤芍 10 克，白芍 10 克，川芎 12 克，桃仁 6 克，红花 6 克，葛根 10 克，大枣 15 克，鲜姜 3 克。

【用法】 上药以水煎服，每日 1 剂。

【附注】 耳闷眼胀，加蔓荆子、决明子；肝火旺，去柴胡，加丹皮、山栀；早期恶呕，加竹茹、柿蒂；眩晕，加龙骨、牡蛎等。

◎ 外耳道炎 ◎

方一

【主治】 散风清热，利湿解毒。

【组成】 牛蒡子 15 克，桑叶 15 克，菊花 9 克，防风 12 克，板蓝根 15 克，黄芩 15 克，连翘 15 克，蒲公英 15 克。

【用法】 上药用温水浸泡 30 分钟，煎 20 分钟，口服，每日 3 次。

【附注】 大便秘结，选加大黄或黄连；高热头痛，选加藁本、白芷，并有助于排脓。

方二

【主治】 泻火解毒。

【组成】 黄连10克，黄芩10克，黄柏10克，栀子10克，金银花10克。

【用法】 上药以水煎服。

【附注】 本方用于痈肿疔毒症，可研末外敷，并可与五味消毒饮合方内服。

◎ 急性非化脓性中耳炎 ◎

方一

【主治】 疏风散邪，消炎通窍。

【组成】辛夷2克，细辛3克，防风12克，白芷10克，川芎12克，木通15克，石菖蒲12克。

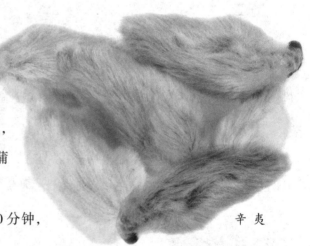

辛夷

【用法】 诸药水浸30分钟，煎20分钟，内服，每日2次。

【附注】恶寒发热明显，加麻黄、桂枝；鼻塞重、清涕多，加苍耳子、薄荷；咳嗽多，加半夏、枇杷叶、杏仁。

方二

【主治】 清热通窍。

【组成】 黄芩15克，黄连5克，连翘12克，板蓝根15克，马勃12克，牛蒡子15克，僵蚕12克，柴胡15克，陈皮10克，薄荷3克，石菖蒲12克。

【用法】 以上诸药温水浸泡 30 分钟，煎 20 分钟，每日 1 剂，早晚服。

【附注】 便秘，加大黄；表征明显，加羌活；咽痛，加桔梗、玄参。

方三

【主治】 疏风，清热解毒。

【组成】 荆芥 6 克，防风 12 克，牛蒡子 15 克，甘草 10 克，金银花 12 克，连翘 12 克，桑白皮 12 克，赤芍 12 克，杜仲 12 克，黄芩 12 克，花粉 12 克，玄参 9 克，川贝母 15 克。

【用法】 上药以水煎服，每日 1 剂。

【附注】 若鼓膜积液，加泽泻 15 克、猪苓 9 克、羌活 15 克。

◎ 过敏性（变应性）鼻炎 ◎

方一

【主治】 祛风散，通鼻窍，补脾肾。

【组成】 苍耳子 12 克，鹅不食草 15 克，麻黄 9 克，防风 12 克，乌梅 6 克，熟地 12 克，浮萍 10 克，辛夷 10 克，白芷 12 克，黄芩 15 克，鱼腥草 10 克，大枣 5 个，生甘草 9 克。

【用法】 上药温水泡 30 分钟，煎滚 6 分钟，去渣口服，每日 1 剂。20 日为 1 个疗程。

方二

【主治】 益气温和，扶正止鼽。

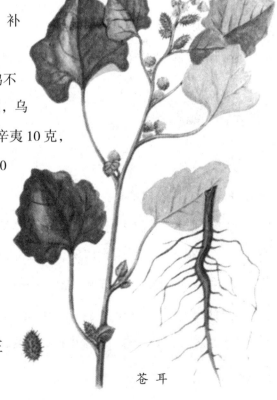

苍耳

【组成】桂枝6克，白芍6克，防风6克，黄芪10克，炙甘草3克，藿香10克，乌梅10克，诃子肉10克，茜草10克，徐长卿10克，蝉衣3克，干地龙10克。

【用法】诸药同用温水泡半小时，煎滚10分钟，去渣温服，连服7～10剂。

【附注】气虚，加党参10克、百合10克；虚阳，加荜拨10克、细辛3克、仙茅10克。

方三

【主治】益气固表，开窍通络。

【组成】生黄芪20克，白术10克，防风10克，苍耳子10克，当归10克，白芍15克，辛夷花15克，细辛3克，蝉蜕10克，五味子10克，石菖蒲10克，甘草6克，白芷10克。

【用法】诸药温水泡半小时，煎滚6分钟，去渣温服。10日为1个疗程，可连服3个疗程。

【附注】黄脓涕多，加黄芩10克、败酱草20克。

◎ 急性鼻炎 ◎

方一

【主治】疏风清热，宣肺通窍。

【组成】桑叶12克，菊花9克，桔梗12克，连翘15克，杏仁6克，甘草10克，薄荷6克，苍耳子15克，辛夷12克，白芷10克，防风10克。

【用法】上药以水煎服，每日1剂。

【附注】兼挟寒象，加荆芥、防风；咽痛，加射干、马勃；咳嗽，加紫菀、款冬花；化痰，加象贝母、栝楼皮；鼻涕黄黏带血，加黄芩、金银花、生地、鲜芦根。

方二

【主治】 理气调中，燥湿化痰。

【组成】 苏叶10克，橘皮8克，防风12克，辛夷12克，葱白3只，生姜3片。

【用法】 上药以水煎服。

方三

【主治】 祛风解表，理血止血。

【组成】 荆芥10克，防风10克，紫苏10克，生姜3片，桔梗12克，白芷10克。

【用法】 上药以水煎服。

◎ 慢性鼻炎 ◎

方一

【主治】 活血化瘀通窍。

【组成】 当归12克，赤芍9克，党参15克，白术10克，茯苓6克，川芎12克，郁金12克，姜黄10克，苍耳子15克，辛夷12克。

【用法】 上药以水煎服，每日1剂，早晚服。

【附注】 肺气虚甚，加黄芪、炙甘草、诃子；寒邪未清，加荆芥、防风、细辛；热重，加黄芩、山栀、丹皮、紫花地丁；咳嗽多，加紫菀、冬花、象贝母；头痛，加白芷、藁本、蔓荆子。

方二

【主治】 健脾渗湿，益气通窍。

【组成】苍耳子15克，石菖蒲12克，扁豆10克，党参12克，白术10克，茯苓6克，陈皮9克，淮山药12克，莲子肉15克，薏苡仁15克，砂仁12克，桔梗9克。

【**用法**】 上药以水煎服，每日 1 剂。

【**附注**】 湿重，加泽泻、车前草；暑湿，加藿香、佩兰、香薷；兼有热象，加黄芩、山栀、金银花、连翘；有寒象，加荆芥、细辛。

方三

【**主治**】清肺降火，宣肺通窍。

【**组成**】黄芩 15 克，知母 15 克，生石膏 25 克，紫苏 10 克，苍耳子 15 克，辛夷 12 克，石菖蒲 9 克，玉米须 30 克。

【**用法**】 上药以水煎服，每日 1 剂。

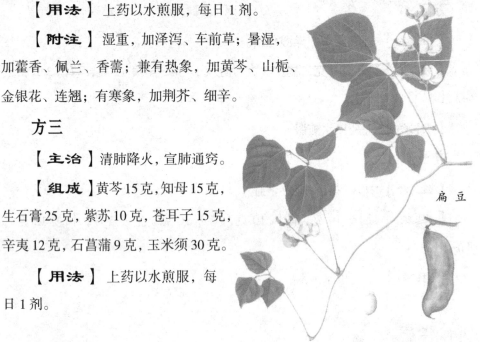

扁 豆

◎ 鼻息肉 ◎

方一

【**主治**】宣肺通窍，清化湿浊。

【**组成**】 辛夷 12 克，细辛 4 克，藁本 10 克，川芎 12 克，白芷 10 克，防风 10 克，升麻 12 克，木通 15 克，甘草 10 克。

【**用法**】 上药以水煎服，每日 1 剂。适用于风盛的病例。

方二

【**主治**】 清热宣肺。

【**组成**】 羌活 10 克，防风 12 克，苍术 9 克，甘草 10 克，黄连 15 克，黄柏 12 克，猪苓 9 克，泽泻 12 克。

【**用法**】 上药以水煎服，每日 1 剂。本方适用于湿盛病例。

方三

【**主治**】 温肺益气，化瘀散结。

【组成】 生黄芪 12 克，茯苓 10 克，细辛 4 克，丁香 6 克，苍术 12 克，三棱 10 克，红花 6 克，昆布 12 克，辛夷 12 克。

【用法】 上药以水煎服。

◎ 萎缩性鼻炎 ◎

方一

【主治】 养胃生津，补血止血，滋阴润肺。

【组成】 桑叶 15 克，沙参 30 克，麦门冬 12 克，生石膏 30 克，石斛 12 克，阿胶（冲）12 克，杏仁 10 克，麻仁 15 克，黄芩 10 克，熟地 15 克。

【用法】 上药以水煎服，每日 1 剂，早晚服。

方二

【主治】 止血，化瘀，消肿，补血。

【组成】 菌灵芝 30 克，三七粉 6 克，沙参 15 克，益母草 15 克，当归 15 克。

【用法】 上药以水煎服。蜂蜜为引。

◎ 鼻出血 ◎

方一

【主治】 疏风清热。用于风热鼻出血。

【组成】 金银花 12 克，连翘 15 克，竹叶 12 克，薄荷 6 克，豆豉 15 克，荆芥 6 克，桔梗 12 克，牛蒡子 15 克，芦根 15 克，茜草根 15 克，山茶花 10 克，甘草 10 克，生地 15 克。

【用法】 上药以水煎服，每日 1 剂。

【附注】 出血多，选加蚕豆花、白茅根、蒲黄炭、墨旱莲；血热，选加生地、丹皮、犀角或羚羊角；咽喉肿痛甚，选用马勃、玄参；咳重，用杏仁、象贝母；

口苦苔黄，加用山栀、黄芩等；风热见轻，也可用桑菊饮加减。

方二

【**主治**】 清肝泻火，凉血止血。用于肝火鼻出血。

【**组成**】 龙胆草 15 克，山栀 15 克，柴胡 15 克，当归 15 克，生地 15 克，泽泻 15 克，薏苡仁 15 克，丹皮 12 克，侧柏叶 15 克，生槐米 12 克，墨旱莲 15 克，茜草 12 克，生甘草 10 克。

【**用法**】 上药以水煎服，每日 1 剂。

【**附注**】 火气上逆，症见喷泉样出血，可去柴胡，改用郁金，再加降气药如沉香、代赭石之类，或者生镇药如磁石、牡蛎、龙齿等；大便燥结，配以通下法，生大黄、元明粉或火麻仁等可供选用。

方三

【**主治**】 平肝潜阳摄血。用于阳亢鼻出血。

【**组成**】羚羊角 3 克，钩藤 15 克，滁菊花 10 克，霜桑叶 15 克，绿豆衣 10 克，白蒺藜 12 克，夜交藤 15 克，茯神 15 克，鲜生地 20 克，生槐米 15 克，茜草 12 克，蚕豆花 20 克，白芍 10 克，合欢皮 15 克。

【**用法**】 上药以水煎服，每日 1 剂。

【**附注**】肝阳上亢显著，去菊花、桑叶，加用石决明、龙骨、牡蛎；肝火旺，加用夏枯草、龙胆草。肝阳渐平，鼻出血一止，则立去羚羊角，选用女贞子、旱莲草、桑葚子、蒲黄炒阿胶、麦门冬等。

方四

【**主治**】 养阴清肺。用于肺燥鼻出血。

【**组成**】 生地 15 克，丹皮 12 克，麦门冬 12 克，白芍 10 克，川贝母 15 克，玄参 10 克，甘草 10 克，南沙参 10 克。

【**附注**】出血继续不止，去甘草，选用旱莲草、白及；鼻干重，可加沙参、首乌、阿胶；肺热咳嗽，可用前胡、马兜铃。